北大医学"新时代"器官系统整合教材

供本科临床医学及相关专业用

风湿免疫病学

主　编　栗占国

副主编　张卓莉　赵金霞　刘燕鹰

编　委　(按姓名汉语拼音排序)

邓晓莉（北京大学第三医院）　　　任立敏（北京大学人民医院）

邓雪蓉（北京大学第一医院）　　　宋志博（北京大学第一医院）

耿　研（北京大学第一医院）　　　孙晓麟（北京大学人民医院）

郭建萍（北京大学人民医院）　　　王　茜（北京大学人民医院）

郝燕捷（北京大学第一医院）　　　王　昱（北京大学第一医院）

何　菁（北京大学人民医院）　　　魏　慧（北京大学第三医院）

季兰岚（北京大学第一医院）　　　姚中强（北京大学第三医院）

李　春（北京大学人民医院）　　　叶　华（北京大学人民医院）

李光韬（北京大学第一医院）　　　翟佳羽（北京大学第三医院）

李　茹（北京大学人民医院）　　　张昊泽（北京大学第一医院）

李玉慧（北京大学人民医院）　　　张警丰（北京大学第三医院）

李　原（北京大学人民医院）　　　张晓慧（北京大学第一医院）

栗占国（北京大学人民医院）　　　张卓莉（北京大学第一医院）

刘　芳（北京大学人民医院）　　　赵金霞（北京大学第三医院）

刘　霞（北京大学人民医院）　　　赵　娟（北京大学第一医院）

刘　栩（北京大学人民医院）　　　赵　义（首都医科大学宣武医院）

刘燕鹰（首都医科大学附属北京友谊医院）　朱家安（北京大学人民医院）

穆　荣（北京大学第三医院）

北京大学医学出版社

FENGSHI MIANYIBINGXUE

图书在版编目（CIP）数据

风湿免疫病学 / 栗占国主编 . —北京：北京大学医学
出版社，2022.8（2024.3重印）
　ISBN 978-7-5659-2616-7

　Ⅰ . ①风… 　Ⅱ . ①栗… 　Ⅲ . ①风湿免疫性疾病-诊疗-教
材 　Ⅳ . ①R593.2

　中国版本图书馆CIP数据核字（2022）第050140号

风湿免疫病学

主　　编：栗占国
出版发行：北京大学医学出版社
地　　址：（100191）北京市海淀区学院路38号　北京大学医学部院内
电　　话：发行部 010-82802230；图书邮购 010-82802495
网　　址：http：//www.pumpress.com.cn
E-mail：booksale@bjmu.edu.cn
印　　刷：北京信彩瑞禾印刷厂
经　　销：新华书店
责任编辑：韩忠刚　孙敬怡　　责任校对：靳新强　　责任印制：李　啸
开　　本：850 mm×1168 mm　1/16　　印张：16.5　　字数：470 千字
版　　次：2022 年 8 月第 1 版　2024 年 3 月第 2 次印刷
书　　号：ISBN 978-7-5659-2616-7
定　　价：65.00元

没有全民健康就没有全面小康。身处我国医学教育和健康事业发展的最佳历史机遇期，医学教育承担起培养高水平医疗人才的历史使命。人民群众对医疗健康的更高需求以及健康中国战略的全面推行、全球的新技术发展、生命科学进步，对全球疫情防治的反思和新医科建设都对医学人才培养提出了更高要求。

纵观全球医学教育发展，自1910年的Flexner报告发表以来，医学教育沿着以学科为基础、以问题为基础、以卫生系统为基础和以健康为基础的脉络发展。在健康需求和医学教育的新时代交汇点，以器官系统为中心的整合式教学模式，较传统的学科模式在结果导向的医学人才培养中更具适用性，更加符合胜任力导向目标。

整合课程通过打破学科之间的界限，实现基础医学知识、临床医学、公共卫生和医学人文知识与技能的有机整合，从而为医学生合理知识结构及能力素养的建立奠定基础，并通过对知识学习总量的合理控制，减少不必要的学时数，为胜任力导向医学教育的实施预留出时间和空间。

2019年，北京大学医学部全面启动新时代医学教育改革，以问题为导向，抓住促进学科交叉、完善信息化建设、提高创新能力培养等关键词迎难而上，确定了"引领中国医学教学的发展方向、创造中国医学教学的美好未来"的改革愿景；提出了"革新传统的教学理念和模式、提高教师队伍的教学水平、培养拔尖医学创新人才"的改革目标。通过创新教学模式，打破基础医学、临床医学、公共卫生、医学人文等学科内部和学科之间的界限，创建以"医学基础综合＋器官系统课程"为主的课程模式，将原来以学科、教师为主的知识呈现方式的教学转变为以器官系统、学生为中心的知识建构过程，引导学生主动构建螺旋式上升的知识体系。同时，通过早期接触临床、高度融合的课程体系和系统的临床思维培养，增强临床医学专业学生的职业认同感，激发学生的学习热情和潜力，培养学生自主学习、终身学习的能力，树立"大卫生""大健康"的观念。

整合课程系列教材与课程体系保持一致的整合内涵和编排逻辑，围绕肌肉骨骼血管、呼吸、消化、神经、血液、精神、内分泌、风湿病、泌尿、生殖系统和儿童健康与疾病共12个模块，并以临床诊断学基础贯穿全程，突破学科界限组织教学内容，将传统以学科为单位的知识传授，转换成以人体系统为单元的知识和能力要求。

教材是学生学习的直接依据，是实现立德树人和学科育人的重要途径。本套教材旨在探索多维度整合，包括基础与基础间、临床与临床间的横向整合，基础与临床间的纵向整合，以及跨学科整合，实现基础与临床的相互观照。以内容整合为外在抓手，以思维培养为贯穿主线，将整合的内涵和思维外显化、具象化。在内容选择上，始终以本科生培养目标和未来临床所需为标准，体现核心知识，帮助学生构建知识图谱，为学生的未来发展搭建"脚手架"。希冀通过以上努力，使这套教材由老师教授所用的"教材"向学生自主学习所需的"学材"转变，将学生培养成爱学、善学、精学且具有人文情怀的未来医者。

琢之磨之，玉汝于成。"北大医学"在时代进步的浪潮中，坚定自信，扎实践行，提质增效，将谱写出医学教育内涵式发展的新篇章。

乔 杰

前言

　　医学是一门不断探索的学科。随着基础风湿免疫病学和临床风湿免疫病学的不断发展，新发现、新理论和新的治疗手段不断出现，教材也需要不断适应时代的变化。本教材作为器官系统整合课程教材的积极尝试，希望纵向整合基础医学和临床风湿免疫病学的内容，为读者展示风湿免疫性疾病的发病机制和临床诊疗方法。这些疾病大多数与自身免疫异常有关，多器官、多系统损害是这类疾病的特点。本教材的编写正是以器官系统整合为主线，对不同风湿免疫性疾病进行介绍，有利于整体思维能力的培养，以及对这些疾病的发病机制和诊治知识的认识。

　　在此，特别要感谢每位编委的辛苦付出，以及北京大学医学出版社编辑卓有成效的工作。

　　本教材可能存在不足之处，敬请读者批评、指正，以利于再版更新。

栗占国

2022 年 3 月

目录

学习目标

- **基本目标**

   1. 掌握风湿免疫性疾病的定义及分类。

   2. 熟悉不同风湿免疫性疾病的常见自身抗体。

   3. 了解风湿免疫性疾病的治疗原则及常用治疗药物。

- **发展目标**

   了解生物制剂治疗风湿免疫性疾病的机制及研究进展。

风湿免疫性疾病（rheumatic and immunological disease）简称风湿免疫病，亦称风湿病，是指一大类病因各不相同，但累及关节、关节周围组织及其他多种器官与组织的疾病。风湿免疫病常与自身免疫密切相关，患者体内的自身抗原会引起自身免疫的病理性应答，造成自身器官或组织的炎症性损害并影响器官或组织功能。风湿免疫病的临床表现呈多样性，可累及多个系统，作为一种全身性疾病，如果不及时治疗，则存在致残甚至致死的风险。

风湿免疫病是一大类炎症性疾病的总称，其病因及发病机制多样，涵盖的疾病广泛。这类疾病的分类方法迄今仍无共识。目前，风湿免疫病一般被归纳为以下 10 类（表 1-1）。

表 1-1　风湿免疫病的分类

分类	疾病
系统性风湿免疫病	系统性红斑狼疮、干燥综合征、系统性硬化病、炎性肌病、混合性结缔组织病、血管炎、抗磷脂综合征等
类风湿关节炎及相关疾病	类风湿关节炎、费尔蒂综合征（Felty 综合征）、类风湿狼疮综合征等
脊柱关节炎	强直性脊柱炎、银屑病关节炎、反应性关节炎、未分化脊柱关节炎、炎症性肠病关节炎等
晶体性关节炎	痛风、焦磷酸钙沉积病、碱性磷酸钙沉积病等
骨与软骨病变	骨关节炎、弥漫性原发性骨肥厚、骨质疏松、肥大性骨关节病、复发性多软骨炎等
感染相关疾病	莱姆病、病毒性关节炎、化脓性关节炎、结核性风湿症（Poncet 综合征）、风湿热等
遗传性结缔组织病	进行性骨化性纤维结构不良（进行性骨化性肌炎）、过度活动综合征等
软组织风湿病	纤维肌痛综合征、风湿性多肌痛、肌腱端炎等
自身炎症性疾病	成人 Still 病、家族性自身炎症综合征等
其他	IgG4 相关性疾病、普通变异型免疫缺陷等

风湿免疫病的病理改变也因所累及靶器官、靶组织倾向性的不同而存在差异。常见的病理改变包括炎症性改变、非炎症性改变及血管病变。炎症性改变包括滑膜炎、附着点炎（enthesitis）、涎腺炎、泪腺炎，以及间质性肺炎等；非炎症性改变包括关节软骨变性、骨质破坏，以及肌萎缩等；血管病变既可以表现为血管炎症，也可以表现为血管舒张及收缩功能障碍、继发血栓形成等。

一、发病机制

1. 免疫和自身免疫　机体自身免疫耐受（immunological tolerance）功能被打破是风湿免疫病的重要发病机制之一（图1-1）。在疾病或药物作用等情况下，机体内的自身抗原免疫原性发生改变，打破自身免疫耐受功能，固有免疫与适应性免疫异常激活，可能导致自身抗体的产生。抗原提呈细胞（antigen presenting cell，APC）将自身抗原呈递给T细胞，T细胞活化并激活B细胞而产生大量不同类型的自身抗体，引起组织损伤。同时，免疫细胞产生的多种细胞因子及趋化因子参与免疫炎症的级联反应，引起风湿免疫病的慢性炎症。

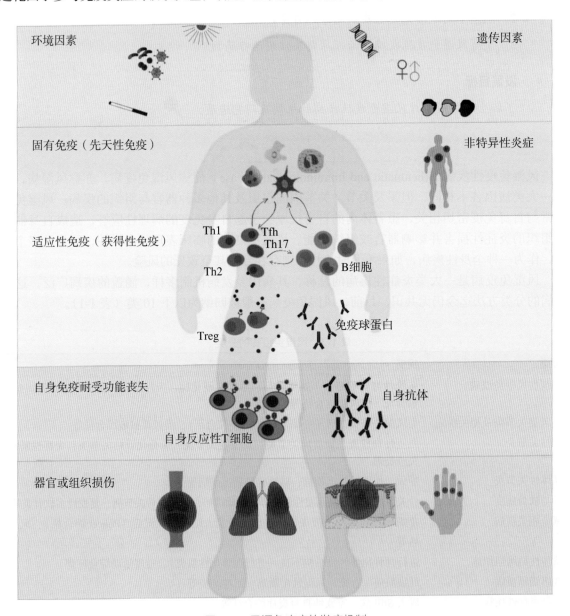

图1-1　风湿免疫病的发病机制

2. 微生物和环境因素 微生物不仅能够通过直接侵袭组织器官而致病，还可以通过与免疫系统的相互作用导致机体免疫耐受功能被打破，从而引发自身免疫功能紊乱和自身免疫病。例如，EB 病毒（Epstein-Barr virus，EBV）、巨细胞病毒（cytomegalovirus，CMV）、人类细小病毒 B19（human parvovirus B19，HPVB19）与类风湿关节炎（rheumatoid arthritis，RA）；克雷伯菌与强直性脊柱炎（ankylosing spondylitis，AS）；结核分枝杆菌与贝赫切特综合征（白塞病）或大动脉炎等。目前，关于病原体引发自身免疫应答的机制有以下几种假说：①分子模拟（molecular mimicry）；②表位扩展（epitope spreading）；③隐匿抗原的暴露等（详见第二章）。此外，紫外线及吸烟等环境因素与系统性红斑狼疮、类风湿关节炎等风湿免疫病的发生有关。

3. 遗传因素 风湿免疫病是多基因遗传的复杂性疾病，具有遗传异质性。遗传因素在不同风湿免疫病中发挥的作用大小不同。流行病学及家系调查显示，系统性红斑狼疮（systemic lupus erythematosus，SLE）和强直性脊柱炎患者一级亲属的患病风险分别为普通家庭的 8 倍和 10.8 倍。*HLA-DRB1* 基因共同表位（shared epitope，SE）是类风湿关节炎发病的重要遗传因素，其对 RA 易感性的影响力占整个遗传因素的 20% ~ 30%。编码 SE 的等位基因主要包括 *HLA-DRB1*04：01*、*HLA-DRB*04：04*、*HLA-DRB*04：05*、*HLA-DRB*04：08*、*HLA-DRB*01：01*、*HLA-DRB*01：02*、*HLA-DRB*10：01* 和 *HLA-DRB*14：02*。然而，新近研究发现，*HLA-DQα1：160D* 是汉族抗瓜氨酸化抗体阳性 RA 的重要独立易感位点。此外，*HLA-B27* 被认为是强直性脊柱炎现今最重要的遗传易感基因。

二、诊断

（一）实验室检查

1. 一般实验室检查 包括血常规、尿常规、粪便常规、肝肾功能检查，以及红细胞沉降率（erythrocyte sedimentation rate，ESR）、C 反应蛋白（C-reaction protein，CRP）、免疫球蛋白及补体 C3、补体 C4 检测等。

2. 特异性检查

（1）自身抗体：风湿免疫病患者血清中常存在多种针对自身组织、器官、细胞或细胞成分的自身抗体，自身抗体检查对于风湿免疫病的诊断及鉴别具有重要意义。但自身抗体检查的敏感性和特异性有限，须结合临床及其他检查结果进行综合分析。目前，在风湿免疫病的诊断中常用的自身抗体包括抗核抗体（anti-nuclear antibody，ANA）、类风湿因子（rheumatoid factor，RF）、抗中性粒细胞胞浆抗体（antineutrophil cytoplasmic antibody，ANCA）、抗磷脂抗体（anti-phospholipid antibody，APA）及抗环瓜氨酸肽抗体（anticyclic citrullinated pepide antibody，anti-CCP antibody）等（表 1-2）。

表 1-2 抗核抗体谱与风湿免疫病的相关性

抗核抗体谱	临床意义
抗 dsDNA 抗体	是系统性红斑狼疮的特异性抗体，能评估疾病活动性、监测病情变化
AHA	药物性狼疮多见，也可见于系统性红斑狼疮、类风湿关节炎等
抗 Sm（Smith）抗体	是系统性红斑狼疮的标志性抗体
抗 U1RNP 自身抗体	可见于混合性结缔组织病、系统性红斑狼疮等
抗 SSA/Ro 抗体	可见于干燥综合征（敏感性高）、系统性红斑狼疮等
抗 SSB/La 抗体	可见于干燥综合征（特异性高）、系统性红斑狼疮等
抗 rRNP 抗体	可见于系统性红斑狼疮，与中枢神经系统受累有关
抗 Scl-70 抗体	是系统性硬化病的标志性抗体
抗 Jo-1 抗体	是多发性肌炎、皮肌炎的标志性抗体

抗核抗体是对细胞核内抗原性物质（DNA、组蛋白、非组蛋白核仁及其他细胞成分）起反应的多种自身抗体的总称。ANA（主要为 IgG）主要存在于血清中，可与不同来源的细胞核成分发生反应，无器官及种属特异性。免疫荧光抗核抗体检查只是一种筛选试验，需要通过 ANA 谱分析检测明确自身抗体亚型，从而更好地应用于临床疾病诊断。目前，常用的 ANA 谱包括抗 RNP（anti-RNP）抗体、抗 Sm（Smith）抗体、抗 SSA/Ro 抗体、抗 SSB/La 抗体、抗 Scl-70 抗体、抗 Jo-1 抗体、抗核糖体 P 蛋白抗体（抗 rRNP 抗体）、抗 dsDNA 抗体、抗核小体抗体（AnuA）及抗组蛋白抗体（anti-histone antibody，AHA）。

类风湿因子是抗人或动物变性 IgG 分子 Fc 片段上抗原决定簇的特异抗体，无种属特异性。RF 在类风湿关节炎患者中的阳性率可达 70%，其阳性还可见于干燥综合征（Sjögren syndrome，SS）、系统性红斑狼疮、混合性结缔组织病、系统性硬化病（systemic sclerosis，SSc）等疾病。在慢性感染性疾病（如病毒性肝炎及感染性心内膜炎）患者、肿瘤患者及部分老年人中 RF 也可以呈阳性。

抗瓜氨酸化蛋白抗体是一组抗体，可见于 70% ~ 90% 的 RA 患者，可与发生瓜氨酸化的蛋白质结合，识别多种关节和非关节抗原，包括 II 型胶原蛋白、纤维蛋白原、波形蛋白等。相对于 RF 而言，抗瓜氨酸化蛋白抗体对 RA 的特异性更高。

抗中性粒细胞胞浆抗体是一组以中性粒细胞胞浆中各种成分为靶抗原的自身抗体。ANCA 根据间接免疫荧光试验结果可分为 p-ANCA（核周型）和 c-ANCA（胞浆型）。ANCA 可用于不同亚型血管炎的诊断。

抗磷脂抗体是针对一组含有磷脂结构抗原物质的自身抗体，包括抗心磷脂抗体（anticardiolipin antibody，ACA）、抗磷脂酸抗体、狼疮抗凝物（lupus anticoagulant，LA）和抗 β_2 糖蛋白 1 抗体等。APA 常见于抗磷脂综合征、系统性红斑狼疮等疾病，可引起凝血系统改变。

（2）人类白细胞抗原（human leukocyte antigen，HLA）：I 类分子 B27（HLA-B27）与中轴关节受累的脊柱关节炎（spondyloarthritis，SpA）关系密切，在强直性脊柱炎患者中，HLA-B27 阳性率为 90% 以上。在反应性关节炎、银屑病关节炎（psoriatic arthritis，PsA）及虹膜睫状体炎等患者中也可见 HLA-B27，因此，强直性脊柱炎的诊断需要同时结合临床及影像学检查。

（3）滑液检查：通过关节腔穿刺获取关节液，可用于判断关节病变的性质、寻找病原体及结晶。可通过关节液的白细胞计数区分炎症性、非炎症性及化脓性关节炎。关节液中的单钠尿酸盐（monosodium urate，MSU）结晶或细菌培养可用于痛风及感染性关节炎的确定诊断。

（4）病理检查：活体组织检查所见病理改变对诊断具有决定性意义，可以指导治疗。例如，肾活检可用于狼疮肾炎的病理分型、活动性及预后的评估；唇腺活检显示淋巴细胞浸润是诊断原发性干燥综合征（primary Sjögren syndrome，pSS）的必要条件之一。在某些情况下，病理结果阴性需要结合临床，并重复病理活检进行诊断。

（二）影像学检查

风湿免疫病累及多个系统时可出现不同的影像学表现，影像学检查可用于评估脏器受累情况，进行疾病诊断、分期及治疗效果的评估。X 线检查是骨和关节病变最常用的影像学诊断方法之一。关节炎的 X 线典型表现包括：软骨与软组织钙化、关节间隙狭窄、骨侵蚀、新骨形成，以及纤维性或骨性关节强直等。计算机体层摄影（computerized tomography，CT）在检查骶髂关节（sacroiliac joint，SIJ）、股骨头、胸锁关节及椎间盘等多层组织重叠部位时更加灵敏。磁共振成像（magnetic resonance imaging，MRI）可用于软组织损伤、缺血性骨坏死、骨髓水肿（bone marrow edema，BMO）等的早期诊断。影像学检查同样可用于肺间质病变、中枢神经系统受累及血管炎等其他脏器受累的评估。

近年来，关节超声及涎腺超声由于简便易行、费用低廉、没有辐射等优势被广泛应用于临床，主要用于关节炎的诊断及鉴别诊断，同时有助于干燥综合征、IgG4 相关性疾病、涎腺肿瘤等疾病的鉴别。

三、治疗

风湿免疫病多为慢性病，种类繁多，其治疗目的为改善疾病的预后，保护关节、脏器功能，缓解相关症状，提高患者生活质量。风湿免疫病通常采取综合治疗，主要措施包括一般治疗、药物治疗、手术治疗及其他治疗。一般治疗主要包括健康教育、改善生活方式、物理治疗及对症治疗。手术治疗包括不同的矫形手术、滑膜切除术及人工关节置换术等。其他治疗包括职业训练及心理治疗等。

（一）非甾体抗炎药

非甾体抗炎药（nonsteroidal anti-inflammatory drugs，NSAIDs）可通过抑制环氧化酶，从而抑制花生四烯酸向前列腺素转化，迅速发挥抗炎、镇痛作用。临床上常用的 NSAIDs 有布洛芬、双氯芬酸及吲哚美辛等。虽然此类药物起效快、镇痛效果好，在治疗风湿免疫病中得到广泛应用，但并不能改变疾病的病情进展。NSAIDs 的不良反应主要表现在胃肠道、肾及心血管系统。塞来昔布、依托考昔等选择性作用于环氧化酶 -2 的 NSAIDs 疗效与传统 NSAIDs 相当，但胃肠道不良反应较少，目前亦广泛应用于临床。

（二）糖皮质激素

糖皮质激素（glucocorticoid，GC）具有广泛且强效的抗炎及免疫抑制作用，广泛应用于风湿免疫病的治疗，是治疗系统性红斑狼疮、系统性血管炎等疾病的一线药物，可以改善疾病的预后。临床常用的 GC 包括短效 GC（可的松、氢化可的松）、中效 GC（泼尼松、泼尼松龙、甲泼尼龙）和长效 GC（地塞米松、倍他米松）。同时，GC 治疗的不良反应众多，包括继发感染、高血压、向心性肥胖、糖尿病、骨质疏松、股骨头坏死、消化性溃疡等，因此，在临床应用 GC 的过程中需要充分权衡其疗效及不良反应，严格掌握适应证及用药剂量，实施个体化用药，并监测患者的不良反应。

（三）改善病情的抗风湿药

改善病情的抗风湿药（disease-modifying antirheumatic drugs，DMARDs）可以在一定程度上控制病情进展，同时能够改善病情，维持关节功能，减轻滑膜炎症，降低关节结构的破坏程度。DMARDs 起效缓慢，多用于类风湿关节炎及脊柱关节炎，病情缓解后可用于长期维持治疗。常用药物包括甲氨蝶呤（methotrexate，MTX）、羟氯喹（hydroxychloroquine，HCQ）、柳氮磺吡啶（sulfasalazine，SSZ）及来氟米特（leflunomide，LEF）等。

（四）免疫抑制剂

免疫抑制剂可以通过不同途径抑制淋巴细胞的增殖，能够改善风湿免疫病的预后，多用于系统性红斑狼疮、血管炎等的治疗。目前，常用的细胞毒性药物包括环磷酰胺（cyclophosphamide，CTX）、硫唑嘌呤（azathioprine，AZA）、吗替麦考酚酯（mycophenolate mofetil，MMF）、甲氨蝶呤、环孢素和他克莫司等。主要的不良为骨髓抑制、肝肾毒性及胎儿致畸。

（五）生物制剂

生物制剂是指通过基因工程制造的单克隆抗体或细胞因子受体融合蛋白等生物大分子，是针对参与免疫应答或炎症过程的特定致病性靶分子的拮抗物。生物制剂发展迅速，目前已成为风湿免疫病治疗的重要环节。其中，肿瘤坏死因子 -α（tumor necrosis factor-α，TNF-α）拮抗剂主要用于类风湿关节炎、脊柱关节炎等炎症性关节疾病，可以延缓病情进展，迅速改善病情。此外，抗 CD20 单克隆抗体、白细胞介素（interleukin，IL）-1（IL-1）受体拮抗剂、IL-6 受体拮抗剂及抗 B 细胞活化因子单克隆抗体也可用于系统性红斑狼疮、类风湿关节炎和血管炎等疾病的治疗。

（六）小分子药

近年来，关于一些小分子靶向药在风湿免疫病治疗中的作用的研究同样取得了一定的成果。Janus 激酶（Janus kinase，JAK）是一种细胞内非酪氨酸受体激酶，参与多种信号通路，介导细胞活化、增殖等过程。JAK 抑制剂可通过抑制细胞因子的产生而减轻炎症。目前，已有多种 JAK 抑制剂被证实可用于类风湿关节炎、银屑病关节炎、干燥综合征和系统性红斑狼疮等的治疗。

四、展望

相较于其他学科，风湿免疫病学仍较为年轻，但发展迅速，其发病机制、早期诊断、早期治疗等方面是目前的研究热点。

在风湿免疫病方面，基因组学、转录组学、蛋白质组学等领域的发展也使疾病的易感基因、发病机制等方面的研究取得重要进展。然而，众多风湿免疫病的发病机制仍不够明确，免疫、环境、遗传及激素水平在疾病中扮演的角色仍需要进一步探索。

在疾病诊断方面，新的分子标志物的不断涌现提高了诊断的准确性，但部分分子标志物在疾病进程中的作用仍然有待进一步明确。随着新的分子标志物的不断涌现、诊断手段的完善，未来将有更多敏感性、特异性更高的分类标准出台，为早期诊断、规范化治疗奠定基础。

近些年，风湿免疫病学在治疗方面取得了尤为重要的进展，越来越多的生物制剂被用于治疗风湿免疫病或在进行临床试验的过程中，为风湿免疫病的治疗带来新的曙光。但新的治疗方法的有效性与安全性仍需要进一步评估。

二维码1-1　器官特异性自身免疫病

整合思考题

1. 通过对本课程及文献的学习，总结目前已有的治疗风湿免疫病的生物制剂种类及其作用机制。

   基本点应回答出：TNF-α 拮抗剂、抗 CD20 单克隆抗体、IL-6 受体拮抗剂等的用途及作用机制。

   本题考查：（1）检索学术文献的能力。

   　　　　　（2）对生物制剂作用机制的掌握和应用。

2. 以滑膜炎为主要病理改变的风湿免疫病是

   A. 痛风　　　　　　　　B. 骨关节炎　　　　　　　　C. 类风湿关节炎

   D. 干燥综合征　　　　　E. 系统性红斑狼疮

   答案：C

   本题考查：对不同风湿免疫病的主要病理特点的掌握。

参考文献

[1] Corneth OBJ，Klein Wolterink RGJ，Hendriks RW. BTK signaling in B cell differentiation and autoimmunity. Curr Top Microbiol Immunol，2016，393：67-105.

[2] Jamilloux Y，EI Jammal T，Vuitton L，et al. JAK inhibitors for the treatment of autoimmune and inflammatory diseases. Autoimmun Rev，2019，18（11）：102390.

（栗占国　刘燕鹰）

第二章

风湿免疫病与基础免疫

第一节　感染与自身免疫病

一、感染与免疫的关系

感染是指病原体入侵机体所引起的器官、组织局部或全身性的炎症反应。造成感染的病原体包括病毒、细菌、真菌、支原体、衣原体和寄生虫等。这些病原体入侵机体后，可被免疫系统识别，从而引发免疫应答。感染与免疫之间的相互作用直接关系到感染的发生、发展和结局，关系到机体的健康与生存。

病原体与机体免疫系统之间的相互作用主要涉及两个方面。

1. 机体免疫系统针对病原体入侵而采取的免疫防御机制　机体抗感染免疫主要包括固有免疫和适应性免疫。固有免疫主要由机体组织器官的天然屏障（如皮肤、血脑屏障等），以及具有固有免疫功能的细胞［如自然杀伤细胞（nature killer cell，NK细胞）、巨噬细胞等］、分子（如补体）等构成，具有反应迅速、作用广泛、特异性低等特点，是机体免疫防御的第一道屏障。适应性免疫则以特异性的免疫细胞介导为主，通过一系列免疫应答过程，产生针对病原体的特异性体液免疫或细胞免疫反应，发挥高效、特异、持久地消除病原体的作用（图2-1）。

2. 病原体针对机体免疫系统而采取的免疫逃逸机制　在机体免疫压力下，病原体可通过多种机制逃逸机体免疫系统的识别和清除。

（1）隐藏于免疫豁免区：如有些病毒可长期潜伏于中枢神经系统中而导致机体发生长期慢性感染。

（2）抗原不断变异：如由于流行性感冒病毒、乙肝病毒等抗原的高频突变而导致免疫系统无法对其形成固定、有效的识别和应答。

（3）干扰正常的抗原呈递：如单纯疱疹病毒（herpes simplex virus，HSV）可通过抑制巨噬细胞表面MHC-I类分子的表达而干扰巨噬细胞对其抗原的正常呈递。

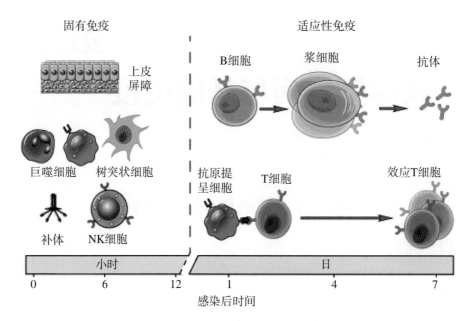

图 2-1 机体免疫系统针对病原体入侵而采取的免疫防御机制

（4）感染直接破坏免疫细胞导致免疫抑制：如人类免疫缺陷病毒（human immunodeficiency virus，HIV）感染 CD4⁺T 细胞后导致的机体免疫缺陷。

（5）活化抑制性 T 细胞：抑制性 T 细胞被活化后可分泌 IL-10、转化生长因子 -β（transforming growth factor-β，TGF-β），抑制其他免疫活性细胞的功能。

抗感染免疫是机体免疫系统最基本、最重要的功能之一，免疫系统针对不同种类病原体的感染既有相同或相似的抗感染机制，又有相对特异的、多样化的抗感染形式。因此，感染与免疫之间的关系是非常复杂且相互影响的，二者的结局取决于病原体与机体免疫系统之间的相互制衡。

二、感染导致自身免疫功能紊乱的机制

虽然感染因素在自身免疫功能紊乱中的作用越来越得到人们的认可，但至今仍缺乏直接且确凿的证据支持。目前，关于病原体引发自身免疫应答的机制有以下几种假说（图 2-2）。

1. 分子模拟　病原体可能与人体正常组织细胞具有相同或相似的抗原表位，当这些病原体感染机体后，其所引发的免疫应答反应除针对病原体抗原外，还能对正常组织细胞表面相似的抗原表位起作用，并在其他固有免疫细胞和分子的参与下造成自身组织细胞损伤，引发相应的自身免疫病。目前普遍认为，分子模拟可能是触发自身免疫反应的重要机制。例如，A 族链球菌 M 蛋白与人心肌肌球蛋白具有相同的抗原表位，由该病原体感染后所诱导的抗体不仅能与 M 蛋白的抗原表位结合，也能与人心肌肌球蛋白相应的抗原表位结合，从而导致心肌损伤。人们发现，RA 患者的关节液中存在针对结核分枝杆菌 65kD 热激蛋白（heat shock protein，HSP，又称热休克蛋白）的淋巴细胞和抗体，佐剂性关节炎鼠的 CD4⁺T 细胞不仅能够识别结核分枝杆菌 HSP65，同时也能够识别软骨蛋白多糖，这些证据提示结核分枝杆菌 HSP65 可能通过分子模拟机制诱导了针对软骨蛋白多糖的自身免疫反应。另外，有研究发现，许多与 RA 有关的细菌或病毒蛋白中含有与共同表位相同或相似的序列，而在关节软骨糖蛋白、Ⅱ型胶原蛋白及 A 型滑膜细胞表面的 HLA-DR4/DR1 抗原等也存在该段序列。当上述细菌或病毒进入机体后，其抗原中的 SE 多肽片段可诱导特异性抗体的产生，该特异性抗体既能与病原体的抗原多肽反应，又能与自体关节软骨糖蛋白、Ⅱ型胶原蛋白及 A 型滑膜细胞的 QK/RRAA 多肽结合，从而引发自身

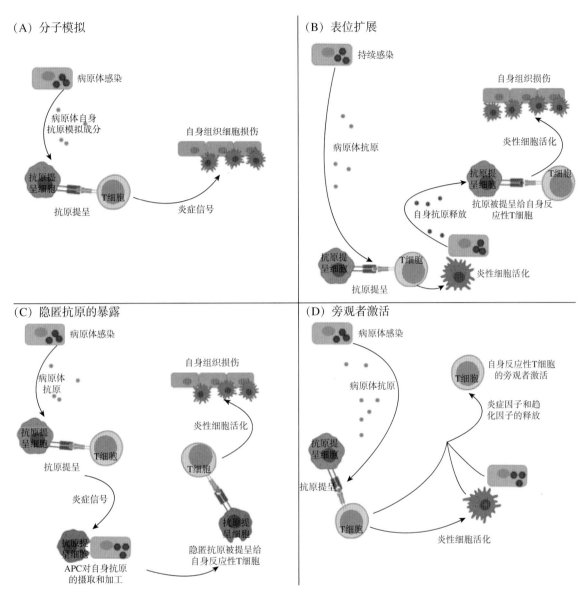

图 2-2 病原体引发自身免疫应答的机制

免疫反应。

2．表位扩展 是指在免疫应答发展过程中，T 细胞或 B 细胞从最初的针对个别抗原表位的免疫应答逐渐扩展至针对其他抗原表位的免疫应答，即从最初的单克隆或寡克隆 T 细胞、B 细胞的激活发展到后来的多克隆 T 细胞、B 细胞的激活。表位扩展涉及从显性表位扩展到次显性／隐性表位，从分子内部的表位扩展到分子间的相关表位，从外源性表位扩展到自身抗原性表位。表位扩展被认为是机体在抵御外来病原体入侵及抗肿瘤等的免疫应答中，能以最有效的方式尽可能多地对异己表位产生应答的机制。然而，在某些感染因素的作用下，机体对外来抗原表位的防御反应会扩展到对自身抗原的异常应答。持续的感染一方面会导致抗原提呈细胞摄取病原体抗原，并将这些抗原提呈给病原体特异性 T 细胞；另一方面，随后针对持续感染部位的被激活的炎症级联反应会导致组织损伤，损伤组织中的 APC 会摄取自身抗原，并将自身抗原提呈给自身反应性 T 细胞，从而导致自身免疫反应。由此，免疫反应从针对病原体抗原表位扩展到针对非交叉反应性的自身表位。例如，有动物实验证实，小鼠感染柯萨奇 B3 病毒（Coxsackie viruis B3，CVB3）可引起长期、慢性的心肌炎，该病变初期由 CVB3 感染直接造成，而后期则由于病毒使局部组织中的自身抗原过度表达而活化了自身反应性 T 细胞，引发了自身免疫炎症反应。表位扩展就像一个免疫放大器，将最初小规模的免疫反应进行放大，最终引发机体复杂而持久的免疫紊乱。表位扩展也可能是导致自身免疫病迁延不愈、反复发作和逐渐加重的重要原因之一。

3．隐匿抗原的暴露　机体中有些抗原在正常情况下与免疫系统相对隔绝，从未与自身反应性免疫细胞接触过，这些抗原被称为隐匿抗原。隐匿抗原主要存在于脑、睾丸、眼等部位。一旦病原体入侵到这些部位造成局部免疫屏障破坏，隐匿抗原就会暴露出来，被自身反应性免疫细胞识别，从而引发自身免疫病。例如，一只眼睛被感染后，会引发另一侧眼睛的自身免疫性交感性眼炎。另一种情况是在病原体入侵机体时，在 APC 对病原体抗原进行加工和提呈的过程中，来自组织细胞的自身抗原也可能被 APC 摄取并加工，但通常不会引发自身免疫反应；当机体被感染时，局部组织中的炎症信号可能导致 APC 对自身抗原的处理方式发生变化，从而使隐匿的抗原表位暴露出来，这些隐匿的抗原表位随后被 APC 提呈给自身反应性 T 细胞，从而启动自身免疫反应。

4．旁观者激活　病原体可能作为一个"旁观者"来激活自身免疫反应。在这种情况下，由病原体感染所触发的炎症信号可能在无意中导致 APC 的激活，进而激活预启动的自身反应性 T 细胞，引发自身免疫反应。

三、感染在自身免疫病发病中的作用

自身免疫病的发病是在一定遗传易感性的基础上，在不同环境因素（感染、饮食、气候、外伤等）的共同作用下而形成的。在众多环境因素中，感染是自身免疫病发病的一个重要因素。一方面，病原体可能是自身免疫病的重要触发因素；另一方面，病原体的感染也在自身免疫病的慢性化发展过程中起到重要作用。不同病原体与不同的自身免疫病相关，在自身免疫病发病中的作用也是不同的。

1．病毒　研究表明，许多自身免疫病的发病与病毒感染有着密切关系。

（1）EB 病毒（Epstein-Barr virus，EBV）：EBV 感染在自然界非常普遍，发展中国家的成人 EBV 感染率可达 98%。研究表明，EBV 感染可能在类风湿关节炎、系统性红斑狼疮、干燥综合征、多发性硬化（multiple sclerosis，MS）等自身免疫病的发病中发挥作用。EBV 的 gp110 糖蛋白具有与 SE 一致的 *QKRAA* 氨基酸序列，可能通过分子模拟机制诱发 RA 的发病。另外，与健康人相比，RA 患者体内的 EBV 载量和抗 EBV 抗体水平均显著增高，而且 RA 和 SLE 患者体内抗 EB 病毒壳抗原（VCA）、EB 病毒核抗原（EBNA）-1，以及早期抗原（EA）抗体的阳性率明显增加。RA 患者的 B 细胞更容易经 EBV 转化为母细胞，说明 RA 患者的 T 细胞不能很好地控制 EBV 诱导的细胞增殖。这一现象在 SLE 和 SS 等自身免疫病中也可见到。另外，研究还发现，RA 患者的血清中存在着抗瓜氨酸化 EBNA-1 多肽的抗体，且其滴度与抗环瓜氨酸肽抗体相关，提示 EBV 抗原的瓜氨酸化可能使其抗原性增强，从而启动自身免疫应答。另外，近期研究证实，EBV 编码的 RNA 可以诱导 I 型干扰素（interferon，IFN）的产生，从而参与 SLE 和 SS 的发病。在 SS 患者涎腺的上皮细胞和 B 细胞中可检测到高水平的 EBV-DNA，而患者血清中存在高滴度的抗 VCA、EBNA 和 EA 抗体。虽然 EBV 感染与多种自身免疫病相关，但至今未能找到直接、确凿的证据。而面对如此普遍的 EBV 感染（感染率 > 90%），仅有小部分人群会患自身免疫病，说明自身免疫病还涉及更多其他因素，如环境气候、饮食营养、精神状态、维生素 D 摄入情况等的作用。

（2）人类巨细胞病毒（human cytomegalovirus，HCMV）：机体感染 HCMV 后常无症状，但免疫功能低下者可出现较为严重的系统性症状，如结肠炎、肾炎、脾大、视网膜炎和脑炎。在与自身免疫病的关系上，HCMV 与系统性硬化病关系密切。SSc 患者体内抗 HCMV 抗体的滴度

增加已被证实，而且抗 HCMV 抗体的产生与 SSc 患者 IgG 重链 f 和 z 等位基因的杂合性相关。另有研究证实，93% 的 SSc 患者体内存在针对 HCMV 蛋白 UL94 和细胞膜蛋白新抗原（NAG-2）的共同多肽序列的抗体，且抗 UL94 抗体在弥漫性 SSc 患者中具有更高的水平。除 SSc 之外，SLE 也被发现可能与 HCVM 感染有关。SLE 患者常有更高水平的抗 HCMV 抗体和更高的 HCMV 感染率。HCMV 感染还可能是急性炎症性脱髓鞘性多发性神经病（格林-巴利综合征）、甲状腺疾病及 RA 的诱因之一。但 HCMV 感染在人群中较为普遍，而引发自身免疫病者则相对少见，因此，HCMV 与自身免疫病间的相关性尚待证实。

（3）人类细小病毒 B19（human parvovirus B19，HPVB19）：大量研究提示，HPVB19 感染可能与多种自身免疫病有关，如类风湿关节炎、系统性红斑狼疮、系统性硬化病、干燥综合征、系统性血管炎、皮肌炎等。抗 HPVB19 蛋白 Vp1 和 Vp2 的抗体可与人角质素和 GATA1 等组织抗原发生交叉反应。HPVB19 感染不仅可导致急性关节炎，还可引起慢性关节炎或 RA。有研究发现，在 RA 患者的骨髓、滑膜及关节液中可以检测到 HPVB19 基因，而且 HPVB19 感染者在 2 ～ 4 个月后可出现类风湿因子阳性，而此时血清中已检测不到 HPVB19 的 DNA，说明在感染 HPVB19 后可引发一系列免疫异常。另外，感染 HPBV19 的临床表现与 SLE 类似，有血细胞减少、关节炎、皮疹和低补体血症等表现，并可产生多种特异性及非特异性的自身抗体（包括抗核抗体、抗 DNA 抗体和抗磷脂抗体等），提示 HPVB19 的急性感染可能是 SLE 的诱发因素。

（4）肝炎病毒：与自身免疫病相关的肝炎病毒主要是乙型肝炎病毒（hepatitis B virus，HBV）和丙型肝炎病毒（hepatitis C virus，HCV）。HBV 为嗜肝 DNA 病毒，在肝细胞内繁殖，可改变自身抗原的成分，从而导致抗 DNA 抗体、抗磷脂抗体及抗肾小管刷状缘抗体等多种自身抗体的产生。HBV 感染引发血管炎的可能机制包括病毒复制或免疫复合物（immune complex，IC）沉积导致补体级联活化，形成炎症反应，继之损伤血管内皮而造成血管炎。研究表明，HBV 感染后可形成 HBeAg-HBeAb 或 HBsAg-HBsAb 免疫复合物，这些免疫复合物可沉积在血管壁或肾小球基底膜，导致血管炎性反应或肾小球肾炎，临床上可表现为结节性多动脉炎、膜性肾病或膜增殖性肾炎，有些患者还可出现关节炎症状。HCV 为 RNA 病毒，慢性感染者体内可检测到多种自身抗体（抗核抗体、抗心磷脂抗体、抗平滑肌抗体等），而且患者会表现出一系列异质性的"肝外病变"，包括淋巴瘤、甲状腺炎、肾小球肾炎、皮肤血管炎、扁平苔藓、迟发性皮肤卟啉病、2 型糖尿病、干燥综合征和类风湿关节炎等。HCV 感染也可通过免疫复合物的形成和沉积激活补体系统而导致血管炎样病变。大量临床观察发现，多种自身免疫病，如自身免疫性肝炎、冷球蛋白血症性血管炎、甲状腺炎、类风湿关节炎等的发病均与 HCV 感染有关，这些患者体内的抗 HCV 抗体阳性率明显高于正常人群。

（5）人类疱疹病毒 6 型（human herpes virus 6，HHV-6）：HHV-6 已被发现可能与多种自身免疫病相关，如 MS、SLE 和桥本甲状腺炎。最初研究发现，MS 患者的少突胶质细胞内存在 HHV-6A 抗原，而健康人的少突胶质细胞内无该抗原。抗 HHV-6A/HHV-6B 抗原抗体水平在 MS 和 SLE 患者体内均明显升高。在桥本甲状腺炎患者的甲状腺组织内检测到了 HHV-6，其阳性率显著高于健康对照组。

（6）人 T 细胞白血病病毒（human T cell leukemia virus，HTLV）：HTLV 是一种反转录病毒，其感染不仅与成人 T 细胞白血病和淋巴瘤有关，而且在一些自身免疫病的发病中发挥作用。研究提示，HTLV 感染 CD_4^+ T 细胞可能是干燥综合征和 RA 发病的触发因素。HTLV 的 Tax 蛋白可以诱导 IL-1、IL-6 等细胞因子的表达，促进 RA 滑膜细胞增生和炎症反应，导致软骨和骨的破坏。另外，HTLV 感染可导致患者体内调节性 T 细胞（regulatory T cell，Treg）下降、抑制性细胞因子减少，从而增加自身免疫病的发病风险。HTLV 还可通过促进干扰素 -α（IFN-α）的释放而增加 MHC Ⅱ类分子的表达，从而促进自身抗原的提呈而引发自身免疫病。

2．细菌 细菌感染机体后，除可引起局部的急性化脓性炎症外，还可诱导机体产生免疫应答，可能参与自身免疫病的发生。目前，已有多种细菌被怀疑与自身免疫病的发病有关。

（1）奇异变形杆菌：其被认为可能参与了 RA 的发病。人们发现，在活动期 RA 患者的体内，抗奇异变形杆菌抗体的水平升高，而且奇异变形杆菌在泌尿系统的反复感染与 RA 的复发有关。研究表明，奇异变形杆菌的菌体表面抗原与 HLA-DR4 及 Ⅱ 型胶原蛋白 α1 链有相同的序列；针对变形菌属尿素酶和血溶素的抗体不仅能与手和足部小关节内的透明软骨结合，还能与携有共同表位的 HLA-DR1/4 分子细胞结合；存在高滴度抗奇异变形杆菌抗体的血清可以诱发补体和自然杀伤细胞产生细胞毒反应，从而造成滑膜和软骨的损伤。目前，这些可能的机制仅限于实验室水平，未在动物模型或患者体内得到证实。

（2）链球菌与葡萄球菌：众所周知，A 组 β 型溶血性链球菌感染可导致急性风湿热，这是一种全身性的、结缔组织非化脓性的免疫炎症反应，而由链球菌抗原引发的免疫反应在多年之后可导致心脏瓣膜的损害，造成风湿性心脏病。金黄色葡萄球菌可能在某些自身免疫病中发挥一定作用。研究发现，在发生多发性硬化 6 个月内的患者鼻拭子中，金黄色葡萄球菌超抗原 SEA 基因的检出率明显高于未发生 MS 的对照组。与之相似，肉芽肿性多血管炎患者的鼻腔内携带金黄色葡萄球菌与肉芽肿性多血管炎的复发风险增加有关。

（3）幽门螺杆菌（helicobacter pylori，HP）：HP 是一种寄生在胃黏膜黏液中的革兰氏阴性杆菌，研究表明，HP 感染与多种自身免疫病相关。例如，给予特发性血小板减少性紫癜（idiopathic thrombocytopenic purpura，ITP）患者辅以 HP 根除治疗可明显提高疗效，提升血小板数量。其机制可能与 HP 的细胞毒素相关基因 A（CagA）有关。HP 的 CagA 抗原与血小板上的多肽交叉反应能够刺激患者产生抗血小板抗体，因此，ITP 患者行 HP 根除治疗后，CagA 阳性 HP 感染者的血小板数量增加更加明显。干燥综合征可能也与 HP 感染有关，研究发现，干燥综合征患者的血清中有高滴度的抗 HP 抗体和抗 HSP60 抗体。

（4）肠道菌群：肠道菌群与自身免疫病的关系近年来成为研究的热点。一方面，肠道内病原菌长期黏附于肠内可形成慢性感染，肠黏膜免疫系统持续处于慢性激活状态，可导致多种自身抗体升高而诱发自身免疫病；另一方面，肠道内的常驻菌群对于病原菌的抑制及对于肠道微生态的调节在防止自身免疫病的发生中可能起作用。研究表明，炎症性肠病（包括溃疡性结肠炎、克罗恩病）和肠易激综合征的发生与肠道菌群失调有关。肠道空肠弯曲菌、伯克菌、沙门菌属、志贺菌属、肠耶尔森菌等的感染可导致自身免疫性甲状腺疾病或类风湿关节炎的发生或加重。另外，对于 RA 患者治疗前、后的肠道微生物测序分析发现，与健康人群相比，RA 患者肠道的革兰氏阳性杆菌增加，革兰氏阴性杆菌相对减少，这种改变与免疫球蛋白、抗环瓜氨酸肽抗体和类风湿因子等临床指标的变化是一致的。经抗风湿药治疗后，患者肠道微生态得到部分恢复，提示肠道微生物在 RA 的发生、发展、诊断与预后的评估中具有一定临床意义。

（5）结核分枝杆菌：结核分枝杆菌本身并不产生内、外毒素和侵袭性酶类等致病物质，其致病作用主要由病原体引发的机体自身免疫反应来实现。临床发现，克罗恩病和系统性红斑狼疮等自身免疫病常并发结核分枝杆菌感染，约 80% 的大动脉炎患者的结核菌素试验呈强阳性；此外，结核病患者体内自身免疫病相关的自身抗体检出率显著高于普通人群，由此推测，结核分枝杆菌感染可能与自身免疫病密切相关。实验证实，采用皮下注射含结核分枝杆菌抗原的完全弗氏佐剂的方法可以成功建立 RA 的实验动物模型——佐剂性关节炎模型，也说明结核分枝杆菌抗原在自身免疫应答过程中发挥了作用。目前认为，结核分枝杆菌诱导自身免疫病主要涉及分子模拟和旁观者激活两种机制。研究发现，结核分枝杆菌的细胞壁糖脂类抗原、HSP65 和 HSP70 等蛋白与人体组织成分具有共同表位，这种共同抗原表位及交叉反应现象构成了分子模拟机制的基础。结核分枝杆菌感染后还会通过病原体相关分子模式经 Toll 样受体（Toll-like receptor，TLR）激活机体免疫细胞，产生一系列炎性细胞因子（包括 IL-17 等）来诱导炎症反应；结核分枝杆菌感染还可募集并激活更多的免疫细胞，进一步促进炎性免疫应答，破坏机体的免疫耐受，诱导或加剧自身免疫反应，即为结核分枝杆菌感染诱导自身免疫病产生的旁观者激活机制。

3．卫生假说　病原体感染可能作为自身免疫病的诱发因素在自身免疫病的发病中起着重要作用，但流行病学研究发现，卫生标准较低、病原微生物感染率较高的地区过敏性疾病和自身免疫病的发生率相对较低。更多的研究提示，病原微生物感染在诱发自身免疫病的同时，在某些情况下又能起到抑制或预防自身免疫病的作用。动物实验发现，柯萨奇 B 病毒感染能明显降低非肥胖糖尿病（nonobese diabetic，NOD）小鼠 1 型糖尿病（T1DM）的发生，这归因于小鼠体内的 Th2 细胞和调节性 T 细胞活性的增强。而口服干酪乳杆菌可降低关节炎鼠体内 IL-1β、IL-2、IL-6、IL-12、IL-17 和 IFN-γ 等促炎因子的水平，减轻关节肿胀等 RA 症状，减少淋巴细胞的浸润及软骨的破坏。因此，Strachan 等提出，在西方国家中，自身免疫病的增加源于感染的下降和卫生条件的改善，即为"卫生假说"。目前，"卫生假说"在多种自身免疫病的发病作用中得到一定的认可，尤其适用于 MS 的发病。

综上所述，虽然已经证实自身免疫病是由遗传因素和环境因素共同作用的结果，其中病原微生物感染起到重要作用，但至今尚未找到病原微生物感染对自身免疫病发病作用的确切证据，更无法确定特定感染与特定自身免疫病之间的必然联系。这一方面是由于自身免疫病的发病存在多种参与因素，如遗传易感性、饮食、理化因素、气候环境、精神状况、生活习俗等，并非只有病原微生物感染一种参与因素；另一方面，由于微生物感染本身是一种十分普遍的现象，多种病原微生物共同感染、相互作用情况复杂，其中一些可能与自身免疫病的发生、发展有关，一些可能对机体具有保护作用，还有一些可能完全没有影响。随着此方面研究的不断深入，感染与自身免疫病的关系将会逐渐明确，改变和影响病原微生物可能为自身免疫病的治疗和预防提供新的思路和方法。

整合思考题

1．以结核分枝杆菌为例，阐述感染引发自身免疫功能紊乱的可能机制，并列举可能与结核分枝杆菌感染相关的自身免疫病。

思路要点：本题既要求掌握感染引发自身免疫功能紊乱的一般机制，还要求结合结核分枝杆菌本身的抗原特点，同时结合相关研究和临床观察结果进行总结。

基本点应回答出：（1）结核分枝杆菌引起自身免疫功能紊乱的常见抗原及可能引发的免疫机制。

（2）目前发现的与结核分枝杆菌感染相关的自身免疫病。

本题考查：（1）对感染引发自身免疫机制的理解。

（2）与结核分枝杆菌感染相关的自身免疫病。

2．对感染与自身免疫病之间的相互作用展开辩论。

思路要点：本题无固定答案，随着研究的进展，每年内容会有相应的增加和改变。

基本点应回答出：（1）感染导致自身免疫病的相关机制与证据。

（2）感染对于自身免疫病的预防和抑制作用。

本题考查：综合检索文献、汇总信息、整理论据并进行分析思考的能力。

参考文献

[1] 栗占国，张奉春，鲍春德. 类风湿关节炎. 北京：人民卫生出版社，2009.

[2] 栗占国译. 凯利风湿病学. 10 版. 北京：北京大学医学出版社，2020.

[3] 安云庆，姚智，李殿俊. 医学免疫学. 4 版. 北京：北京大学医学出版社，2018.

[4] Sener AG，Afsar I. Infection and autoimmune disease. Rheumatol Int，2012，32（11）：3331-3338.

[5] Hussein HM，Rahal EA. The role of viral infections in the development of autoimmune diseases. Crit Rev Microbiol，2019，45（4）：394-412.

（赵 义）

第二节 遗传与风湿免疫性疾病

学习目标

- **基本目标**

  掌握风湿免疫性疾病的遗传特征。

- **发展目标**

  1. 进一步理解风湿免疫性疾病的发病机制。

  2. 为风湿免疫性疾病的诊断和治疗提供新思路。

一、概论

风湿免疫病是一组肌肉骨骼系统疾病，包括弥漫性结缔组织病及各种病因引起的关节和关节周围软组织的疾病。根据美国风湿病学会（American College of Rheumatology，ACR）分类，风湿免疫病主要包括类风湿关节炎、系统性红斑狼疮、原发性干燥综合征、脊柱关节病、系统性硬化病、特发性炎性肌病、痛风及痛风性关节炎、血管炎综合征、骨关节炎（osteoarthritis，OA）、幼年性特发关节炎等。目前，风湿免疫病的病因尚不明确，也缺乏相应的特异性治疗。但越来越多的研究表明，大部分风湿免疫病是遗传因素和环境因素相互作用的结果，遗传因素与风湿免疫病的发病及预后密切相关，是影响风湿免疫病易感性和药物反应差异的主要因素。因此，风湿免疫病遗传易感因素及其致病作用的研究对风湿免疫病易感基因的发现、疾病的早期诊断及个性化治疗方案的确立等有着重要的临床意义。

1. 风湿免疫病的遗传特征　风湿免疫病为多基因遗传的复杂性疾病（complex diseases），即多个基因和环境因素的相互作用激活全身或局部免疫系统功能，导致免疫调节紊乱与自身免疫耐受失衡，产生大量自身反应性免疫细胞、炎症因子和自身抗体，进而导致风湿免疫病的发生和发展（图 2-3）。与其他复杂性疾病相似，风湿免疫病具有以下主要遗传特征。

（1）多基因遗传：与单基因遗传病不同，多基因遗传病的临床表型与特定基因型之间没有明确的对应关系，单个易感基因的变异仅使疾病发生的概率有所增加，对疾病的发生、发展，

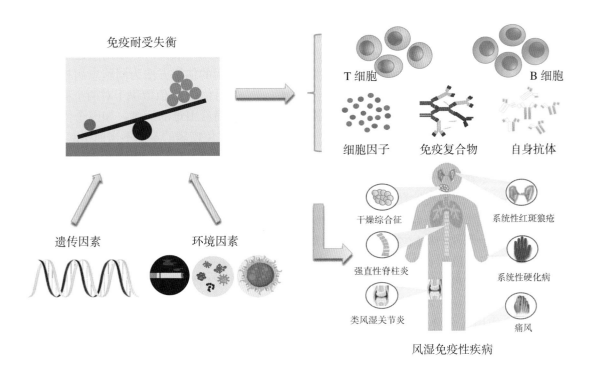

图 2-3 风湿免疫性疾病的发病机制

以及对药物疗效的影响无决定性作用。其中，有些基因的变异对表型的影响较大（主效基因，major gene），而有些基因对表型的影响则较小（微效基因，minor gene），还有少部分变异基因本身不具备任何表型效应，但可以影响其他变异基因的表型，称为修饰基因（modifying gene）。

（2）遗传异质性（genetic heterogeneity）：是指个体表型一致或疾病临床表现相同，但可能由不同基因变异导致，或者不同患者相同的临床表现可能由一组致病基因的不同组合所决定。复杂性疾病在不同种族之间常存在明显的遗传异质性。例如，HLA-DRB1 基因共同表位是类风湿关节炎发病的重要遗传因素，其对类风湿关节炎易感性的影响力占整个遗传因素的 20% ~ 30%。编码共同表位的等位基因主要包括 HLA-DRB1*04：01、HLA-DRB1*04：04、HLA-DRB1*04：05、HLA-DRB1*04：08、HLA-DRB1*01：01、HLA-DRB1*01：02、HLA-DRB1*10：01 和 HLA-DRB1*14：02。虽然在不同种族中，SE 与 RA 的发病都具有很强的关联性，但在白种人群中，与 RA 易感性相关的 SE 等位基因主要为 DRB1*04：01、DRB1*04：04 和 DRB1*04：08，而在亚洲人群中，与 RA 易感性相关的主要等位基因为 DRB1*04：05。

（3）非遗传因素作用：研究发现，即使是遗传度较高的风湿性疾病，非遗传因素同样对其发病发挥一定的作用。例如，SLE 同卵双生子的患病一致率为 24% ~ 57%，RA 同卵双生子的患病一致率为 15% ~ 20%。以上表明，尽管遗传背景相同，多数情况下同卵双生子中仅有一人患病，说明其他风险因素（如环境因素）也参与了疾病的发生。研究发现，吸烟是增加 RA 发病率和加重 RA 病情的最常见环境风险因素之一。吸烟主要通过基因与环境（吸烟环境）之间的相互作用而导致 RA 易感性的增强。进一步研究发现，吸烟可显著增加携带 HLA-DRB1 SE 等位基因个体的 RA 发病风险。因此，携带 SE 等位基因同时又吸烟者，是患 RA 的高危人群；与不携带 SE 等位基因且不吸烟者相比，有吸烟史同时携带双拷贝 SE（SE 纯合子）个体的 RA 发病风险增加 21 倍。

2．风湿免疫病的遗传流行病学研究　早在 1889 年就有人注意到风湿免疫病具有一定的家族聚集倾向。早期研究风湿免疫病的遗传因素主要依赖于流行病学调查，包括对不同遗传背景的群体进行发病率的比较。常见的研究对象包括遗传背景相同的同卵双生子人群、约 50% 遗传背景相同的异卵双生子及同胞人群，以及遗传背景完全无关的一般人群，采用上述不同群体中发病风险的比值估算出遗传因素的影响程度。其中，最常用的估算方法为同胞患病相对风险 λ_s，计算公式为 $\lambda_s =$ 疾病同胞发病率 / 一般人群发病率，一个可信的 λ_s 值取决于对两个群体发病率的正确估算。例如，在 RA 的遗传流行病学研究中常出现确诊困难的病例，如因个体发病年龄不同或患者处于疾病缓解期而导致的漏诊，或是与其他风湿免疫病的鉴别不当而引起的误诊。在 SLE 的流行病学调查中也会出现类似的问题，早期轻症患者易被漏诊，因而在不同的研究中 λ_s 常并不一致。尽管如此，目前一些常见风湿免疫病的 λ_s 阈值范围已经明确。大多数风湿免疫病的 λ_s 在 10 ~ 20，而强直性脊柱炎的 λ_s 高达 82，这表明强直性脊柱炎具有很强的家族遗传风险。同卵双生子发病率与一般人群发病率的比值称为 λ_{mz}，它被认为是对疾病最大遗传风险的估算。对同卵双生子来说，致病风险增高主要源于受累个体间存在共同的遗传风险因素，常见风湿免疫病的 λ_s 及 λ_{mz} 值如表 2-1 所示。由于来自不同研究的 λ_s 值常不一致，有些疾病也以遗传度这一指标进行遗传风险的评估。遗传度是衡量遗传因素在疾病发生过程中所起作用大小的评估指标，一般用百分比表示。如前所述，一个性状的表现主要受遗传和环境两方面因素决定，遗传度将遗传作用与环境作用的相对重要性进行定量化，说明两者作用的相对大小。例如，已有研究表明 RA 的遗传度为 60%，这表示 RA 的发病 60% 由遗传因素决定，其他 40% 由环境因素决定。

表 2-1 常见风湿免疫病的家族聚集性分析（λ_s 值和 λ_{mz} 值）

疾病	λ_s	λ_{mz}
类风湿关节炎	2 ~ 17	12 ~ 62
系统性红斑狼疮	20	240
强直性脊柱炎	82	630
系统性硬化病	20	250
* 原发性干燥综合征	8 ~ 30	–

* 此结果为原发性干燥综合征女性同胞的 λ_s。

二维码2-2 复杂性疾病遗传研究方法新进展

二、类风湿关节炎的遗传学研究进展

1. 类风湿关节炎（RA）的遗传流行病学 RA 为最常见的自身免疫性疾病之一，以慢性进行性关节破坏为特征。女性的患病率是男性的 2.5 ~ 3 倍。迄今为止，该病的发病原因不明，但大量研究证明遗传因素是导致 RA 的主要原因之一。早在 20 世纪初，就有报道称 RA 的发病具有明显家族聚集性。最初报道，RA 同卵双生子的患病一致率在 30% ~ 50%，而后通过对 RA 同卵双生子、同胞、一般人群这 3 类具有遗传信息梯度的群体患病率进行系统调查，结果发现，实际同卵双生子的患病一致率在 12% ~ 15%；同胞的患病一致率为 2% ~ 4%；在普通人群中，RA 的患病率为 0.18% ~ 1.07%，我国 RA 的患病率为 0.28% ~ 0.41%。RA 同胞患病相对风险 λ_s 为 2 ~ 17；λ_{mz} 为 12 ~ 62。由于不同研究中 RA 的 λ_s 差异性较大，Mac Gregor 等对芬兰和英国的两项双生子研究数据进行分析，估算出 RA 的遗传度在 60% 左右。以上研究提示，遗传因素对 RA 的发生、发展起到重要作用。目前，在所有风湿性疾病的遗传学研究中，有关 RA 的研究最为广泛和深入。

2. 人类 HLA 基因与 RA 的易感相关性 自 1971 年 Stastny 首次报道主要组织相容性复合体（major histocompatibility complex，MHC）区域的 *HLA-DRB1* 基因为 RA 的遗传风险因素以来，很多学者已在不同种族中证实了两者之间的关联性。研究发现，与 RA 相关的 *HLA-DRB1*

等位基因主要有 *HLA-DRB1*01：01*、*HLA-DRB1*01：02*、*HLA-DRB1*04：01*、*HLA-DRB1*04：04*、*HLA-DRB1*04：05*、*HLA-DRB1*04：08*、*HLA-DRB1*10：01* 和 *HLA-DRB1*14：02*。这些等位基因可编码一段位于 HLA-DRβ1 蛋白 β 链第三高变区 70 ~ 74 位点的特殊氨基酸序列（*QKRAA/QRRAA/RRRAA*），该序列被称为 *HLA-DRB1* 基因共同表位。研究表明，SE 不仅与 RA 发病有很强的关联性，还与 RA 的疾病进展程度相关，可预测 RA 的严重程度。如前所述，*HLA-DRB1*04：01*、*HLA-DRB1*04：04* 和 *HLA-DRB1*04：08* 主要与白种人群 RA 的发病相关，而 *HLA-DRB1*04：05* 主要与东亚人群 RA 的发病相关。早期研究发现，SE 主要与抗瓜氨酸化蛋白抗体（anti-citrullinated protein antibody，ACPA）阳性的 RA 发病相关；与 SE 相关的基因 - 基因或基因 - 环境（如吸烟环境）之间的相互作用使 RA 的发病风险明显增加。近期研究显示，*HLA-DRB1* 基因变异同样与 ACPA 阴性的 RA 易感相关。例如，Viatte 等研究发现，在英国白种人群中，*DRB1* 共同表位等位基因与抗环瓜氨酸肽抗体（抗 CCP 抗体，ACPA 的主要亚型）阴性 RA 的发病显著相关。另两项研究发现，*HLA-DRB1* 第 11 位氨基酸及 *HLA-B* 第 9 位氨基酸序列变异与 ACPA 阴性的 RA 发病密切相关，这两个氨基酸位点也被证明与 ACPA 阳性的 RA 相关。

HLA-DQ 基因与 RA 的易感相关性尚存在一定的争议。早期研究认为，*HLA-DQ* 对 RA 遗传易感的影响不大，这主要是因为 *DQ* 与 *DRB1* 等位基因间存在强连锁不平衡现象，若排除 *DRB1* 等位基因的影响，与之相连锁的 *DQ* 等位基因在患者和对照组中的分布频率并无统计学差异，因此推测 *DQ* 对 RA 发病的作用不如 *DRB1* 那么重要。但也有学者认为，*DQA1*05：01* 和 *DQA1*04：01* 是 RA 发病的独立遗传风险，而 *DQA1*02：01* 对 RA 具有保护作用。与 *HLA-DRB1* 基因一样，不同人群中 *HLA-DQ* 对 RA 易感性的影响存在明显差异。近期，Guo 等通过对 MHC 区域深度测序发现，DQα1：160D 是汉族 ACPA 阳性 RA 的重要独立易感位点，通过建立三维结构模型和功能预测发现，携带负电荷的 HLA-DQα1：160D 可增强 DQα1-DQβ1 二聚体结构的稳定性，从而增强 T 细胞的活化作用；该研究还证明，位于抗原肽结合槽 P9 锚定位的 HLA-DRβ1：37N 携带负电荷，是汉族 ACPA 阳性 RA 的独立保护因素（图 2-4）。

有关其他 HLA 基因对 RA 发病影响的报道相对较少。Seidl 等研究发现，*DPB1*04：01* 可能为 RA 的易感位点。Carthy 等研究发现，*DPB1*02：01* 与 RA 的发病相关，尤其是男性或血清阴性 RA 患者。Raychaudhuri 等发现，除 *DPB1*02：01* 和 *DPB1*04：01* 外，*DPB1*02：02*、*DPB1*04：02* 和 *DPB1*05：01* 与 RA 的发病也明显相关，并进一步发现 HLA-DRB1 分子的 3 个氨基酸位点（第 11、71、74 位）、HLA-B 分子的第 9 位氨基酸位点，以及 DPB1 分子的第 9 位氨基酸位点的多态性，最大限度地解释了 MHC 区域与 ACPA 阳性的 RA 易感之间的相关性。此外还发现，HLA-A 分子的第 77 位氨基酸位点与 ACPA 阳性的 RA 易感相关。

3．人类非 HLA 基因与 RA 的易感相关性　虽然人类 HLA 基因对 RA 遗传易感性的影响较大，但其对 RA 易感性的影响力只占整个 RA 遗传因素的 30% ~ 40%。因此，人类非 HLA 基因对 RA 发病同样具有重要作用。随着人类基因组计划的完成及分子生物学技术的不断提高，越来越多的 RA 相关性人类非 HLA 基因被陆续发现，例如 *PTPN22*、*TRAF1-C5*、*STAT4*、*MHC2TA*、*PADI4*、*DPP4*、*IRF5*、*LILRA3*、*CTLA4*、*CD28* 和 *CCR6* 等。这些基因大部分直接或间接地参与免疫系统的调节功能，如 *PTPN22* 编码的淋巴特异性酪氨酸磷酸酶（lymphoid-specific tyrosine phosphatase，Lyp）可与 SH3 相结合，使 T 细胞受体信号转导激酶 ZAP70 去磷酸化，从而抑制 T 细胞的活化。*PTPN22* 是目前最为公认的与 RA 发病相关的人类非 HLA 基因，主要与 ACPA 阳性的 RA 有关。值得注意的是，在多个白种人群队列研究中，*PTPN22* 与 RA 的易感关联性得到了广泛的证实，但在非洲裔美国人及亚洲人群中，*PTPN22* rs2476601 T 等位基因几乎不存在，因此，*PTPN22*（*R620W*）并非以上两个人群 RA 的遗传易感因素。*CTLA4* 是一个重要的共刺激信号抑制受体，同样可抑制 T 细胞的活化。*MHC2TA* 是 HLA- Ⅱ 类基因表达的主要调控因子，在 HLA- Ⅱ 类基因转录表达中起中枢作用。*CD28* 具有降低 T 细胞活化阈值、促进细胞

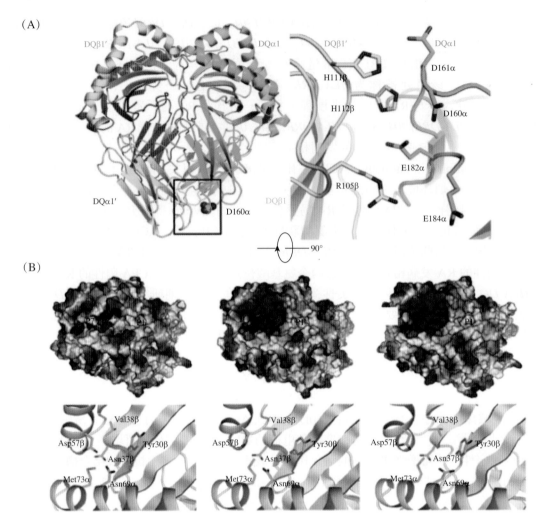

图 2-4　HLA-DQα1：160D 所在 DQα1-DQβ1 二聚体结构和 HLA-DRβ1：37N 所在抗原肽结合槽 P9 锚定位的晶体结构

（A）D160α 所携带的负电荷可增强 HLA-DQα1-DQβ1 二聚体的相互作用，从而增强 T 细胞的活化作用；（B）位于抗原肽结合槽 P9 锚定位的 HLA-DRβ1：37N（Asn37β）携带负电荷，有利于 P9 表位通过静电作用结合于精氨酸而非瓜氨酸残基，从而降低 RA 的易感风险

因子 IL-2 分泌等功能。*PADI4* 主要与 ACPA 阳性 RA 的易感性相关，最初报道于日本人群，目前已在数个亚洲人群中被证实。PADI4 是一种肽基精氨酸脱亚胺酶，能够催化精氨酸残基转化为瓜氨酸，这可能与抗环瓜氨酸肽抗体（抗 CCP 抗体）的产生有关。在一项汉族全基因组关联分析（genome wide association study，GWAS）中发现，二肽基肽酶 4（dipeptidyl peptidase 4，*DPP4*）rs12617656 和 CDK5 调节亚基相关蛋白 2（CDK5 regulatory subunit associated protein 2，*CDK5RAP2*）rs12379034 两个单核苷酸多态性（single nucleotide polymorphism，SNP）位点与 ACPA 阳性和阴性的 RA 均存在相关性，而趋化因子受体 *CCR6*（C-C chemokine receptor type 6）rs1854853 位点主要与 ACPA 阳性的 RA 发病相关。此外，功能性白细胞免疫球蛋白样受体 A3（leukocyte immunoglobulin-like receptor A3，LILRA3）是患 ACPA 阳性 RA 的高风险因素。

人类非 HLA 基因多态性同样影响 ACPA 阴性 RA 的易感性，例如，一项荟萃分析研究表明，*STAT4* 基因变异与抗环瓜氨酸肽抗体阳性及阴性的 RA 发病均相关。在白种人群中，*IRF5* 基因多态性与抗环瓜氨酸肽抗体阴性 RA 的关联性强于抗环瓜氨酸肽抗体阳性的 RA。在瑞典和亚洲人群中，树突状细胞免疫受体（dendritic cell immunoreceptor，*DCIR*）基因多态性与 ACPA 阴性的 RA 显著相关。另有报道，*ANKRD55/IL6ST* 和 *BLK* 基因多态性可能与抗环瓜氨酸肽抗体阴性的 RA 相关。

4. RA 影像学进展相关遗传标志物　有关 RA 疾病严重程度的遗传因素研究相对有限。有基于冰岛人群的研究发现，遗传因素对 RA 患者影像学进展的影响可高达 45% ~ 58%。但近期一项研究表明，在目前已知的遗传因素中，仅有 12% ~ 18% 的遗传因素与关节破坏存在相关性。携带 *DRB1* SE 等位基因的 RA 患者影像学改变较为严重。另有研究证明，白种人群中携带 *DRB1*04：01* 的 RA 患者能产生更多的自身抗体且关节损伤更为严重，而在汉族人群中，携带 *DRB1*04：05* 或 *DQA1*03：03* 同时吸烟的 RA 患者更有可能发生早期骨破坏，表现为关节放射影像评分明显增高。编码 DERRA 氨基酸序列的 *DRB1* 等位基因则可能为 RA 患者骨破坏的保护性因素。某些 MHC 区域外的基因同样被证实与 RA 的疾病严重程度相关。携带 *DKK-1* 风险等位基因的 RA 患者的血清 DKK-1 分泌水平更高，关节损伤随着时间推移进展更快。功能性 *LILRA3* 是 RA 患者发生早期骨破坏的高风险因素。另外，位于人类 20 号染色体邻近 *MMP-9* 基因的 SNP 位点 rs11908352 可能与 RA 的关节损伤程度有关。

5. RA 遗传学研究的临床应用　遗传学研究的最终目标之一是预测疾病的发生、发展，以及药物反应的差异性。已有数篇有关遗传因素预测 RA 患病风险的研究报道。例如，Yarwood 等选择 45 个人类非 HLA 基因易感位点，HLA-DRB1 分子第 11、71 和 74 位氨基酸位点，HLA-DPB1 分子第 9 位和 HLA-B 分子第 9 位氨基酸位点，同时考虑性别因素，建立了一种遗传风险加权评分（weighted genetic risk score，wGRS）方法，通过对 11 366 例 RA 患者和 15 489 例健康对照者进行 wGRS 分析，发现高风险组的个体患 ACPA 阳性 RA 的概率明显高于低风险组。另有一项研究将 25 个 *DRB1* 等位基因、31 个 RA 易感 SNP 位点及男性个体的吸烟史结合起来评估 RA 的风险 OR（odds ratios，OR）值，结果表明，*DRB1* 与吸烟史具有很强的风险预测能力，而 SNP 的风险预测能力则微弱。携带高风险 *HLA* 等位基因的 RA 患者发病年龄相对较低。

关于预测药物疗效的遗传标志物，已有文献就目前较公认的 RA 易感基因与数个已获批的 RA 治疗药物之间的相关性进行研究。例如，*IL-10*（A1082G、C819T、C592A）和 *TNF-α*（-G308A）的多态性可影响羟氯喹的疗效。此外，位于 *TNF-α* 基因非编码区域的 -G308A 变异与 TNF-α 抑制剂英夫利昔单抗、依那西普和阿达木单抗的临床疗效有关。通过对多个 RA 人群全基因组关联分析的荟萃分析，Okada 等不仅新发现了 42 个 RA 遗传易感位点，而且发现这些位点同样可能为新近获批的生物制剂和小分子抑制剂，如托珠单抗（tocilizumab，抗 IL-6 受体抗体）、阿巴西普（abatacept，一种 T 细胞抑制剂）和托法替尼（tofacitinib，JAK3 抑制剂）的作用靶点。此外，2017 年一项荟萃分析证明，与携带 *ATIC* rs4673993 T 等位基因相比，携带 rs4673993 C 等位基因的 RA 患者对甲氨蝶呤的反应敏感性增高 3 倍。然而，也存在一些治疗预测研究结果不一致的情况，例如，Sieberts 等通过 SNP 预测模型研究，认为目前还没有遗传位点可以准确预测 RA 的疗效。不同血清亚型 RA 或 RA 疗效相关的主要遗传易感因素见表 2-2。

表 2-2　RA 特异性血清亚型、疾病严重程度和药物疗效相关性遗传易感因素

基因	变异位点	表型	种族
RA 遗传易感性、疾病严重程度相关的基因多态性			
HLA-DRB1	SE alleles/AAs[①]	ACPA 阳性或阴性 RA RA 疾病严重程度	多个种族人群
HLA-DQA1	DQα1：160D *DQA1*03：03*	ACPA 阳性 RA RA 疾病严重程度	汉族人群
HLA-DPB1	position[②] 9	ACPA 阳性 RA	白种人群
HLA-A	position 77	ACPA 阳性 RA	白种人群
HLA-B	position 9	ACPA 阳性 RA	白种人群

续表

基因	变异位点	表型	种族
PTPN22	rs 2476601（R 620W）	ACPA 阳性 RA	白种人群
TRAF1-C5	rs 10818488	ACPA 阳性 RA	白种人群
PADI4	rs 11203366	ACPA 阳性 RA	东亚人群
STAT4	rs 7574865	ACPA 阳性或阴性 RA	多个种族人群
CCR6	rs 1854853	ACPA 阳性 RA	多个种族人群
DPP4	rs 12617656	ACPA 阳性或阴性 RA	汉族人群
LILRA3	W/W、W/D、D/D[3]	ACPA 阳性 RA RA 疾病严重程度	汉族人群
IRF5	4 SNPs in 5' UTR	ACPA 阴性 RA	白种人群
DCIR	rs 2377422	ACPA 阴性 RA	瑞典人群 / 汉族人群
ANKRD55/IL6ST	rs 6859219	ACPA 阳性或阴性 RA	英国白种人群
BLK	rs 2736340	ACPA 阳性或阴性 RA	英国白种人群
RA 治疗药物反应相关的基因多态性			
TNF-α	-G 308A（rs 1800629）	TNF-α 抑制剂 羟氯喹	白种人群
IL-10	A 1082G、C 819T、C 592A	羟氯喹	白种人群
ATIC	rs 4673993 C/T	甲氨蝶呤	多个种族人群

①编码 SE 的等位基因或 SE 相关氨基酸序列（*QKRAA*、*QRRAA*、*RRRAA*），SE 等位基因包括 *DRB1*04：01*、*DRB1*04：04*、*DRB1*04：05*、*DRB1*04：08*、*DRB1*01：01*、*DRB1*01：02*、*DRB1*10：01* 和 *DRB1*14：02* 等；②氨基酸位点；③W 为野生型 *LILRA3*，D 为 *LILRA3* 基因 6.7-kb 片段缺失，W/W：纯合野生型 *LILRA3*，W/D 为杂合子，D/D：纯合 6.7-Kb 缺失型 *LILRA3*。

三、系统性红斑狼疮的遗传学研究进展

系统性红斑狼疮（SLE）是一种全身性自身免疫病，主要累及皮肤黏膜、骨骼肌肉、肾及中枢神经系统，同时还可以累及肺、心脏、血液等多个器官和系统，临床表型多样。SLE 患者的血清中可检测到多种自身抗体和免疫学指标的异常。SLE 好发于育龄期妇女，且男、女发病存在明显差异，其比约为 1：9。尽管 SLE 的发病机制至今尚未明确，但大量研究证明，SLE 的发病主要为遗传和环境因素共同作用的结果，而且遗传因素在疾病的发生中起关键作用。寻找 SLE 易感性相关的遗传变异成为目前探讨本病发生机制的突破点。

1. SLE 的遗传流行病学 SLE 在全球范围内的患病率为（30 ~ 50）/10 万人，我国 SLE 的患病率约为 70/10 万人。在不同种族或地域人群中，SLE 的患病率有明显差异，如亚洲人群和黑种人群的 SLE 患病率要高于白种人群。研究表明，SLE 具有高度的家族发病聚集性。例如，SLE 患者的一级亲属的发病率为 5% ~ 12%；同卵双生子的 SLE 发病一致率为 24% ~ 58%，明显高于异卵双生子的 2% ~ 5%。这种显著差别说明遗传因素在 SLE 的发病中发挥重要作用，但在同卵双生子中，最高的发病一致率也仅有 58%，说明环境因素也起到重要作用。此外，SLE 同胞患病风险 $\lambda_s \approx 20$，$\lambda_{mz} \approx 240$，均高于 RA。总之，关于群体、家族和双生子的一系列研究均证实遗传因素在 SLE 的发病中具有重要作用。

2. 人类 HLA 基因与 SLE 的易感相关性 1971 年，Grumet 首次报道了 SLE 患者的 HLA-B8 频率增加，并与 SLE 的发病相关。但后来的研究发现，这可能是由 HLA-B8 与 HLA-DR3 和 HLA-DQ2 之间的连锁不平衡导致。目前研究显示，与 SLE 易感密切相关的基因主要为

HLA-Ⅱ类和HLA-Ⅲ类基因，且存在遗传异质性。如在北美、西欧白种人群中，SLE主要与*HLA-DRB1*03：01*、*HLA-DRB1*08：01*、*HLA-DQA1*01：02*、*HLA-DQB1*02：01*、*HLA-B*08：01*和*HLA-B*18：01*等相关；此外，在白种人群中通过家系研究发现，*DRB1*15：01-DQB1*06：02*、*DRB1*03：01-DQB1*02：01*和*DRB1*08：01-DQB1*04：02*三个单倍体型可能与SLE的发病相关；而在亚洲人群中，SLE主要与*HLA-DRB1*09：01*和*HLA-DRB1*15：01*相关；其他种族的研究结果复杂多样，目前尚无较明确的结论。在氨基酸水平，DRB1第11、13位氨基酸不仅与白种人群的SLE易感性相关，还与狼疮自身抗体的产生相关。一项关于日本人群SLE的研究发现，*DRB1*04：05*与抗核抗体阳性之间存在相关性。在汉族人群中，DRB1第11位、DQB1第45位、HLA-A第156位和DPB1第76位氨基酸位点可能为狼疮肾炎的独立风险因素。HLA-Ⅲ类基因区位于Ⅰ类和Ⅱ类基因区之间，其中，研究得最早、知之最详的为4个补体相关的基因，包括*C2*、*Bf*、*C4a*及*C4b*，因此，HLA-Ⅲ类基因也称补体基因。C2、C4a和C4b是经典补体激活途径的组成部分。目前研究已发现，*C2*、*C4a*和*C4b*缺陷与SLE的发病相关；在欧洲和亚洲人群中，*C4a*等位基因的缺失分别和已知的SLE风险等位基因*DRB1*03：01*和*DRB1*15：01*相连锁。因此，需要进一步验证*HLA-DRB1*和*C4a*基因变异对SLE发病的独立贡献。此外，TNF-α是HLA-Ⅲ类基因编码的重要炎症前因子，由于其特殊的生物学活性和基因位置，*TNF-α*基因多态性与SLE之间的关系日益受到重视，如Horiuch等报道，位于*TNF-22 RⅡ*基因的M196R多态性可增加亚洲人群SLE发病的风险。

3．人类非HLA基因与SLE的易感相关性　早期的研究除发现以上人类HLA基因外，还发现数个与SLE发病相关的人类非HLA基因，具体如下。①位于1p36.3～34.1区域的*C1q*基因：在人类SLE及动物模型中，*C1q*基因缺陷均可导致SLE的易感性增强。②位于1q23～24区域的*FcγRⅡ*和*FcγRⅢ*基因：*FcγRⅡ*和*FcγRⅢ*基因的功能主要与免疫复合物及凋亡细胞的清除有关。Zuniga等研究发现，在西班牙人群中，*FcγRⅡA*（R131)-*FcγRⅢA*（F176）单倍体型与SLE的发病相关；Selgiman等则发现，在白种人群中，*FcγRⅢA*（F158）是狼疮肾炎的风险因子。③位于1p13.2区域的*PTPN22*基因：2004年，Nature首次报道了*PTPN22* 1858T变异与1型糖尿病（T1DM）的发病相关，随后的研究发现，*PTPN22*基因多态性与多种免疫性疾病，如T1DM、RA及SLE等相关，说明*PTPN22*编码的Lyp可能在免疫反应和系统性自身免疫病中发挥重要作用。④位于7q32区域的*IRF5*基因：在白种人群中共发现3个与SLE相关的*IRF5*易感位点，分别为rs2004640、rs10954213和1个位于其6号外显子内大小为30bp的插入/缺失片段；在亚洲人群中，rs2004640与SLE的发病密切相关。近年来，随着遗传学研究技术的日渐成熟，除证实了以上通过连锁分析或候选基因方法发现的易感基因外，还新发现了*ETS1*、*BANK1*、*BLK*、*IRAK1/MECP2*、*ITGAM*、*STAT4*、*TNFAIP3*和*LILRA3*等新的SLE易感基因。值得注意的是，编码吞噬细胞NADPH氧化酶p47phox亚单位的*NCF1*基因中的p.Arg90His氨基酸替换与多种自身免疫病（包括SLE、RA和pSS）的发病相关。这一研究结果在多个不同人群中得以验证。此外，最近发现*NCF1*的拷贝数减少为SLE遗传易感性的独立危险因素。

四、强直性脊柱炎的遗传学研究进展

1．强直性脊柱炎（AS）的遗传流行病学　强直性脊柱炎是第二大类慢性炎性关节病，以脊柱和骶髂关节炎症为特征，引起骨关节破坏直至强直。群体研究表明，不同人群和种族AS患者都表现出与*HLA-B27*相关，90%以上的AS患者携带*B27*阳性（即携带AS易感的*B27*等位基因），且AS群体发病率与该人群的*B27*阳性率相关，即*B27*阳性率高的群体，AS发病率亦高，反之亦然。例如，白种人群*B27*的阳性率为6%～8%，AS发病率约为0.2%；汉族人群*B27*的阳性率约为8%，AS发病率为0.3%；而加拿大印第安海达（Haida）族人*B27*的阳性率高达50%，AS发病率也增高至4.3%；日本人群*B27*的阳性率仅为0.5%，其AS发病率也极低，

约为 0.006%。AS 表现出明显的家族聚集倾向：λ$_s$ ≈ 82，λ$_{mz}$ ≈ 630，同卵双生子的发病一致率约为 63%，而异卵双生子则为 15%；一级亲属的发病一致率为 8.2%，二级亲属的发病一致率为 1.0%，发病危险性随亲缘关系的疏远而迅速降低；AS 的遗传度大于 70%，表明遗传因素在 AS 的发病中发挥重要作用。

2. 强直性脊柱炎易感基因的研究现状

（1）HLA-Ⅰ类基因与 AS：迄今为止，已有 25 个 HLA-B27 等位基因被正式命名（B*27：01 ~ B*27：25）。目前已在不同人群中明确 B*27：01、B*27：02、B*27：04、B*27：05、B*27：07、B*27：08、B*27：10、B*27：14、B*27：15 和 B*27：19 等位基因与 AS 的易感相关，B*27：03 与 AS 呈弱相关。在汉族人群中，AS 患者 B27 等位基因携带率为 93.0%，而健康人群约为 7.5%。在白种人群中，AS 的主要易感等位基因为 B*27：05，而在汉族人群中，B*27：04 为 AS 的主要易感等位基因。而 B*27：06、B*27：09 可能为 AS 易感的保护因素；其余亚型由于频率很低，尚未能确定与 AS 关联与否。除 HLA-B27 外，其他 HLA-Ⅰ类基因，如 HLA-A*02 和 HLA-C*01 等位基因的频率在 AS 患者中明显增加，而 HLA-A*01、HLA-A*03、HLA-B*07、HLA-B*08、HLA-B*15、HLA-B*35、HLA-B*44、HLA-B*51、HLA-B*57、HLA-C*06 和 HLA-C*07 等位基因的频率在 AS 患者中则明显降低。

（2）HLA-Ⅱ类基因与 AS：Brown 等的早期研究发现，英国白种人群 AS 发病与 HLA-DR1 位点独立相关，与 HLA-DR12 呈负相关，而 HLA-DR7 与早发型 AS 有关。Said-Nahal 等对 70 多个脊柱关节炎多发家系进行研究发现，DR4 与 AS 易感相关且不依赖于其与 B27 之间的连锁不平衡，提示 DR4 为独立的 AS 易感因素。Zhang 等通过全基因组扫描分析发现，DRB1、DQA1、DQB1 和 DPB1 均为 AS 的易感基因，其中 DRB1 与 AS 的易感相关性最显著。近期研究显示，DRB1*01：01-DQB1*05：01、DRB1*01：03-DQB1*03：01 和 DRB1*04：04-DQB1*03：02 单倍体型与 AS 的易感性呈正相关，而 DRB1*15：01-DQB1*06：02 和 DRB1*03：01-DQB1*02：01 与 AS 的易感性呈负相关。

（3）HLA-Ⅲ类基因与 AS：TNF-α 为促炎细胞因子，在感染和炎症性疾病中起着关键作用。TNF-α 编码基因定位于 HLA-Ⅲ类基因区内，TNF-α 的分泌受特定 TNF 基因调控序列的影响。目前发现，TNF 启动子区域的多态性可能与 AS 易感相关，如 Milicic 等分析，不同人群中 TNF 启动子区域呈多态性，德国南部地区 AS 患者中 TNF-308 等位基因的频率显著性下降；但英国人群中未发现 TNF-308 多态性与 AS 相关。结果提示，TNF 启动子的多态性本身可能不直接参与 AS 发病，推测可能是与之紧密连锁的另一个 HLA 基因参与了 AS 发病。

（4）非 HLA 基因与 AS：随着全基因组关联分析技术的日臻成熟和普及，目前已经确定了 100 多个 HLA 区域基因外的 AS 易感相关基因或位点，包括一系列参与免疫应答和免疫反应的基因，例如 IL-1、IL-23R、ERAP1、ERAP2、IL-6R、TYK2 和 STAT3 等。早期关于 IL-1 基因簇与 AS 关联的研究较多。全基因组扫描分析显示，2q12 ~ 14 区域与 AS 呈强相关，已知 IL-1 基因簇中的 9 个成员位于该区域（IL-1A、IL-1B、IL-1F7、IL-1F9、IL-1F6、IL-1F8、IL-1F5、IL-1F10 和 IL-1RN）。IL-1A 和 IL-1B 编码产生前炎症细胞因子，IL-1RN 编码产生内源性 IL-1 受体拮抗剂，其余 6 个成员分别与 IL-21A/IL-1B 或 IL-1RN 具有结构同源性。McGarry 等发现，在苏格兰地区，位于 IL-1RN 第 2 个内含子中的可变数目串联重复等位基因 2（IL-1RN*2）与 AS 存在显著关联。Maksymowych 等在对加拿大埃德蒙顿地区的 AS 患者的研究中发现，IL-1RN 基因第 6 外显子 30735 位上的 C 等位基因与 AS 显著相关，进一步发现 IL-1RN 30735C-31017C 单倍体型与 AS 的发病呈正相关，而 IL-1RN 30735T-31017C 单倍体型与 AS 的发病呈负相关。IL-23R 基因位于 1p31 区域，该基因编码 IL-23 受体的一个亚单位，为 IL-23 信号传导所必需。IL-23 是一种强促炎细胞因子，可刺激 Th17 细胞分化，以及 TNF-α、IL-6、IL-17 和 IL-22 等细胞因子的分泌。研究发现，IL-23R 与多种自身免疫病的易感性相关，如强直性脊柱炎、银屑病关节炎及炎症性肠病等。研究发现，英国白种人群 *IL-23R* 基因有 7 个 SNP 位点与 AS 相关，其中 SNP rs11209032、rs11209026 和 rs10489629 显示与 AS 有显著相关性。2008 年，Rueda 等在西班牙人群中也发现了 *IL-23R* 基因的 2 个 SNP 位点（SNP rs11209026 和 rs1343151）与 AS 存在关联。Davidson 等研究发现，在汉族人群中，与白种人群 AS 显著相关的 *IL-23R* SNP rs11209026 位点不具有多态性，而 *IL-23R* 信号通路下游的转录因子 STAT3 与汉族 AS 强相关。这些结果表明不同种族间同一疾病可能存在不同的基因。*TYK2* 与多种自身免疫性疾病的易感性相关，例如，*TYK2* rs35164067 与 AS 和炎症性肠病的易感性相关，而 *TYK2* rs6511701 主要与 AS 的易感性相关。近年来，AS 遗传学研究另一重要发现为 *ERAP1/ERAP2* 基因变异与 AS 的易感性显著相关。*ERAP1/ERAP2* 分别编码内质网氨基肽酶 ERAP1 和 ERAP2，这两种酶主要涉及抗原多肽的加工和处理，在 MHC Ⅰ 类分子的抗原提呈功能中起到关键作用。研究发现，*ERAP1/ERAP2* 基因变异为多种自身免疫性疾病的遗传易感因素，包括 AS、银屑病和炎症性肠病等。*ERAP1* 主要与 *B*27* 阳性 AS 患者的易感性相关。

五、其他风湿免疫病的遗传学研究进展

1. 原发性干燥综合征（pSS）　是一种系统性自身免疫性疾病，典型的临床表现为口、眼干燥，可累及肾、肺、神经系统、消化系统等多个器官及系统。男、女的患病比例约为 1 ∶ 9，女性患病率远高于男性。原发性干燥综合征的病因复杂，通常认为遗传和环境因素的相互作用在 pSS 的发病机制中发挥重要作用。与其他系统性自身免疫病相比，有关 pSS 的遗传学研究相对较少。研究显示，pSS 具有一定的家族发病聚集性，例如，pSS 患者的姐妹患病的相对风险 $\lambda_s = 8 \sim 30$。

与多数自身免疫性疾病相似，pSS 的遗传风险因素主要来自 MHC 区域，且具有明显的种族差异性。研究表明，*DRB1*15*：*01* 和 *DRB1*03*：*01* 为白种人群 pSS 的主要易感位点；*DRB1*03* 和 *DQB1*02* 等位基因与抗 SSA/Ro 抗体和（或）抗 SSB/La 抗体阳性 pSS 的发病呈强相关。一项有关汉族人群的 GWAS 发现，位于 MHC 区域的两个 SNP 位点 *DQA1* rs9271588 和 *DPB1* rs4282438 与汉族 pSS 的发病显著相关。Cruz-Tapias 等对来自不同种族背景的 23 项研究进行了荟萃分析证实，*DRB1*03*：*01*、*DQA1*05*：*01* 和 *DQB1*02*：*01* 与 pSS 的发病显著相关，而 *DQB1*05*：*01* 可能对 pSS 的发病具有保护作用。此外，非经典 MHC-Ⅰ 类基因 *MICA*008* 等位基因可能为 pSS 的独立风险易感因素。

除 MHC 区域外，目前发现的其他 pSS 易感基因主要与免疫功能或其他自身免疫病相关。其中，*IRF5*、*STAT4*、*IL-12A* 和寡腺苷酸合成酶 1 基因（*OAS1*）等主要与固有免疫功能有关，涉及 Ⅰ 型干扰素信号通路和 IFN 通路相关基因的过度表达，且主要与抗 SSA/Ro 抗体和（或）抗 SSB/La 抗体阳性 pSS 的易感性相关。此外，与适应性免疫相关基因的多态性同样与 pSS 的易感性有关，包括多个参与 B 细胞功能的基因，如 *FAM167A-BLK*（B 淋巴细胞激酶基因）、B 细胞活化因子基因（*BAF*）、早期 B 细胞因子 1 基因（*EBF1*）、*CXCR5*、*Ox40L/TNFSF4* 等。*FAM167A-BLK* 基因区域存在数个与 pSS 等多种自身免疫病易感性相关的变异位点；*BLK* 主要参与 B 细胞信号传导，激活多种与 B 细胞功能相关的核转录因子；*FAM167A* 和 *BLK* 的转录方向相反，可能具有相同启动子元件，但两者的表达水平呈负相关，推测两者之间具有相互调节作用；*BAF* 是促进 B 细胞存活和增殖的重要细胞因子，研究发现，位于 *BAF* 基因 5′ 调控区域的数个单倍体型与自身抗体阳性 SS 的发病相关，并与 SS 患者血清的 BAF 水平呈正相关；CXCR5 主要表达于成熟 B 细胞，并与 B 淋巴细胞趋化因子（B lymphocyte chemoattractant，BLC）结合，参与 B 细胞向位于脾的 B 细胞滤泡和集合淋巴小结（又称派尔斑，Peyer's patch）迁移；OX40L/TNFSF4 是 TNF-α 家族的配体之一，主要表达于活化的树突状细胞（dendritic cell，DC）、内皮细胞（endothelial cell，EC）和 B 细胞，OX40L 通过与 OX40 阳性 T 细胞的相互作用而参与 B 细胞活化，研究发现，位于 *OX40L* 基因 5′ 调控区域的两个 SNP 位点（rs1234315 和 rs1234314）

与 pSS 的发病显著相关。此外，功能性 *LILRA3* 基因也是 pSS 的高风险易感因素。

2. 系统性硬化病（SSc）　是一种相对罕见的系统性自身免疫病，是以累及小动脉、微血管和广泛结缔组织为特征的弥漫性结缔组织病。女性的发病率是男性的 3 倍。据美国统计，该病的发病率为 0.026%。美国和澳大利亚的研究发现，系统性硬化病患者一级亲属的发病率为 1.4% ~ 1.6%，虽然该病的同卵双生子患病一致率相对较低（4.2%），但同胞患病风险 λ_s 约为 20，λ_{mz} 约为 250，提示遗传因素在 SSc 的发病中发挥重要作用。和大多数自身免疫性疾病相似，SSc 非单个基因变异所致，而是多个 SSc 易感基因相互作用的结果，很多 HLA 和非 HLA 基因参与 SSc 的发生和发展。

研究发现，位于 MHC 区域的 SSc 易感基因主要为 HLA-Ⅱ类基因，但在不同种族或不同亚型 SSc 中，存在明显的遗传异质性。例如，2015 年来自墨西哥的一项研究显示，*DRB1*11：04* 与 SSc 的易感性相关，而 *DQB1*03：01* 为 SSc 的保护因素；2016 年，一项来自日本的研究证实了 *DQB1*03：01* 对 SSc 的保护作用，在同一研究中还发现，*DQB1*05：01* 和 *DQB1*06：01* 与自身抗体阳性 SSc 的发病相关。相比之下，来自美国的另一项研究显示，在白种人、非裔美国人和西班牙裔人群中，*DQB1*03：01* 为 SSc 发病的风险因素，而非保护因素。此外，多项研究显示 HLA 基因和（或）单倍体型与 SSc 亚群及 SSc 某些临床特征相关。例如，来自汉族人群的一项研究发现，携带 *DPB1*03：01* 单倍体型的 SSc 患者并发肺纤维化的概率明显增加；抗心磷脂抗体（ACA）阳性 SSc 患者携带 *DPB1*04* 单倍体型的可能性明显高于 ACA 阴性患者，而携带 *DPB1*05：01* 双等位基因（*DPB1*05：01* 纯合子）的 SSc 患者则相对不易发生肺纤维化。此外，之前发现的成年男性 SSc 易感风险等位基因 *DQA1*05* 同样也是青少年型 SSc 发病的高风险因素，而 *DRB1*10* 则主要与儿童 SSc 的易感性相关，这表明，青少年和成人 SSc 与 HLA 基因的关联性存在一定的差异。

目前研究证实，大部分 MHC 区域以外的 SSc 易感基因位点，如 *CD247*、*PTPN22*、*IRF5*、*IRF8*、*BANK1*、*BLK*、*ITGAM*、*STAT4*、*IL12A*、*IL12RB2*、*IL23R*、*TNFSF4* 和 *TNFAIP3* 等与其他自身免疫性疾病，尤其是 RA 和 SLE 的易感位点相重叠。总之，大多数 SSc 易感基因与免疫功能相关，参与大多数自身免疫性疾病的发生和发展，而不仅为 SSc 所特有。

3. 原发性高尿酸血症与痛风　原发性高尿酸血症（primary hyperuricemia）与痛风（gout）是常见的风湿性疾病，多数高尿酸血症患者无临床症状，约 1/10 的高尿酸血症患者会发展为痛风，尿酸水平越高、持续时间越长，发展为痛风的概率就越大。痛风在血尿酸（serum uric acid，SUA）增高的基础上，会出现急性或慢性关节炎发作、体内痛风石形成，以及尿酸性肾病、肾结石、肾功能不全等一系列临床症状。近年来，随着生活水平的提高，高尿酸血症和痛风的发病率明显上升。研究发现，不同种族痛风的发病率有明显差异，且家族聚集性明显，同卵双生子的发病一致率较高；与单亲有高尿酸血症和痛风者相比，双亲都有高尿酸血症和痛风的患者病情较重、发病年龄较早，以上均提示该病与遗传因素密切相关。

目前，研究已发现多个高尿酸血症或痛风的易感基因。其中，最大的一项 GWAS 纳入了 110 000 多位欧洲白种人，发现 28 个具有全基因组统计学意义的血清尿酸盐相关变异位点，其中的多个基因可编码肾或肠道尿酸转运蛋白，如 *SLC2A9*、*ABCG2*、*SLC17A1*、*SLC22A11*、*SLC22A12* 和 *PDZK1*，它们编码的蛋白共同形成肾尿酸转运体。其中，*SLC2A9* 和 *ABCG2* 对血尿酸水平的调节至关重要。位于染色体 4p16.1 区域的 *SLC2A9* 基因的 6 个 SNP 位点 rs6855911、rs7442295、rs6449213、rs12510549、rs737267 和 rs1014290 与血尿酸浓度相关；*SLC2A9* P412R 位点突变可导致尿酸排泄减少；Dinour 等通过对严重低尿酸血症的家系研究发现，*SLC2A9* 的 L75R 位点突变严重影响尿酸的正常重吸收。ABCG2 作为一种转运蛋白定位于细胞膜，广泛分布在具有分泌和排泄功能的组织，在机体内发挥维持细胞稳态等功能。*ABCG2* rs2231142 突变亦与血尿酸浓度密切相关，约 10% 的白种人痛风发病与该突变相关；在日本人群中同样发现，

ABCG2 rs2231142 突变可引起尿酸排泄困难，使血尿酸浓度上升，引发高尿酸血症。位于染色体 11q13 区域的 *SLC22A12* 基因编码的 hURAT1 具有转运尿酸盐的功能，与尿酸盐的重吸收密切相关。2004 年，Ichida 对日本 32 例无血缘关系的遗传性肾性低尿酸血症患者进行研究，结果发现，其中的 30 例患者存在 *SLC22A12* R90H（rs121907896）和 W258X（rs121907892）非同义突变，携带以上突变的患者血尿酸水平显著降低；2016 年，Sakiyama 通过大样本病例 - 对照研究发现，1993 例痛风患者中均未检测到 *SLC22A12* R90H 或 W258X 非同义突变，而在 2499 例健康对照者中，有 174 例发生 *SLC22A12* R90H 或 W258X 变异，携带 *SLC22A12* R90H 或 W258X 健康对照者的血尿酸水平显著降低，因此推测，*SLC22A12* R90H 和 W258X 突变可能为痛风 / 高尿酸血症的保护性遗传因素。此外，位于 1p36.3 区域的 *MTHFR* 基因编码一种重要的一碳单位代谢酶。*MTHFR* 基因 C677T 突变可直接影响 MTHFR 的活性和耐热性，表现为不同程度的酶活性降低并伴有酶的耐热性降低。来自日本和韩国的研究发现，日本老年男性 *MTHFR* C677T 基因型与血尿酸水平显著相关，携带 T/T 基因型者血尿酸水平明显增高，*MTHFR* C677T 突变为韩国老年男性高尿酸血症的独立危险因素。

虽然高尿酸血症在痛风的发病机制中至关重要，但它并不足以导致痛风的发生和发展。痛风发作与沉积在关节或关节周围组织的尿酸盐结晶所引起的急性炎症反应有关。近年来，人们对影响高尿酸血症状态下痛风发作的遗传因素越来越感兴趣，并将重点放在启动尿酸盐结晶炎症反应的相关基因上。而尿酸盐结晶可激活 NLRP3 炎症小体，继而激活炎性细胞因子 IL-1β，并引发炎症级联反应而导致痛风发作。已有多项研究发现，数个与 NLRP3 炎症反应相关的基因变异可增加痛风发作的风险，包括 *PPARGC1B*、*CARD8*、*IL-1β*、*CD14*、*TLR4*、*APOA1*、*APOC3* 和 *P2RX7* 等。此外，*ABCG2* 的 Q141K 变异可能通过激活巨噬细胞释放 IL-1β、激活内皮细胞释放 IL-8，从而促进尿酸盐结晶的炎症反应和痛风发作。近期研究进一步发现，*ABCG2* 基因变异不仅与高尿酸血症和痛风发作有关，还是痛风进展和严重程度的关键决定因素。Stiburkova 等人证明，*ABCG2* 的非同义等位基因变异（即 p.Q141K、p.R147W、p.T153M、p.F373C、p.T434M、p.S476P、p.D620N 和 p.K360del 变异）对痛风的早期发病有显著影响；携带以上任何一个非同义等位基因变异的患者发病的中位年龄为 42 岁，而没有这些变异的患者发病的中位年龄为 48 岁。其他研究则报道，*ABCG2* 的 p.V12M 变异体在多个人群中对痛风具有保护作用；来自中国台湾和新西兰的研究表明，*ABCG2* Q141K 变异与痛风的进展有关。以上研究结果提示，检测特定 *ABCG2* 变异可能有助于评估高尿酸血症患者患痛风的风险，并预测痛风患者的疾病严重程度。此外，研究发现，携带 HLA-B*58：01 的高尿酸血症患者更容易发生严重的别嘌呤醇（一种尿酸抑制剂）超敏综合征，因此，HLA-B*58：01 等位基因分型已作为常规临床检测，以预防高危人群发生别嘌呤醇超敏反应。

4. 骨关节炎（OA） 又称退行性骨关节病，是最常见的关节疾病。早在 120 多年前，人们就注意到 OA 具有家族聚集倾向，1940 年，Stecher 发现伴有赫伯登结节（Heberden node）的 OA 患者的母亲患 OA 的比例是普通人群的 2 倍，其兄弟、姐妹患 OA 的比例是普通人群的 3 倍。双生子研究提示，OA 的遗传度为 30% ~ 70%。除罕见的早发家族性 OA 可能与某个特定的基因缺陷有关外，一般 OA 都为多基因遗传，而环境因素可影响基因的表达。

早期研究显示，编码 Ⅱ 型胶原蛋白的 *COL2A1* 基因有 40 ~ 50 种不同的变异，*COL2A1* 的 R75C 和 R519C 位点突变（精氨酸被替换为半胱氨酸）导致脊柱骨骺发育不良及早发性 OA。维生素 D 受体基因（*VDR*）也是重要候选基因，其基因多态性使 OA 的相对危险性增加 2.27 倍，伴膝关节 OA 及脊椎骨赘形成。人类 *IL-1* 基因区域与膝关节 OA 的易感性明显相关。IL-1 是导致 OA 滑膜炎症、加重 OA 软骨退行性变的主要细胞因子之一。Stern 等研究了美国白种人群手关节 OA 与编码 IL-1β 的基因单个核苷酸多态性的关系，发现侵蚀性手关节 OA 与 *IL-1β*（编码 IL-1β）5810AA 基因型有明显相关性。TGF-β1 在骨质修复及骨质形成中起重要作用，也是影响 OA 的主要细胞因子之一。*TGF-β1* SNP T869C 多态性导致 TGF-β1 氨基酸第 10 位亮氨酸（leucine，Leu）→脯氨酸（proline，Pro）的替换，与脊柱 OA 基因的易感性相关。

近年来，通过 GWAS 等研究新发现了多个 OA 易感基因或区域。其中，位于染色体 1p21 区域的 *COL11A1* 基因主要与髋关节 OA 的易感相关性。*COL11A1* 编码Ⅺ型胶原蛋白 α1 亚基。Ⅺ型胶原蛋白主要存在于软骨细胞外基质（extracellular matrix，ECM）中，对软骨胶原纤维的组装起作用。位于 *COL11A1* 基因启动子区域的 rs6692914 变异可能干扰转录蛋白结合，进而影响 mRNA 的表达；位于染色体 13q34 区域的 *MCF2L* 基因编码的产物是一种神经生长因子，属鸟嘌呤核苷酸交换因子家族，可能在关节软骨行使正常功能时发挥作用。曾有研究采用抗神经生长因子的抗体治疗 OA 患者，可以明显减轻患者的疼痛并且改善疾病。随着 *MCF2L* 基因突变与骨关节炎发病相关性的研究，人们逐渐意识到，神经生长因子的功能异常可能是导致 OA 发病的原因之一。2018 年，来自英国的两个超大样本荟萃分析共同确定了 23 个 OA 高风险独立易感基因，包括 *CHADL*、*GDF5*、*FILIP1*、*LMX1B*、*COL11A1*、*IL11* 和 *PTHLH* 等。其中，*GDF5* 主要与膝关节 OA 的易感性相关，而 *PTHLH* 主要与髋关节 OA 的发病相关。

整合思考题

1. 下列不属于风湿免疫病遗传特征的描述是

   A. 风湿免疫病属于多基因遗传的复杂性疾病

   B. 复杂性疾病的表型由遗传因素和环境因素共同决定

   C. 复杂性疾病的遗传特征表现为非孟德尔式遗传

   D. 同一复杂性疾病由一组相同的基因突变所致

   E. 风湿免疫病具有明显的遗传异质性

2. 下列有关 *HLA-DRB1* 基因共同表位的描述，不正确的是

   A. 为 HLA-DRβl 蛋白 β 链 70～74 位点的特殊氨基酸序列

   B. SE 和编码 SE 的等位基因与 RA 发病有很强的相关性

   C. 编码 SE 的等位基因之一——*HLA-DRB1*04：05* 主要在白种人群中与 RA 的发病相关

   D. SE 主要与 ACPA 阳性 RA 的发病相关

   E. 携带 SE 等位基因的吸烟者 RA 发病风险明显增高

3. 下列有关 SLE 遗传研究的描述不正确的是

   A. SLE 是由遗传与环境等多种因素相互作用所致

   B. SLE 具有高度的家族发病聚集性

   C. 与 SLE 易感密切相关的 HLA 基因主要为Ⅱ类和Ⅲ类基因

   D. HLA-B8 为 SLE 易感的独立危险因素

   E. *PTPN22* 为 SLE 易感的风险基因

4. 根据目前研究发现，下列为 AS 最重要的易感基因的是

   A. *HLA-DRB1*　　　　　　　B. *HLA-B27*　　　　　　　C. *C1q*

   D. *IL-23R*　　　　　　　　E. *ERAP1/ERAP2*

   答案：1. D；2. C；3. D；4. B

参考文献

[1] Laura E. Dedmon. The genetics of rheumatoid arthritis. Rheumatology，2020，59（10）：2661-2670.

[2] Oparina N，Martínez-Bueno M，Alarcón-Riquelme ME. An update on the genetics of systemic lupus erythematosus. Curr Opin Rheumatol，2019，31（6）：659-668.

[3] Wordsworth BP，Cohen CJ，Davidson C，et al. Perspectives on the Genetic Associations of Ankylosing Spondylitis. Front Immunol，2021，12：603-726.

[4] Imgenberg-Kreuz J，Rasmussen A，Sivils K，et al. Genetics and epigenetics in primary Sjögren's syndrome. Rheumatology，2021，60（5）：2085-2098.

[5] Angiolilli C，Marut W，van der Kroef M，et al. New insights into the genetics and epigenetics of systemic sclerosis. Nat Rev Rheumatol，2018，14（11）：657-673.

[6] Major TJ，Dalbeth N，Stahl EA，et al. An update on the genetics of hyperuricaemia and gout. Nat Rev Rheumatol，2018，14（6）：341-353.

[7] Reynard L.N.，Barter M.J. Osteoarthritis year in review 2019：genetics，genomics and epigenetics. Osteoarthritis Cartilage，2020，28（3）：275-284.

（郭建萍）

第三节 免疫耐受与自身免疫病

学习目标

- **基本目标**
  1. 概括免疫耐受的概念和类型，说明免疫耐受形成的机制。
  2. 总结免疫耐受与自身免疫病发生的关系。

- **发展目标**
  举例说明免疫耐受对自身免疫病治疗的意义。

一、免疫耐受的概念

在健康状态下，外来抗原将引起机体免疫系统的应答和攻击，以清除病原体，而体内组织或细胞表达的自身抗原却难以引发免疫系统的应答，一般不引起自身免疫病。这种免疫细胞在抗原存在的情况下并不被激活产生特异免疫效应细胞，从而不发生免疫应答效应的现象称为免疫耐受（immunological tolerance）。

二、免疫耐受的类型和机制

在胚胎发育阶段，未成熟的 T 细胞、B 细胞接触自身抗原或外来抗原后，将对这些抗原形成免疫耐受，胎儿出生后，这些抗原难以引起免疫应答。这种胚胎发育阶段形成的免疫耐受一般会长期持续、难以打破。在后天环境中，部分 T 细胞及 B 细胞也会在多种因素的影响下对特定抗原产生免疫耐受，这种免疫耐受可能稳定维持，也可能随环境的变化或诱导因素的消失而逐渐解除，使免疫细胞重新对特定抗原发生免疫应答。

免疫耐受按形成机制的不同分为中枢耐受（central tolerance）和外周耐受（peripheral tolerance）。中枢耐受是指 T 细胞与 B 细胞在发育的过程中对自身抗原形成的耐受；外周耐受是指已经发育成熟的 T 细胞或 B 细胞对自身抗原或外界抗原不发生免疫应答。

（一）中枢耐受

1. T 细胞的中枢耐受　T 细胞在胸腺中完成中枢耐受。胸腺是一个位于颈部下方的小器官（图 2-5）。就像脾一样，胸腺中没有淋巴管分布，所以细胞通过血液进入胸腺。然而，与脾不同的是，细胞进入胸腺是相当受限制的。未成熟的 T 细胞从骨髓进入胸腺，但这种迁移的具体过程尚不清楚。从骨髓进入胸腺的处于发育早期的胸腺细胞不表达 CD4、CD8 或 T 细胞受体（T cell receptor，TCR）。进入胸腺后，这些细胞迁移到胸腺的外部区域（胸腺皮质）并开始增殖。此时，一些 T 细胞开始重新排列编码 TCR 的 α 链和 β 链的基因片段。如果重新排列成功，则 T 细胞开始表达低水平的 T 细胞受体（包括 CD3 蛋白复合物），以及 CD4 和 CD8 共受体。因为这些 T 细胞同时表达 CD4 和 CD8，所以它们被称为双阳性（double positive，DP）细胞。胸腺细胞在发育成 DP 细胞之前，对细胞的凋亡具有抗性，因为它不表达或仅表达很少的 Fas 抗原（结合时可以触发细胞凋亡），并表达高水平的 Bcl-2（一种防止细胞凋亡的蛋白）。相比之下，DP 胸腺细胞在其表面表达高水平的 Fas 抗原，而仅表达很少的 Bcl-2。因此，DP 胸腺细胞对引发细胞凋亡的信号非常敏感。正是在这种高度脆弱的条件下，胸腺细胞将接受 MHC 限制性等中枢免疫耐受的选择。如果没有通过选择，它就会凋亡（图 2-6）。

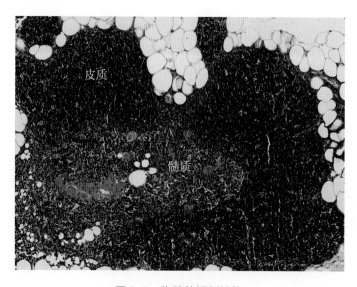

图 2-5　胸腺的解剖结构

阳性选择

测试 T 细胞的 MHC 限制性的过程通常被称为阳性选择（positive selection）。胸腺皮质上皮细胞（cTEC）负责这一过程。cTEC 表面表达机体自身的 MHC 分子。如果胸腺细胞的 TCR 不能识别任何这些 MHC 分子，T 细胞就会凋亡。胸腺细胞 TCR 真正结合的是自身 MHC 分子及其提呈的抗原肽。cTEC 的 MHC Ⅰ类分子所提呈的抗原肽代表了细胞内蛋白的样本，cTEC 的 MHC Ⅱ类分子提呈的抗原肽是它们从环境中获取的蛋白质片段。cTEC 也可以利用自噬来将自身的细胞内蛋白质消化成短肽，并通过 MHC Ⅱ类分子提呈给胸腺细胞。通过阳性选择，所有成熟 T 细胞的 TCR 都只能识别自身 MHC 分子提呈的抗原肽，从而使 T 细胞具有自身的 MHC 限

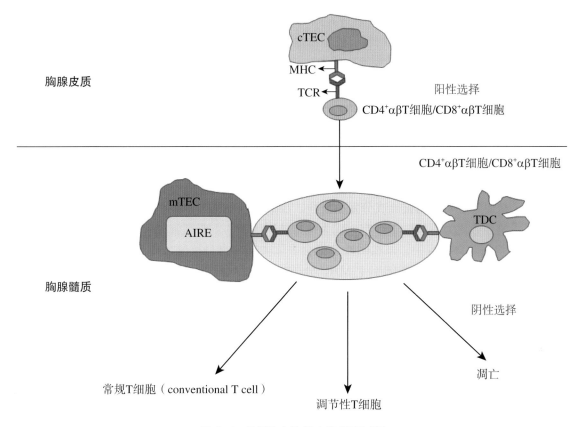

胸腺皮质

阳性选择

CD4⁺αβT细胞/CD8⁺αβT细胞

CD4⁺αβT细胞/CD8⁺αβT细胞

胸腺髓质

阴性选择

常规T细胞（conventional T cell）

调节性T细胞

凋亡

图 2-6　T 细胞在胸腺中的发育过程

制性。

　　在阳性选择之后，胸腺细胞停止表达 CD4 或 CD8 之中的一种共受体分子，从而进入单阳性（single positive，SP）细胞阶段。胸腺细胞在表达 CD4 或 CD8 之间"选择"的确切机制仍不清楚，可能取决于特定的胸腺细胞是否识别胸腺皮质上皮细胞上 MHC Ⅰ类或Ⅱ类分子所提呈的抗原肽。例如，如果胸腺细胞的 TCR 识别出 MHC Ⅰ类分子提呈的抗原肽，该细胞上 CD4 共受体的表达就会被下调。同样，如果胸腺细胞的 TCR 识别出 MHC Ⅱ类分子提呈的抗原肽，则胸腺细胞上 CD8 共受体的表达将被关闭。最终，CD8⁺ SP 细胞只与 MHC Ⅰ类分子结合，而 CD4⁺SP 细胞只与 MHC Ⅱ类分子结合。

　　进入 SP 阶段的胸腺细胞开始表达 CCR7，从而自胸腺皮质迁移到胸腺中部的髓质区域。在胸腺髓质中，胸腺细胞将进行阴性选择以保证对自身抗原的耐受。

　　阴性选择

　　胸腺髓质上皮细胞（mTEC）类似于胸腺皮质上皮细胞，可通过自噬来消化自己的成分，并由 MHC Ⅱ类分子提呈这些自身蛋白抗原肽，从而提供用于阴性选择（negative selection）的自身抗原。除了在各种组织中都广泛表达的成分之外，体内还有多种蛋白的表达具有组织特异性，mTEC 还通过表达一种叫做 AIRE 的转录因子驱动 1000 多种组织特异性自身抗原的表达。因此，mTEC 可在胸腺髓质中提呈全身多个组织中的自身抗原。尽管目前还不清楚 mTEC 是表达了在体内的所有组织特异性蛋白质，还是只表达其中的大部分，但 mTEC 的这种特性已经保证了其可提呈机体内大部分自身抗原来进行阴性选择。

　　胸腺树突状细胞（thymus dendritic cell，TDC）是提呈用于阴性选择的自身抗原的另一种细胞类型。胸腺树突状细胞不同于经典的树突状细胞，而是定位于胸腺髓质，在胸腺髓质中由骨髓来源的前体细胞发育而来。除了以普通的方式从胸腺环境中获得抗原外，TDC 提呈的一些抗原是由 mTEC 的 MHC- 肽复合物以某种方式转移给 TDC，并用于对 CD4[+] 和 CD8[+] 细胞的自身耐受性进行选择。这一过程的机制目前还不清楚。

经过阳性选择，其受体识别胸腺皮质上皮细胞提呈的自身 MHC- 肽复合物的 SP 胸腺细胞，如果识别胸腺树突状细胞或胸腺上皮细胞上 MHC 分子提呈的自身抗原，将最终凋亡。最终保留下来的 SP 胸腺细胞将识别自身的 MHC- 肽复合物而不识别由自身抗原形成的 MHC- 肽复合物，并继续发育成成熟的 T 细胞；少量能以高亲和力识别自身抗原的 MHC- 肽复合物的胸腺细胞也能存活，并在体内多种调节机制的作用下发育为调节性 T 细胞。这一过程为阴性选择。

经过阳性选择和阴性选择，骨髓来源的胸腺细胞最终在胸腺中发育为成熟的 T 细胞，这些 T 细胞虽然能识别机体自身的 MHC 分子 - 抗原肽复合物，但多数不识别 MHC 分子 - 自身抗原肽复合物，从而不会对自身抗原成分发生反应。少数识别 MHC 分子 - 自身抗原肽复合物的 T 细胞被进一步诱导分化为调节性 T 细胞，成为维持外周耐受的重要细胞成分。

在 T 细胞的发育过程中，虽然阴性选择会去除大部分自身抗原反应性的胸腺细胞，但少量对胸腺树突状细胞或胸腺上皮细胞上 MHC 分子提呈的自身抗原具有反应性的胸腺细胞，可能因其 TCR 与 MHC 分子 - 自身抗原肽复合物的亲和力差异等原因，最终可活过阴性选择的筛选，发育为自身反应性 T 细胞（非 Treg），进入外周。在外周耐受的多种机制下，这类自身反应性 T 细胞的激活会被抑制，在多数人中不会导致致病性自身免疫反应。但在多种因素的诱导下，部分人的自身反应性 T 细胞在外周会被激活并增殖、分化，最终导致自身免疫病的发生。上述过程的多个重要调节机制目前还不完全清楚，如部分自身反应性胸腺细胞活过阴性选择的具体原因、自身反应性胸腺细胞发育为 Treg 的具体机制等。

2. B 细胞的中枢耐受　大多数 B 细胞在骨髓中发育形成时，其遇到的抗原几乎完全是自身抗原。与 T 细胞在胸腺中发生的免疫耐受过程类似，在 B 细胞发育到不成熟 B 细胞阶段，其细胞表达 mIgM-Igα/Igβ B 细胞受体（B cell receptor，BCR）复合物，当它们在骨髓中与自身抗原高亲和力结合时，将发生凋亡而被克隆消除。识别自身抗原的 BCR 克隆也会重新排列 BCR 轻链，并最终形成不与自身抗原结合的新受体，不再识别自身抗原，这一过程被称为受体编辑。在小鼠中，至少 25% 的 B 细胞经历了这一过程，骨髓中最终只有大约 10% 的 B 细胞可通过这一自身免疫耐受选择，而其他发育中的 B 细胞在这一过程中都被清除。

（二）外周耐受

1. 免疫细胞失能（anergy）　T 细胞的激活不仅需要 TCR 识别并结合 MHC 分子 - 抗原肽复合物，还必须接收足够强度的来自抗原提呈细胞的共刺激信号。APC 表面有大量的 MHC 分子来提呈抗原，同时也表达共刺激分子，如 B7 家族分子。相比之下，普通的组织细胞，如心脏或肾细胞等，通常不表达高水平的 MHC 蛋白，或者不表达共刺激分子，或者两者都不表达。当初始 T 细胞识别某种抗原，但没有同时接收到共刺激信号时，T 细胞将被诱导进入失能状态。之后即使共刺激信号存在，T 细胞对抗原刺激也不会有反应。如果自身抗原特异性 T 细胞处于失能状态，对应的 B 细胞即使在抗原刺激下也不能被有效激活和产生免疫反应。对 B 细胞而言，当其长期暴露于不能使 BCR 交联的可溶性抗原时，B 细胞也会发生失能。

2. 免疫忽视　初始 T 细胞在周围淋巴器官（次级淋巴器官）中循环，但不进入其他组织。这种运动模式一方面使初始 T 细胞在最可能遇到 APC 并被激活的区域分布，另一方面对保持对自身抗原的耐受也很重要。由于周围淋巴器官中的自身抗原种类与胸腺中相似，因此，已经在胸腺中经过中枢耐受机制筛选的初始 T 细胞可在周围淋巴器官中保持对自身抗原的耐受，减少了被其他组织局部的自身抗原激活的机会。此外，如果自身抗原表达水平很低，或者与 TCR 或 BCR 的亲和性较低，也无法有效激活对应的 T 细胞或 B 细胞，使免疫系统对低水平抗原或低亲和力抗原不产生免疫应答。

3. 免疫调节细胞作用　尽管上述初始 T 细胞在体内的运动和分布模式使其难以接触大量

自身抗原而被激活，但这种方式并不能实现对自身免疫反应的绝对保护。在组织损伤等情况下，自身抗原可能会被释放到血液和淋巴系统，其浓度足以激活自身反应性T细胞。在这种情况下，免疫调节细胞就构成了保持自身免疫耐受的重要防线。

近年来的研究发现，多种免疫调节细胞亚群参与了机体外周免疫耐受的维持，其中，调节性T细胞发挥最重要的作用。Treg包括在胸腺中由胸腺细胞发育产生的天然调节性T细胞（nTreg）和在外周经诱导产生的诱导调节性T细胞（iTreg）。Treg表达多种免疫异质性受体分子，如CTLA-4、CD39、CD73等，并在细胞间经由这些分子的相互作用对靶细胞发挥免疫抑制作用。Treg还可通过分泌IL-10及TGF-β等抑制性细胞因子发挥免疫负调节功能。除Treg外，多种其他类型的免疫细胞中也被发现存在发挥免疫负调节作用的亚群，如调节性B细胞（regulatory B cell，Breg）、调节性树突状细胞、髓系抑制细胞（myeloid derived suppressor cell，MDSC）、调节性自然杀伤细胞（NK细胞）、调节性固有淋巴样细胞（innate lymphoid cell，ILC）、M2细胞等。

二维码2-3 调节性T细胞

4. 活化诱导的细胞死亡（activation-induced cell death，AICD）　当自身反应性淋巴细胞从上述的免疫耐受机制中逃逸并在外周接触自身抗原时，高水平的自身抗原持续刺激将导致自身反应性T细胞被反复激活，从而上调其Fas及Fas配体（Fas ligand，FasL）的表达。Fas结合自身反应性T细胞或其他细胞表达的FasL后导致细胞凋亡通路激活，促使自身反应性淋巴细胞凋亡。与T细胞类似，如果高水平的自身抗原导致B细胞受体交联，同时却缺少T细胞辅助信号，则B细胞也会被诱导凋亡。

三、免疫耐受的破坏与自身免疫病的发生

自身免疫病为具有多种致病因素的复杂疾病，其中，机体对自身免疫的耐受被打破是自身免疫病发生的直接原因。具体情况如下。

1. 免疫隔离的破坏　人体的睾丸、眼球、心肌、脑等器官或组织与其他器官或组织相比，处于相对隔离的状态，导致这些器官或组织中的某些自身抗原未能通过中枢耐受机制诱导的免疫耐受。在正常情况下，这些自身抗原局限于各自的器官或组织中，不会接触外界的具有自身反应性的淋巴细胞。但在外伤、感染、手术等情况下，免疫隔离部位的抗原可进入血液或淋巴循环，与外界免疫系统接触，可能导致自身反应性淋巴细胞被激活，引发自身免疫病。

2. 自身抗原的改变打破免疫耐受　原本已经产生免疫耐受的自身抗原可能会在患病、服药、吸烟等多种因素的作用下发生结构的改变，从而改变抗原的免疫原性，导致自身免疫耐受被打破，最终引起自身免疫病。人类肺部的多种蛋白会由于吸烟导致其发生瓜氨酸化修饰，由此产生了瓜氨酸化抗原表位，改变了蛋白表位的结构和理化性质，增强了免疫原性，导致抗瓜氨酸化抗体等RA特异性自身抗体的产生，增加了RA的发病风险。

3. 分子模拟　一些微生物与人体具有结构相似的蛋白成分，这些微生物在感染人体或在人体中长期生存的情况下，上述微生物蛋白成分有可能激发机体针对性的免疫应答。这种免疫反应会同时攻击具有相同或相似表位的人体成分，导致含有这些成分的细胞或组织被破坏，引发自身免疫病。这种现象被称为分子模拟，已经在多种自身免疫病中被报道。

4. 调节性免疫细胞功能失常　这种情况以对Treg的研究最为全面。由于*Foxp3*等Treg分化调节基因的缺陷，人或小鼠会先天产生严重的系统性自身免疫病，多个脏器会发生严重的免疫细胞浸润和炎症损害。在系统性红斑狼疮等多种自身免疫病中，由于IL-2信号通路的活化水平异常低下，Treg数量和功能均受损，导致病情加重。除了Treg之外，调节性B细胞在小鼠的自身免疫病模型和自身免疫病患者体内的功能也会下降，无法发挥免疫负调节功能。而MDSC在RA等疾病中会发生致炎性转变。

5. 炎症活化打破免疫耐受　在免疫细胞发育的过程中，由于免疫忽视，部分针对低水平表

达或低亲和力自身抗原的自身反应性淋巴细胞得以保留。感染或环境刺激引起的炎症活化可以激活这些淋巴细胞，打破免疫忽视，导致出现自身免疫反应。如在微生物感染的情况下，细菌超抗原可激活本来处于耐受状态的自身反应性 T 细胞，使其促进识别相应抗原的 B 细胞的激活，最终产生自身抗体，引起自身免疫病。微生物感染也可通过 TLR 等固有免疫的模式识别受体的激活，活化树突状细胞（DC），使其高表达共刺激分子和致炎细胞因子。这种高度活化的 DC 如果提呈被免疫忽视的自身抗原，就可能通过炎症状态下高表达的共刺激分子或致炎细胞因子，激活本处于免疫耐受状态的自身反应性 T 细胞，引起自身免疫病。

四、免疫耐受与自身免疫病的治疗

除了在免疫系统或免疫细胞发育的过程中可以诱导中枢免疫耐受，机体在后天也可形成针对特定抗原的外周免疫耐受，主动诱导针对自身抗原的免疫耐受或增强免疫耐受的水平，为自身免疫病的治疗提供新方法。

1. 诱导针对特定抗原的免疫耐受　通过口服、鼻黏膜给药等黏膜免疫途径，或者静脉注射较小剂量的抗原，可诱导产生针对所免疫抗原的特异性免疫耐受。有临床研究显示，通过口服与类风湿关节炎自身抗原 II 型胶原蛋白高度同源的鸡 II 型胶原蛋白，类风湿关节炎患者的病情可得到一定改善。关于胶原蛋白诱导性关节炎模型的研究显示，通过鼻黏膜给药或静脉注射 II 型胶原的 T 细胞表位肽或其变构肽可降低关节炎相关炎性因子和自身抗体的水平，减轻关节炎病理损伤。利用过敏源诱导免疫耐受也已用于过敏性疾病的临床治疗。

二维码2-4　间充质干细胞

2. 利用免疫调节性细胞诱导免疫耐受　随着对 Treg、调节性 B 细胞、间充质干细胞（mesenchymal stem cell，MSC）等免疫调节细胞研究的深入，将这类具有免疫抑制功能的细胞输入患者体内，抑制过度的自身免疫或炎症反应已成为转化医学和临床研究的热点。大量动物实验和临床研究已显示，将 Treg 回输给动物疾病模型或患者可减轻多种自身免疫病的症状，延缓疾病的发展。静脉移植骨髓或脐带来源的 MSC 已经在系统性红斑狼疮、类风湿关节炎等多种自身免疫病患者的临床研究中获得了积极结果。

由于 Treg 等免疫调节细胞亚群在多种自身免疫病中存在功能和数量的缺陷，因此，通过药物治疗靶向改善这类细胞的功能和数量也可作为自身免疫病的治疗方法。近年来，应用低剂量 IL-2 靶向改善 Treg 的功能和数量，从而改善系统性红斑狼疮、皮肌炎等多种自身免疫病的临床研究已经取得了积极的结果。

整合思考题

1. 通过文献和注册临床试验检索，总结通过诱导免疫耐受治疗风湿免疫性疾病的方法。

　　思路要点：本题无固定答案，随着研究的进展，每年内容会有相应增加和改变。

　　基本点应回答出：（1）输入免疫调节性细胞治疗风湿免疫性疾病。

　　　　　　　　　　（2）通过摄入抗原成分治疗风湿免疫性疾病。

　　　　　　　　　　（3）输入免疫负调节分子抑制自身免疫反应。

　　本题考查：（1）检索学术文献和注册临床试验的能力。

　　　　　　　（2）对免疫耐受概念的掌握和应用。

2. 通过文献学习，总结目前利用 Treg 治疗自身免疫病的不同技术途径。

　　思路要点：本题无固定答案，随着研究的进展，每年内容会有相应增加和改变。

基本点应回答出：（1）患者自身 Treg 体外诱导增殖、分化，然后行活细胞回输治疗。

（2）利用 IL-2 等促进 Treg 的药物靶向改善体内 Treg 的功能和数量。

本题考查：（1）对 Treg 疗法相关研究前沿的掌握。

（2）对 Treg 免疫调节功能作用机制的掌握。

参考文献

［1］Kenneth Murphy，Casey Weaver. Janeway's Immunobiology. 9th ed. New York：Garland Science，2016.

［2］储以微. 医学免疫学. 上海：复旦大学出版社，2019.

［3］Lauren Sompayrac. How the immune system works. Hoboken：John Wiley & Sons. 2019.

［4］Peter J. Eggenhuizen，Boaz H. Ng，Joshua D. Ooi. Treg Enhancing Therapies to Treat Autoimmune Diseases. Int. J. Mol. Sci，2020，21（19）：7015.

（孙晓麟）

第三章

风湿免疫病相关辅助检查

第一节 关节超声

学习目标

- **基本目标**

    1. 理解超声在评估炎性关节病活动期及病情监测等方面的价值。

    2. 理解并掌握炎性关节病的特征性声像图表现。

- **发展目标**

    1. 理解关节超声在亚临床活动性炎中的诊断价值。

    2. 理解各种炎性关节病的特异性和非特异性声像图表现，并拓展应用于鉴别诊断中。

一、类风湿关节炎

超声在 RA 诊治中的应用主要包括以下几方面。

1. 高频灰阶超声　可及早发现 X 线不能发现的关节内及关节周围软组织病变，包括关节积液、滑膜增生、软骨损伤、肌腱及腱周组织炎症和骨糜烂及骨侵蚀等，是目前 RA 的主要检查手段（图 3-1）。

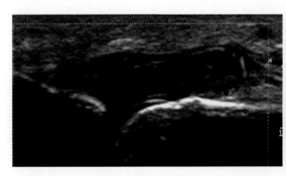
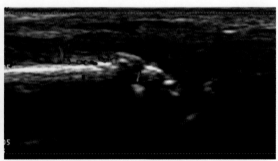

图 3-1　RA 患者腕关节积液、滑膜炎和骨侵蚀

2. 多普勒超声　显示的异常血流信号可提示病变活动性，在 RA 早期诊断、病情监测和疗效评估方面有良好的应用价值。

3．超声引导下穿刺　高频超声能清晰显示病变形态、边界、与体表的距离、均质性、与邻近组织的关系及局部受压情况等，有助于引导诊断或行治疗性穿刺，包括关节抽液、滑膜穿刺活检和向关节腔或腱鞘内注射药物等。

（知）（识）（拓）（展）

　　在已达到临床缓解的 RA 患者中，超声可检测出预示着骨侵蚀风险的亚临床滑膜炎反应。有研究发现，在经生物制剂治疗达到临床缓解的 RA 患者中，中止生物制剂治疗后，在超声下检测出骨侵蚀可能预示着 RA 有复发的风险。有研究发现，在临床缓解的基础上，同时达到超声缓解的患者在随访 12 个月后复发率低于未达到超声缓解的 RA 患者。因此，超声有良好的指导 RA 治疗的作用。

　　随着超声新技术的发展，超声造影（contrast-enhanced ultrasound，CEUS）也用于 RA 活动度方面的评估。CEUS 利用其微血管显像的优势，可半定量及定量地评估 RA 患者滑膜血流灌注情况，可用于疾病活动度的补充评价。

二、痛风性关节炎

高频超声可检测出不同表现形式的痛风，大大提高了痛风诊断的准确性。痛风性关节炎的特征性超声表现如下。

1．聚集体　尿酸盐沉积于关节腔、增生滑膜表面或软组织内，超声表现为关节腔、滑膜或软组织内散在的点状强回声。

2．"双轨征"　系关节软骨表面尿酸盐沉积所致，表现为无回声的透明软骨表面形成不规则的线性高回声层，与骨皮质平行，后方不伴声影。这一特征是唯一包含在 2015 年 ACR/EULAR（美国风湿病学会 / 欧洲抗风湿病联盟）联合发布的痛风新的分类标准中的超声特征，具有高敏感性和特异性。

3．痛风石　系尿酸盐结晶沉积于软组织引起的慢性炎症及纤维组织增生而形成的异物肉芽肿。根据痛风石的致密程度不同，回声亦不同，可分为软性痛风石（后方不伴声影的稍高回声团）和硬性痛风石（后伴声影的强回声团）。

除以上痛风特征性的改变外，超声还可发现如关节腔积液、滑膜增生、骨侵蚀等病变，这些非特异性病变发生率更高，却常被忽视或误诊。

痛风性关节炎发病时，第 1 跖趾关节约占所有患病关节的 50%，并且在整个痛风的病程中，几乎均会累及到该关节。因此，第 1 跖趾关节的超声检查，将可能对早期痛风性关节炎起到预警作用（图 3-2）。

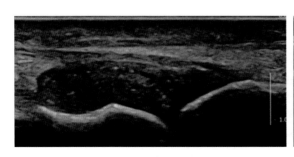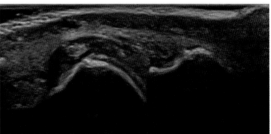

图 3-2　痛风患者第 1 跖趾关节不同表现形式的痛风（聚集体、"双轨征"、痛风石）

三、脊柱关节炎外周附着点炎

附着点炎是脊柱关节炎（SpA）的一个特征性改变。由于附着点部位大多表浅，高频超声在观察附着点肌腱结构、滑囊炎及骨侵蚀等方面具有较高的敏感性及特异性。根据类风湿性关节炎临床试验终极评估标准（outcome measures in rheumatoid arthritis clinical trials，OMERACT）所提出的概念，附着点炎的超声表现主要为以下几个方面。

1．横轴及纵轴两个平面上均可见肌腱或韧带附着处增厚或回声异常。

2．有附着处骨质改变（包括骨皮质不平整、骨质增生或骨侵蚀）。

3．肌腱或韧带内的多普勒信号增多。

附着点炎以下肢，尤其是跟腱、足底筋膜多见，其原因可能与应力部位有关。有学者在跟腱附着点炎的研究中发现，滑囊炎在 SpA 中多见，是有别于 RA 的重要改变。较多研究已证实，早期 SpA 患者部分肌腱附着处可见边缘性骨侵蚀，超声图特征为骨表面粗糙，骨皮质不平整，呈"虫蚀状"，是早期骨质破坏的典型表现，有助于临床早期诊断（图 3-3）。

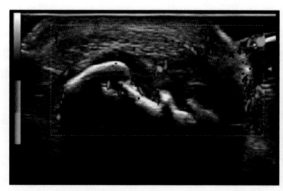 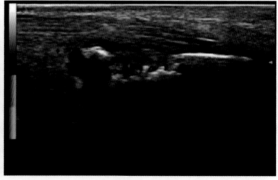

图 3-3　强直性脊柱炎患者跟腱附着点炎

（2）外周型 SpA 疾病活动度的监测：彩色多普勒超声（color Doppler ultrasonography，CDS）可用来监测外周型 SpA 的疾病活动度（尤其是滑膜炎和附着点炎），并可提供优于临床和实验室检查的更多信息，复查超声的时机取决于临床需要（推荐力度9.3，证据级别Ⅰb级）。

（3）外周型 SpA 结构变化的监测：推荐使用传统 X 线监测外周型 SpA 的关节结构破坏，关节超声可能提供更多信息（推荐力度8.9，证据级别Ⅲ级）。

四、骨关节炎

超声检查可全面观察骨关节炎（OA）患者受累的外周关节及周围软组织的情况，包括特异性较高的软骨损伤、软骨下骨质改变，以及非特异性的关节腔积液、滑膜增生、半月板退变、肌腱及腱鞘炎、滑囊炎等，有助于疾病的早期诊断和病情监测等（图3-4）。

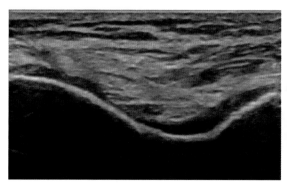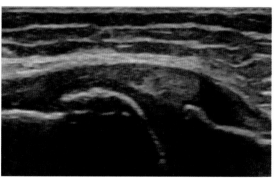

图3-4　OA 患者膝关节软骨明显变薄、半月板损伤及外凸、骨赘形成

知识拓展

正常软骨超声图表现为：软骨-软组织界面及软骨-骨界面光滑、锐利，软骨内部透声性好，呈均匀一致低回声。软骨表面是否光滑锐利和软骨透声是否清晰是提示软骨早期病变的特征性超声图改变。目前高频超声能准确对膝关节骨关节炎软骨损伤程度进行分期，有助于临床了解疾病进展和预后评估。

Ⅰ期：软骨-滑膜腔界面的高回声线显示欠清或连续性缺失，软骨厚度无改变。

Ⅱ期：软骨-滑膜腔界面的高回声线消失，软骨内部回声杂乱不清，软骨厚度减小，但厚度大于正常软骨厚度的1/2，表面不平整。

Ⅲ期：软骨-骨界面高回声不规则，软骨内部见线样强回声，软骨明显变薄，局部厚度小于正常软骨厚度的1/2。

Ⅳ期：软骨-骨界面高回声不规则，软骨低回声带消失。

参考文献

[1] Colebatch AN，Edwards CJ，Østergaard M，et al. EULAR recommendations for the use of imaging of the joints in the clinical management of rheumatoid arthritis. Ann Rheum Dis，2013，72（6）：804-814.

[2] Richette P，Doherty M，Pascual E，et al. 2018 updated European League Against Rheumatism evidence-based recommendations for the diagnosis of gout. Ann Rheum Dis，2020，79（1）：31-38.

[3] Wakefield RJ，Balint PV，Szkudlarek M，et al. musculoskeletal ultrasound including definitions for ultrasonographic pathology. J Rheumatol，2005，32（12）：2485-2487.

（朱家安）

第二节　风湿免疫病影像

学习目标

- **基本目标**

1. 理解并掌握类风湿关节炎及强直性脊柱炎的 X 线特点。

2. 理解磁共振成像中 T1WI 及 T2WI 的特点，并能在读片中应用。

- **发展目标**

1. 理解类风湿关节炎及强直性脊柱炎的 X 线及磁共振成像分级标准，并能在读片中应用。

2. 拓展应用影像学手段进行关节炎鉴别诊断。

近年来，影像学检查方式和手段不断发展，为医生带来了更多的线索和证据。影像学检查手段的进步为风湿免疫病的早期诊断带来了新的希望，除了早期诊断，影像学技术还在风湿免疫病的疾病活动度判定、骨与关节结构进展判定、并发症诊断及疗效评估等多方面为风湿免疫病的诊断和治疗提供了循证依据。

一、X 线检查

1. 类风湿关节炎　是以慢性损毁性关节炎为主要临床表现的系统性自身免疫病，其基本病理改变是滑膜炎。腕关节和双手掌指关节（metacarpophalangeal joint，MCP）、近端指间关节（proximal interphalangeal joint，PIP）是 RA 最常见的受累关节。双手 X 线片检查发现骨侵蚀有助于诊断 RA。

在 RA 的不同阶段，X 线片可以发现不同病理改变，早期是软组织肿胀和骨质疏松；疾病进展期可以发现骨侵蚀和关节间隙狭窄；在疾病晚期出现明显骨质破坏，关节间隙消失及骨性强直。根据关节 X 线片改变，可以将 RA 关节损伤分为 4 期。

Ⅰ期：软组织肿胀，可见骨质疏松，但尚未见骨质破坏。

Ⅱ期：有轻度的软骨下骨质破坏，可有轻度的关节间隙狭窄。

Ⅲ期：骨侵蚀明显，关节间隙狭窄，可以出现关节半脱位。

Ⅳ期：关节纤维骨性强直（图3-5）。

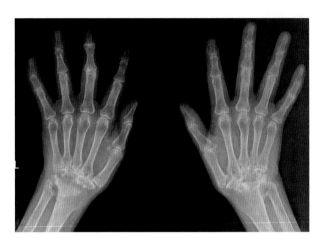

图 3-5　RA 造成腕关节Ⅳ期病变

对手及足的 X 线片病理改变可以进行半定量评分，是判断疾病进展及治疗效果的重要依据之一。对 RA 关节损伤进行定量评价最常使用的方法是 Sharp 评分及改良版 Sharp 评分（modified Sharp score）。后者是对双手腕、掌指关节和近端指间关节的关节间隙狭窄和骨侵蚀进行评价（图3-6）。Sharp 评分还增加了跖／趾关节和第 1 趾间关节关节间隙狭窄和骨侵蚀的评分。

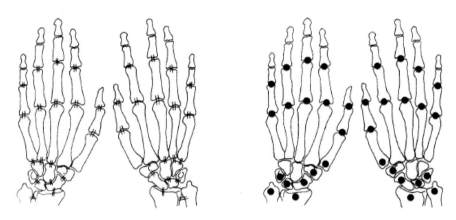

图 3-6　关节间隙狭窄及骨侵蚀改良版 Sharp 评分示意图

脊柱受累在 RA 中也可以见到。最常受累部位为上颈部，包括齿状突骨侵蚀、寰枢椎脱位；钩椎关节及椎间关节异常、半脱位及错位。建议具有颈部疼痛的 RA 患者接受颈椎 X 线检查，其中，屈伸位成像对于寰枢椎不稳定的患者尤为重要。在 X 线中，寰枢关节半脱位常表现为枢椎齿状突与寰椎前弓的异常分离，枢椎齿状突与寰椎前弓大于 2.5 mm 常被认为是异常的界值，但此数值可能与体位变化有关。严重的寰枢关节半脱位可能导致神经受压，寰枢椎以下的椎间半脱位亦可导致神经损害，进而需要行外科手术。

2．强直性脊柱炎

（1）骶髂关节的 X 线表现：骶髂关节是由骶骨和髂骨组成的微动关节，对人体保持直立姿

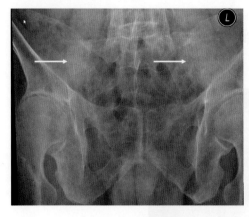

图 3-7　AS 造成骶髂关节间隙消失（白色箭头指示双侧骶髂关节）

势具有至关重要的作用。骶髂关节呈倒"L"型，骶骨面有透明软骨，而髂骨面为较薄的纤维软骨，在骶髂关节下三分之二有滑膜组织。关节内有关节间韧带增加关节的稳定性。由于 AS 的基本病理改变为肌腱附着点炎，这些关节间韧带可能是 AS 骶髂关节附着点炎的解剖学基础。

AS 患者进行骶髂关节 X 线检查之前应该排空粪便，减少肠气以及粪块的影像对骶髂关节影像改变的影响。虽然 X 线不能发现 AS 骶髂关节的早期改变，不能作为 AS 早期诊断的依据，但是国内外指南均指出，X 线应作为筛选血清阴性中轴型脊柱关节炎（axial spondyloarthritis，axSpA）的首选检查。随着 AS 疾病进展，X 线可见骶髂关节面模糊，关节间隙增宽，关节面下骨质硬化；疾病进一步进展可以发现骶髂关节骨质侵蚀，关节间隙变窄；在疾病的晚期，可以出现明显的骨质破坏，关节间隙消失（图 3-7），以及骨性强直。根据 X 线表现，AS 骶髂关节病变可以分为 5 级。

0 级：正常骶髂关节。

Ⅰ级：可疑病变，关节面模糊，关节间隙正常。

Ⅱ级：轻度异常，关节面下出现局限性骨侵蚀或小囊性变，可出现局限性骨质疏松和硬化，关节间隙正常。

Ⅲ级：明显异常，出现显著关节面下骨侵蚀破坏和弥漫性骨质硬化，关节间隙可变窄，可出现部分关节强直。

Ⅳ级：严重骨质破坏，关节完全强直，关节间隙消失。

（2）脊柱的 X 线表现：AS 可以造成椎体小关节的炎症及椎骨炎症，目前认为 AS 的炎性病变会激活骨修复过程，疾病进展最终造成关节及韧带硬化。X 线虽然不能发现早期脊柱炎症，但是在病程晚期，X 线钙化脊柱韧带，形成所谓的"竹节样"改变，是 AS 特征性的影像学改变（图 3-8）。

X 线片显示腰骶部及胸腰段常为最先受累部位，因为胸椎在 X 线片中不容易观察，CT 的相关研究提示胸椎中段才是最先受累部位。脊椎椎体的特征性表现是韧带骨赘（syndesmophyte）的形成，一般在椎角部位，正位片及侧位片中骨赘位于椎体的前面及侧面。韧带骨赘逐渐发展可以形成骨桥，如果广泛骨桥形成可使得脊柱呈波浪状外观，即"竹节椎"。而椎体的退行性病变和弥漫性特发性骨肥厚（diffuse idiopathic skeletal hyperostosis，DISH）中也可以见到椎体骨赘，这些骨赘多呈三角样、水平生长，且骶髂关节很少受累。晚期 AS 的脊柱容易出现骨折，患者剧烈疼痛难以解释时应考虑到此种可能。

在 AS 患者的病情随访中，脊柱的影像学表现具有较大的价值，但由于临床操作复杂，脊柱评分主要用于

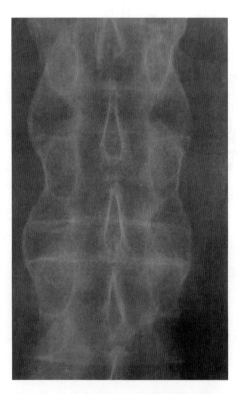

图 3-8　AS 造成的脊柱"竹节样"改变

临床研究。axSpA 患者的骨骼改变进展较慢，早期不明显。目前虽有多种评分方法，但仍难以量化 AS 患者的脊柱改变。修订的 Stoke AS 脊柱评分（modified Stoke AS spine score，mSASSS），以及 Bath AS 放射指数（Bath AS radiology index，BASRI）最常用。其中，mSASSS 对病情变化更敏感。

（3）髋关节的 X 线表现：AS 患者中，髋关节受累率从 19% 至 36% 不等，髋关节受累可能与严重的脊柱受累相关，也是影响 AS 预后和致残的主要因素，是积极治疗，包括使用生物制剂尽快控制病情进展的指征。

X 线常表现为髋关节间隙狭窄，股骨头和髋臼都有增生硬化及囊变，晚期出现股骨头变形，关节间隙消失。Bath AS 髋关节放射学指数（BASRI-hip）是 AS 累及髋关节可靠的 X 线诊断和分级方法。BASRI-hip 分为 0 级～Ⅳ级，Ⅱ级以上认为存在髋关节受累。

3．银屑病关节炎 受累类型多样，临床可分为多关节炎型、少关节炎型、远端指间关节型、损毁型及脊柱关节炎型 5 个临床亚型。PsA 可以出现 X 线中的骨质破坏，是 PsA 的重要预后评价指标。指（趾）的"笔帽样"改变是本病在 X 线片上的特征性表现。在 PsA 中，骨质破坏和骨质增生可在同一患者的 X 线中同时存在，是 PsA 具有鉴别意义的特征。这可表现为指（趾）骨骨干的骨膜炎，或者关节／肌腱附着点的不规则骨刺。新形成的疏松骨质与邻近的关节边缘的骨侵蚀处可能形成极具特征性的"须样"表现。掌指骨头部严重的边缘性骨侵蚀可能产生"笔尖样改变"。如果合并有指骨基底部中央深部的骨侵蚀，则可形成"笔带帽征"。

4．骨关节炎 是退行性改变造成的关节病变，其 X 线改变包括关节间隙狭窄、关节面下骨硬化，以及骨赘形成。OA 首先累及透明软骨，其发病受机械应力影响，因此在关节间呈不对称分布。OA 最典型的部位为下肢负重关节，包括髋关节、膝关节（图 3-9），手足部小关节受累也很常见，包括近端及远端指间关节（distal interphalangeal，DIP）、第 1 腕掌关节（carpometacarpal，CMC）、腕关节、第 1 跖趾关节等。骨赘是 OA 最具特征性的表现，也常为本病最先出现的 X 线表现。骨赘最初为透明软骨的骨化生，在关节边缘最易见到。

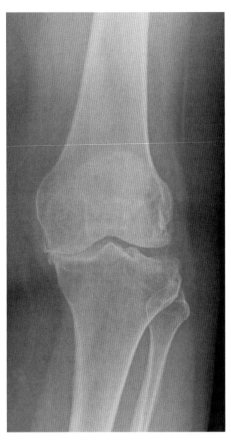

图 3-9 膝关节骨关节炎
多种评分系统可以用于 OA 的严重性分级评估。其中应用最广的是 Kellgren-Lawrence 五分法，把 OA 的关节间隙分为 0～4 五个等级

5．痛风 是尿酸盐结晶在关节腔沉积造成的严重关节炎症反应（图 3-10），急性痛风最常累及第 1 跖趾关节、踝关节及膝关节，多为单关节急性发作，1 至 2 周逐渐缓解，X 线片没有特异表现，可出现软组织肿胀。如果在急性痛风发作间期忽视高尿酸血症的治疗，或者由于肾功能不全、心功能不全必须长期服用利尿剂等因素，高尿酸血症不能纠正，痛风反复发作，疾病可以慢性化，出现慢性痛风，关节周围及耳郭等部位尿酸结晶沉积形成尿酸石，在发作间期关节炎往往不能完全缓解，并且可以出现多关节炎，可累及手小关节等上肢关节。慢性痛风 X 线片表现包括关节骨软骨缘有囊性、穿凿样或虫蚀样骨质缺损，边缘锐利，边界清晰，骨破坏区的边缘部可见翘起且突出的边界，恰好位于痛风结节之上，是痛风的特征性 X 线改变。慢性痛风结节常部分钙化。

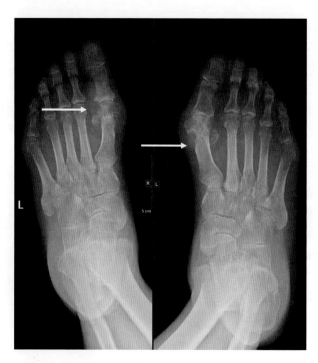

图 3-10　痛风（箭头所指为双侧第 1 跖趾关节痛风石）

二、CT 检查

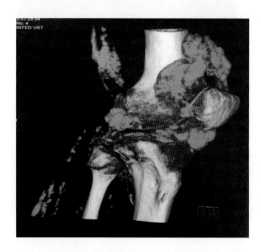

图 3-11　痛风的双能 CT（绿色为痛风结晶）

CT 可以清晰地显示骨质破坏情况，近年来，双能 CT 技术的发展可以实现对痛风时尿酸盐结晶沉积于软组织内的清晰显示。双能 CT 可以基于两种矿质成分算法进行重建，将钙质和尿酸钠结晶区别开。不仅可用于痛风的诊断，也可用于病情监测及预后判断。

双能 CT 扫描可以精确探知尿酸盐结晶的存在，敏感性和特异性大约为 90% 及 80%（图 3-11）。对于急性痛风而言，双能 CT 具有较高的特异性，尽管存在 OA 骨质增生或骨赘时特异性会减低，但对于鉴别诊断为化脓性关节炎仍是十分有效的方法。CT 对监测痛风结节的大小非常可靠，可用于临床试验。

三、磁共振成像

磁共振成像（MRI）是利用生物体内氢核在磁场中特性表现而进行成像的技术，以不同的射频脉冲序列对生物组织进行激发，具有较高的软组织对比度，无电离辐射，能够同时评价肌骨病变中所有被累及的结构。

T1 加权像（T1 weighted imaging，T1WI）序列具有相对较短的成像时间，能够较为清晰地显示良好的解剖细节；T2 加权像（T2 weighted imaging，T2WI）对组织病变显示较清晰。脂肪和强化组织在 T1WI 上呈高信号；脂肪和水在 T2WI 上呈高信号。T2WI 抑脂像则对炎症病变的显示极具价值，此时脂肪信号被抑制，抑脂像便于检出在含脂组织中存在的水肿。但是，对脂肪组织的抑制需要均匀的强磁场，这是低场 MRI（< 1.0 T）所不具备的。低场 MRI 能呈现脂肪

抑制序列，是基于弛豫时间差异的短时间反转恢复（short time of inversion recovery，STIR）序列。STIR 序列可以比 T2WI 抑脂像更为清晰地提供骨髓水肿（BMO）信号，但是其他细节表现不足，扫描时间偏长，不能用于增强。

1. 强直性脊柱炎　骶髂关节是 AS 早期累及的部位，骶髂关节炎是 AS 诊断的关键。放射学骶髂关节炎是目前常用的修订纽约标准的必要条件。然而，从出现症状到放射学提示骶髂关节炎常存在诊断延迟。MRI 的应用可以更早期地发现骶髂关节炎症活动损伤（BMO）。国际脊柱关节炎评估工作组于 2009 年提出了中轴型脊柱关节炎的分类标准，引入了更为敏感的 MRI 技术手段，以期更早地诊断 AS。axSpA 包括典型的 AS（符合修订纽约标准）和放射学阴性中轴型脊柱关节炎（nonradiographic axial spondyloarthritis，nr-axSpA）。

（1）骶髂关节磁共振成像表现：2009 年，国际脊柱关节炎评估工作组（Assessment of Spondyloarthritis International Society，ASAS）/OMERACT 核磁工作组对磁共振成像中的骶髂关节炎症进行了详细定义。axSpA 诊断标准中的"MRI 提示骶髂关节炎"需要有骶髂关节活动性炎症。STIR 序列中的 BMO 或 T1 增强扫描（Gd）中的骨炎高度提示 axSpA，但需要在典型的解剖结构中（软骨下或关节旁的骨髓）清晰存在。该标准中对 MRI 信号要求为，如果 MRI 中只有一个层面的一处 BMO 提示活动性炎症，那么 BMO 需要在至少 2 个连续层面都出现。如果一个层面存在 1 处以上的 BMO，则 BMO 出现于一个层面就足够了。

2019 年，Maksymowych 等发表了 ASAS MRI 工作组对上述磁共振成像骶髂关节炎定义 / 特征的更新意见：ASAS 诊断标准中骶髂关节 MRI 阳性仍然主要基于骶髂关节 BMO 的检出，但除了 BMO 之外的 5 项骶髂关节急性炎症（滑囊炎、关节间隙增强、骨侵蚀部位的炎症、附着点炎、关节积液），以及 6 项骶髂关节结构性改变特征 [侵蚀、脂肪化生、骨侵蚀腔内的脂肪化生（回填）、硬化、强直、骨芽] 也被认为是支持性的证据。

（2）脊柱磁共振成像表现：AS 的脊柱病变同样需要重视，提示活动性病变的包括椎角炎、椎间盘炎、关节突关节炎及肋椎关节炎等，MRI 中同样可以表现为相关部位的骨髓水肿。结构性改变包括椎体骨侵蚀、局灶性脂肪浸润、骨刺和（或）关节强直。

2. 类风湿关节炎　滑膜炎、骨髓水肿、骨侵蚀和腱鞘滑膜炎是 RA 的主要 MRI 表现。MRI 可以实现对上述病变的定量（体积及滑膜炎的早期强化）、半定量（评分系统）及定性（有或无）的评价。临床研究多采用类风湿关节炎 MRI 评分（rheumatoid arthritis MRI scoring，RAMRIS）来评估涉及双手和双腕的滑膜炎及其他关节病变。

3. 痛风　MRI 可显示痛风性关节病的急性及慢性病变，包括滑膜炎、腱鞘炎、骨髓水肿及骨侵蚀病变。MRI 中痛风结节表现为 T1WI 低信号及 T2WI 中到高信号，增强扫描时呈不同程度的强化。MRI 可以直接显示痛风结节，而 CT 和 X 线则无法显示。但对于痛风诊断而言，超声检查具有更独特的优势。

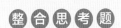

（1～3 题共用题干）

　　男性，39 岁，反复四肢大关节肿痛 1 年，近 2 周自觉左眼视物模糊，并出现间断腰痛伴晨僵。

　　1. 最有价值的检查是

　　　A. 血清抗环瓜氨酸肽抗体及类风湿因子　　　　　　　　B. 腰椎磁共振成像

　　　C. 骨盆正位　　　　　　　D. 抗中性粒细胞胞浆抗体　　　　　　E. 骶髂关节磁共振成像

2. 如果选择进行骶髂关节磁共振成像检查，该患者的磁共振成像检查需要包括

　　A. 常规 T1WI 及 T2WI 扫描　　　　B. FLAIR 成像及 DWI

　　C. T1 增强扫描　　　　　　　　　　D. T2 抑脂像，如果仅有低场强核磁，则需要 STIR 序列

　　E. SPARCC 评分

3. 该患者进行磁共振成像检查的目的不包括

　　A. 明确诊断，指导治疗　　　　　　　　　　B. 协助判断疾病活动度

　　C. 进行病变关节的分期 / 分级　　　　　　　D. 明确是否有手术适应证

　　E. 协助鉴别和排除其他疾病

答案：1. E；2. D；3. D

本题考查：(1) 强直性脊柱炎的诊断中影像学依据的必要性。

　　　　　(2) 磁共振成像诊断强直性脊柱炎中的要点。

　　　　　(3) 骶髂关节磁共振成像在强直性脊柱炎的诊断、治疗中的作用。

4. 女性，40 岁，反复对称性小关节肿痛 10 年，临床考虑为类风湿关节炎。患者双手 X 线片示双侧近端指间及双腕关节面骨质破坏，关节间隙狭窄。按美国风湿病学会 X 线分期应为

　　A. Ⅰ期　　　　　　　　B. Ⅱ期　　　　　　　　C. Ⅲ期

　　D. Ⅳ期　　　　　　　　E. 活动期

答案：4. C

本题考查：类风湿关节炎手 X 线特征及分期。

参考文献

[1] Mikkel Østergaard , Charles Peterfy, Philip Conaghan, et al. OMERACT Rheumatoid Arthritis Magnetic Resonance Imaging Studies. Core set of MRI acquisitions, joint pathology definitions, and the OMERACT RA-MRI scoring system. J Rheumatol, 2003, 30 (6)：1385-1386.

[2] K MacKay, S Brophy, C Mack, et al. The development and validation of a radiographic grading system for the hip in ankylosing spondylitis：the bath ankylosing spondylitis radiology hip index. J Rheumatol, 2000, 27 (12)：2866-2872.

[3] J. H. Kellgren, J. S. Lawrence. Radiological Assessment of Osteo-Arthrosis. Ann Rheum Dis, 1957, 16 (4)：494-502.

[4] Rudwaleit M, van der Heijde D, Landewe R, et al. The development of Assessment of SpondyloArthritis international Society classification criteria for axial spondyloarthritis (part Ⅱ)：validation and final selection.Ann Rheum Dis, 2009, 68 (6)：777-783.

[5] Rudwaleit M, Jurik AG, Hermann KG, et al. Defining active sacroiliitis on magnetic resonance imaging (MRI) for classification of axial spondyloarthritis：a consensual approach by the ASAS/OMERACT MRI group. Ann Rheum Dis, 2009, 68 (10)：1520-1527.

[6] J T Sharp，D Y Young，G B Bluhm，et al. How many joints in the hands and wrists should be included in a score of radiologic abnormalities used to assess rheumatoid arthritis？ Arthritis Rhewm，1985，28（12）：1326-1335.

（刘　栩　刘　霞）

第三节　核素显像在风湿免疫病诊疗中的应用

学习目标

- **基本目标**

  1. 了解风湿免疫病诊疗中常用的核素显像方法。

  2. 理解核素显像在风湿免疫病诊疗中的适应证。

- **发展目标**

  1. 了解核素功能显像在不同风湿免疫病中的特点。

  2. 推广核素显像在风湿免疫病诊疗中的应用。

近年来，随着风湿免疫病诊疗技术的进步，核素显像的应用也得到临床的关注。目前，核素显像所使用的成像设备分为 2 类：单光子发射型计算机体层射影（single-photon emission computerized tomography，SPECT）和正电子发射型计算机体层射影（positron emission tomography-computerized tomography，PET/CT）；显像剂则包括了多种单光子或正电子核素标记的化合物或分子。比较于常规影像技术，核素显像具有高灵敏度和大视野成像的特点，每一种显像剂都靶向特定的器官、组织或分子，所获得的图像或反映局部脏器功能的变化，或显示病变组织血流、代谢的改变，或从分子层面揭示疾病的生物学行为。核素显像中使用的显像剂物理量和化学量微小，不会引起过敏反应，一般无临床禁忌证。与风湿免疫性疾病诊疗关系密切的核素显像技术主要有涎腺显像（salivary gland scintigraphy）、炎症显像和骨骼显像（bone scintigraphy）等。

一、涎腺显像

涎腺显像是评价涎腺功能的简单而无创的方法，使用 SPECT 进行成像，显像剂为 $Na^{99m}TcO_4$。涎腺小叶内导管上皮细胞具有从血液中摄取和分泌 $^{99m}TcO_4^-$ 的功能，静脉注射的 $^{99m}TcO_4^-$ 随血流到达涎腺，被小叶细胞从周围毛细血管中摄取并积聚于腺体内，并在一定的刺激下逐渐分泌到口腔。因此在体外对涎腺进行显像，可以分别观察双侧腮腺及下颌下腺的摄取及分泌功能。从动态显像得到的时间-放射性曲线还可以对涎腺功能进行半定量分析，反映摄取功能的常用参数为涎腺相对摄取率、涎腺最大摄取指数，反映分泌功能的常用参数为涎腺排泄率。北京大学人民医院核医学科评价了多种参数对于涎腺摄取及分泌功能的判断价值，得出涎腺峰计数和刺激后口腔内最大计数分别是评价涎腺摄取及分泌功能的最佳参数。

在正常情况下，注射显像剂后双侧腮腺和下颌下腺显影清晰，随着时间的延长，腺体内显像剂逐渐增多，分布均匀，轮廓清晰。酸刺激后腺体影像迅速减淡，口腔内显像剂明显增多，时间 - 放射性曲线上可以观察到曲线的上升段与下降段（图 3-12）。此外，临床中发现，下颌下腺在酸刺激前经常出现自发性分泌而使显像剂分布减低，提示下颌下腺的主要作用是润滑口腔，而腮腺的主要作用是帮助咀嚼、吞咽和分泌唾液淀粉酶以消化淀粉，较少出现自发性分泌。

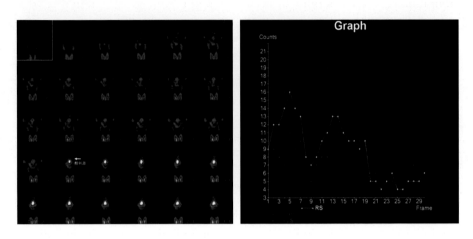

图 3-12　正常人的涎腺显像

涎腺显像在临床上主要用于诊断干燥综合征，此外，还可用于慢性涎腺炎、头颈部放射治疗，以及药物损伤所致的涎腺功能减低。干燥综合征显像的表现为双侧腮腺及下颌下腺的摄取及分泌功能不同程度地减低，早期常仅出现分泌功能降低，特别是自发性分泌功能的减低或消失，继之以刺激后分泌功能的降低，之后是摄取功能降低，代表着腺体的实质性破坏；且下颌下腺较腮腺受累更常见。当疾病较严重时，双侧腮腺及下颌下腺可均不显影，双侧腮腺及下颌下腺的时间 - 放射性曲线均呈持续低水平，呈无功能状态（图 3-13）。

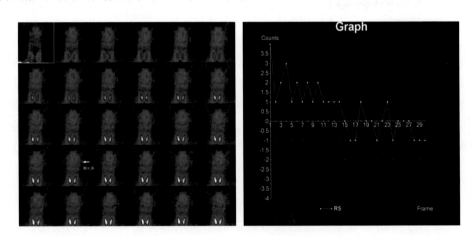

图 3-13　干燥综合征患者的涎腺显像

二、FDG PET/CT 显像

^{18}氟标记的脱氧葡萄糖（^{18}F-fluorodeoxyglucose，^{18}F-FDG）是葡萄糖分子的类似物。恶性肿瘤细胞或炎性细胞均可通过非氧化的葡萄糖分解途径比正常细胞产生更多的能量，其细胞膜葡萄糖转运蛋白过度表达，己糖磷酸激酶活性显著增高，因此可积聚大量的 ^{18}F-FDG，通过专用成像设备进行探测，可显示病变的部位、形态及代谢活跃程度。^{18}F-FDG 是核素显像中最常使用的

一种正电子显像剂，成像所使用设备为 PET/CT。FDG PET/CT 在临床中主要用于肿瘤诊断，且其肿瘤学应用价值已得到广泛认可，而其在炎性疾病中的应用尚未被临床充分认识。尽管目前已有 FDG 显像用于感染与炎症的相关指南与共识发表，并对临床应用适应证提出了建议，但须注意的是，FDG PET/CT 在感染与炎症的应用中正处于迅速发展阶段，其在不同类型疾病中的诊疗价值尚有待进一步的临床开发与验证。

FDG PET/CT 在非感染性炎症的临床应用主要涉及风湿免疫病，如成人 Still 病、系统性血管炎、类风湿关节炎、特发性炎性肌病、风湿性多肌痛（polymyalgia rheumatica，PMR）、复发性多软骨炎等。PET/CT 的高灵敏度、大视野成像易于显示体内各部位病灶，尤其是一些血流、代谢发生改变但尚未发生结构改变的病灶，因此，发现临床未知或常规影像检查阴性的病灶，并通过观察受累器官、组织了解疾病特质是 PET/CT 的主要优势所在。然而，由于 PET/CT 的检查费用较高且过程复杂，目前的临床应用多见于下列情况：①因临床表现不典型而出现诊断困难，如以发热待查或不明原因炎症就诊的患者；②临床怀疑有某种特定疾病，但确立诊断和制订治疗方案尚须除外恶性肿瘤、感染性疾病或其他类型疾病患者；③既往有风湿免疫病史，怀疑疾病再度处于活动状态或并发其他临床情况（如恶性肿瘤、感染等）的患者。由此可见，在风湿免疫疾病诊疗过程中，FDG PET/CT 往往具有多重的诊断功效，临床调查显示，FDG PET/CT 可为 33.1% 的风湿免疫病患者提供直接的诊断证据；可在 20.6% 的患者中发现重要诊断线索并提示适宜的活体标本检查部位；可为 45.5% 的患者排除其他疾病，使之确立诊断或接受治疗。

不同类型的风湿免疫病在 FDG PET/CT 检查中所发现的炎性病变通常以 FDG 摄取增高为表现，而病灶的分布多与各自相应类型疾病所表现的易感器官和组织一致。FDG PET/CT 使得不同类型风湿免疫病活动期体内所发生的炎症反应变得可视化，如成人 Still 病患者的 FDG PET/CT 常表现为全身多发反应性增生淋巴结对称性分布于各淋巴结区，以颈部和腋窝淋巴结为显著，可见脾大，脾和骨髓 FDG 摄取弥漫性增高，但不伴有结构和密度改变，其余器官、组织一般无显著异常发现（图 3-14）。其他多种类型的风湿免疫病，如特发性炎性肌病、类风湿关节炎和复发性多软骨炎等，在 FDG PET/CT 检查中也均可见各自特征性影像表现（图 3-15）。例如，在系统性血管炎中，大血管炎以主动脉及其头颈部分支血管受累为主，其中，大动脉炎多表现为节段性受累伴管壁形态改变，而巨细胞动脉炎多表现为弥漫性受累，同时颞动脉和腹主动脉及其向下分支受累常见；中血管炎结节性多动脉炎表现为双下肢中小血管弥漫性受累；ANCA 相关

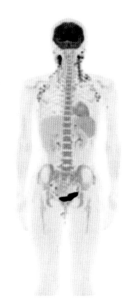
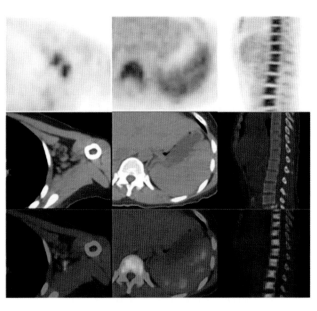

图 3-14 成人 Still 病患者的 FDG PET/CT 图像

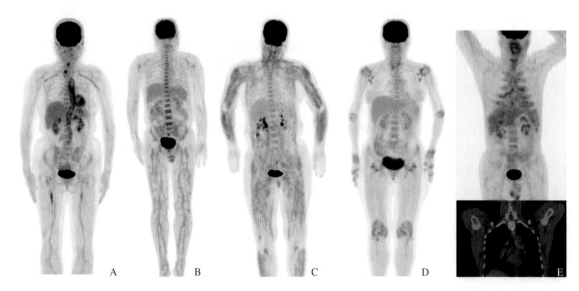

图 3-15　多种风湿免疫病患者的氟代脱氧葡萄糖 PET/CT 图像

A ～ E 分别为巨细胞性动脉炎、结节性多动脉炎、特发性炎性肌病、类风湿关节炎和复发性多软骨炎患者的氟代脱氧葡萄糖 PET/CT 图像

性血管炎（ANCA-associated vasculitis，AAV）以血管外器官、组织的肉芽肿性炎症为主要表现；变异性血管炎贝赫切特综合征（白塞病）血管及血管外器官均可受累。由此可见，在 FDG PET/CT 显像中，存在于风湿免疫病中的炎性病变在全身分布、形态学改变以及 FDG 摄取方面均与恶性肿瘤表现有所不同，这也是 FDG PET/CT 一方面可以帮助临床检出或排除恶性肿瘤，另一方面也可以帮助临床对风湿免疫病进行诊断和分型的原因。

三、骨骼显像

骨骼显像是临床最常使用的单光子成像技术，显像剂为 ^{99m}Tc- 亚甲基二磷酸盐（^{99m}Tc-methylene diphosphonate，^{99m}Tc-MDP）。^{99m}Tc-MDP 经静脉注射随血流到达全身骨骼，一方面可通过与骨骼中的羟基磷灰石晶体发生离子交换和化学吸附而沉积于骨组织，另一方面还可通过与骨胶原的有机结合作用聚集于骨组织，利用 SPECT 成像设备进行探测，就可显示全身骨骼影像。由于局部骨骼对显像剂摄取的多少与该处的血流量、骨代谢活跃程度，以及交感神经功能状态等因素有关，所以当局部骨组织的骨代谢旺盛、血供增加、成骨细胞功能活跃时，可较正常骨骼聚集更多的显像剂；而当局部骨组织的骨质破坏增加（破骨细胞功能增强）或血供减少时，骨显像剂的聚集就会减少。核素全身骨骼显像在临床上主要用于骨转移性肿瘤的检出，适用于多种恶性肿瘤患者的治疗前分期和治疗后随访，也可帮助诊断原发性骨肿瘤、血液系统恶性肿瘤、代谢性骨病、创伤或缺血性骨病，以及感染与炎症性骨病等多种骨骼疾病。近年来，随着 SPECT/CT 逐渐替代 SPECT，骨骼显像对局部病变的诊断能力进一步提升。

风湿免疫病患者中常有临床症状缺乏特征性表现的情况，而当患者以骨关节疼痛为主要表现时，骨骼显像对鉴别诊断可起到帮助作用。通常发生于风湿免疫病的骨关节炎性病变在骨骼显像中表现为放射性浓聚灶，与之相对应的区域可见关节面毛糙、关节间隙变窄或伴发溶骨 / 成骨性骨破坏。但这种慢性骨骼炎性病变通常呈全身对称性分布，无软组织占位征象，且受累部位及病灶分布特点在不同类型疾病中表现也不同。部分风湿免疫病的骨骼显像表现具有一定的特征性，如类风湿关节炎多表现为四肢关节及手足小关节对称性放射性浓聚影；强直性脊柱炎早期表现为骶髂关节炎，随病情进展，骨桥形成后可见脊柱呈"竹节样"改变；SAPHO 综合征中的慢性骨炎易累及胸骨、锁骨而表现为出"牛头征"；复发性多软骨炎可见肋软骨、气道、鼻软骨及耳郭软骨等区域放射性浓聚（图 3-16）。

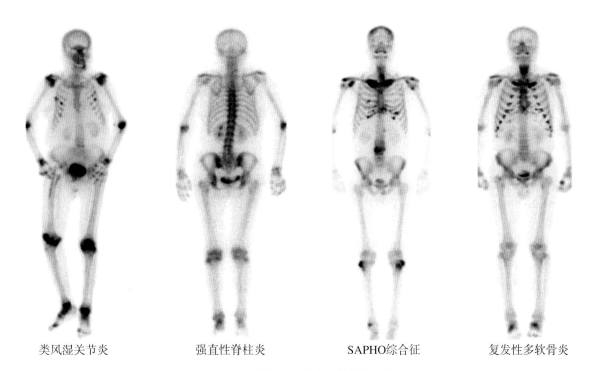

| 类风湿关节炎 | 强直性脊柱炎 | SAPHO综合征 | 复发性多软骨炎 |

图 3-16 部分风湿免疫病的骨骼显像

骨骼显像临床上主要用于骨转移性肿瘤的检出，尽管骨骼显像发现骨转移的患者中多数有明确的肿瘤病史，但既往无肿瘤史者也并非罕见。由于风湿免疫病易并发恶性肿瘤，对于已确诊或高度怀疑为特定风湿免疫病的患者来说，在出现定位不明确的骨痛时，也须考虑先除外骨转移瘤。骨转移瘤在骨骼显像的典型影像表现为全身骨骼出现多发、大小不等、形态各异的放射性浓聚灶，以中轴骨、骨盆及四肢骨近段为主（图 3-17）。对于单发病灶或不典型病灶，可通过加做 SPECT/CT 帮助良 / 恶性鉴别诊断。通常骨转移病灶可见骨破坏及软组织占位征象。

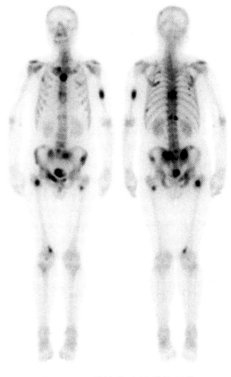

图 3-17 骨转移瘤的骨骼显像

四、其他核素显像

由于风湿免疫病多系统受累情况常见，对于不同受累器官组织功能损伤状态的观察还可考虑选用其他核素显像技术为诊疗提供帮助，例如，脑血流灌注显像可用于观察脑血流及脑部功能改变情况；心肌血流灌注显像可用于评估有无心肌病变；肾动态显像可用于评估肾功能等。

参考文献

[1] Jamar F，Buscombe J，Chiti A，et al. EANM/SNMMI guideline for ^{18}F-FDG use in inflammation and infection. J Nucl Med，2013，54（4）：648-658.

[2] Wang Q，Li YM，Li Y，et al. ^{18}F-FDGPET/CT in fever of unknown origin and inflammation of unknown origin：a Chinese multi-center study. Eur J Nucl Med Mol Imaging，2019，46（1）：159-165.

[3] Li Y M，Wang Q，X Wang，et al. Expert Consensus on clinical application of FDG PET/CT in infection and inflammation. Annals of Nuclear Medicine，2020，34（7）：369-376.

（王　茜　李　原）

学习目标

- **基本目标**

  1. 理解类风湿关节炎的临床特点，并能够与其他关节炎相鉴别。

  2. 概括类风湿关节炎特异性实验室及影像学检查特点。

  3. 初步学会运用类风湿关节炎的分类标准。

- **发展目标**

  1. 理解类风湿关节炎的发病机制。

  2. 拓展类风湿关节炎新型治疗药物相关知识。

类风湿关节炎（rheumatoid arthritis，RA）是一种以慢性、进行性、侵袭性关节炎为主要表现的全身性自身免疫病，同时可伴有发热、贫血、皮下结节及血管炎等非特异性全身表现，呈慢性病程，反复迁延，未经正规治疗者最终会导致关节畸形。多种免疫细胞、免疫分子的参与，以及自身抗体的产生导致了 RA 的免疫病理损伤。RA 患者分布于世界各地，在不同人群中的发病率为 0.1‰ ~ 0.5‰，患病率为 0.18% ~ 1.07%。我国流行病学调查显示，RA 的患病率为 0.28% ~ 0.44%。RA 的发病具有一定的种族差异，印第安人的发病率高于白种人，白种人的发病率高于亚洲人。RA 在各年龄段皆可发病，中年女性多见，男、女比例为 1∶（3 ~ 4）。

一、病因

目前 RA 的病因尚不完全清楚，一般认为遗传、感染、环境、内分泌等因素的共同作用是导致 RA 发病的主要原因。其中，感染可能是触发 RA 自身免疫反应的始动因素，而遗传、环境和内分泌等因素则增加了 RA 的易感性。

（一）遗传易感性

1. *HLA-DR* 与共同表位   *HLA-DR* 是最早被证实的 RA 易感基因。研究发现，RA 相关 *HLA-DR* 亚型的 β 链第 3 高变区内均含有共同或相似的 5 氨基酸序列，即 *QKRAA/RKRAA/QRRAA/RRRAA*，这部分氨基酸残基参与构成了 DR 分子抗原结合槽的 P4 功能区。共同表位假说认为，携带含有 SE 序列的 HLA-DRB1 分子能够与结构相似的抗原肽结合，导致自身反应性 T 细胞的活化，从而参与 RA 的发病。含有 SE 的 *HLA-DR* 等位基因主要包括 *HLA-DRB1*04：01、HLA-DRB1*04：04、HLA-DRB1*04：05、HLA-DRB1*01：01* 等。之后的研究进一步提示，共同表位与抗瓜氨酸化蛋白 / 多肽抗体的产生密切相关。由于共同表位带有正电荷，很难与同样带正电荷的抗原肽相结合，而抗原肽经瓜氨酸化修饰后，会导致其所带正电荷的丢失，进而可与 HLA-DRB1 分子结合而被呈递。除 *HLA-DRB1* 外，*HLA-DQA1* 也与中国 RA 密切相关。

2．其他易感基因　随着人类基因组计划的完成，以及高通量基因扫描和芯片技术的发展，许多基因，如 *PADI4*、*PTPN22*、*LILRA3*、*BLK*、*ANKRD55*、*IL6ST*、*CTLA4*、*CIITA*、*FcRL3* 等基因 SNP 均被证实参与 RA 的发病。

3．表观遗传学　表观遗传学因素参与 RA 的发病已得到证实，包括 DNA 甲基化和组蛋白乙酰化等。研究显示，DNA 甲基化参与了遗传与环境因素的作用，在吸烟者中，ACPA 阳性且携带共同表位的 RA 患者 DNA 甲基化明显高于不携带共同表位者，而不吸烟的患者未发现这一变化。

（二）微生物与类风湿关节炎

1．细菌　近年来，牙周炎与 RA 的密切关系受到关注。口腔细菌感染，如牙龈卟啉单胞菌（porphyromonas gingivalis，Pg）感染，在 RA 患者及其高危人群中明显升高，而牙龈卟啉单胞菌是已知的唯一能表达肽酰基精氨酸脱亚胺酶（protein-arginine deiminase，PAD）的病原体，可以促进瓜氨酸化抗原产生。因此，口腔细菌感染可能是启动 RA 自身免疫反应的重要因素。肠道菌群也在 RA 的发病中发挥重要作用，75% 初诊为 RA 患者的粪便样本中携带普氏菌。关于 RA 患者扁桃体菌群的研究发现，患者扁桃体菌群多样性显著降低，机会性致病菌比例增加，唾液链球菌（*Streptococcus salivarius*，*S. salivarius*）显著减少。唾液链球菌是口腔益生菌，可通过产生抗菌肽（salivaricin）抑制机会性致病菌生长，并具有免疫调节作用，通过下调滤泡辅助性 T 细胞（follicular helper T cell，Tfh）而抑制实验性关节炎的发生、发展。

2．病毒　RA 患者血清中的 EB 病毒抗体阳性率和血清滴度明显高于正常人及其他风湿免疫病患者，且滑膜内可检测到病毒 RNA 的表达。EB 病毒 gp110 糖蛋白含有与共同表位相同的氨基酸序列，可通过"分子模拟"机制引发针对自身抗原的免疫应答。Naides 等人发现，RA 患者的滑膜中有人类细小病毒 B19 的 DNA 表达，活动性滑膜炎患者滑膜组织表达人类细小病毒 B19 抗原 VP-1，而骨关节炎及健康对照组无 VP-1 表达。近年的研究还显示，RA 患者体内可以检测到高滴度的抗瓜氨酸化人乳头瘤病毒（human papilloma virus，HPV）-47 抗体和抗巨细胞病毒（CMV）UL-11 抗体。在 RA 患者的血清中，还发现了一种新的针对 CMV 的 Pp150 蛋白抗体，该抗体可识别自然杀伤细胞（NK 细胞）表面分子，导致自然杀伤细胞（NK 细胞）功能缺陷和稳态失衡，诱发自身免疫病。这些研究均提示，病毒感染可能诱导 RA 的发生。

（三）吸烟

吸烟与 ACPA 的产生密切相关，可以增加炎症因子的产生，导致 RA 维持高疾病活动度。

（四）性别

女性的发病比例明显高于男性，提示性激素可能参与了 RA 的发病。研究表明，雌激素与 RA 患者血清中 IL-6 等炎性细胞因子的升高有关。此外，RA 患者体内雄激素及其代谢产物水平明显降低。在妊娠中后期，RA 的症状减轻，而在分娩后易复发 RA。这些现象提示孕激素水平下降或雌 - 孕激素失调可能与 RA 的发病及病情进展有关。

（五）其他因素

粉尘吸入，特别是二氧化硅吸入可能增加 RA 的发病风险。在接触织物粉尘的纺织女工中，RA 的发病率升高。此外，创伤后应激也可能与 RA 的发生有关。

二、发病机制

类风湿关节炎是由多种因素共同作用引起的自身免疫性疾病。疾病的发展从临床前状态到 RA 发病，一般需要经历多年的过程。免疫及炎症反应在不同阶段也有所不同。其发病及病情演变主要是由感染因子诱导，易感基因、环境因素等共同参与的自身免疫性损伤和修复过程。抗原多肽通过抗原提呈细胞激活 T 细胞及其他炎性细胞，导致炎性细胞因子、免疫球蛋白、趋化因子及氧自由基等炎症介质的产生增多，进而引起滑膜增生、软骨及骨破坏、血管炎等 RA 病

二维码4-1　类风湿关节炎疾病进程图

理改变。此时，即使最初的抗原被清除，其他结构类似的抗原或自身抗原仍参与已驱动的自身免疫反应，致使 RA 的病变持续发展（图 4-1）。

（一）抗原分子模拟和模糊识别

RA 的发病主要是由感染因子诱导，易感基因、环境因素等共同参与导致。这些因素如何相互作用诱导 RA 发病的机制尚不完全清楚。研究表明，烟草的成分可能作用于黏膜部位的细胞，导致组蛋白、Ⅱ型胶原蛋白、纤维蛋白原等发生蛋白瓜氨酸化，口腔牙龈卟啉单胞菌也可能引起蛋白瓜氨酸化，从而改变自身抗原的免疫原性。这些自身抗原可以与含共同表位的 RA 易感 HLA-DR 结合，激活下游免疫反应。此外，乙酰化或氨甲酰化也通过改变自身抗原发挥诱导免疫活化的作用。

抗原致病假说包括"分子模拟"和"模糊识别（promiscuous recognition）"。"分子模拟"是指病原体的某些成分与自身抗原具有相同或相似的抗原决定簇，由此产生的针对病原体的免疫应答（包括抗体或特异性 T 细胞的免疫应答）对自身成分产生反应，从而导致自身组织损伤。关于病毒、细菌等病原体参与 RA 发病的研究中发现了一系列与自身抗原相似的多肽结构，为这一假说提供了证据。进一步研究发现，HLA 和抗原的结合在结构特异性上并不像以往认为的那样严格，即同一种抗原可被多个 HLA 表型识别，而同一种 HLA 分子又可分别结合不同抗原。这种抗原凭借不完全相同的氨基酸序列与 HLA 分子结合的现象被称为"模糊识别"。HLA 分子与抗原肽之间的相对"宽松"的模糊识别仍可激活 T 细胞，引发免疫反应。

抗原表位扩展是指机体对个别抗原表位的应答扩展到对其他表位的应答。多项研究证实，RA 存在抗原表位扩展现象。在 RA 的临床前阶段，甚至是症状出现前十余年，患者的血清中即可检测到抗环瓜氨酸肽抗体（抗 CCP 抗体），随着自身免疫反应的进展，患者体内逐渐出现多种自身抗体，如类风湿因子、抗异质性胞核核糖核蛋白 A2（RA33）抗体、抗核周因子抗体、抗角蛋白抗体等。抗原表位扩展将放大免疫反应，最终引发复杂的免疫异常。

（二）免疫细胞稳态

T 细胞是 RA 滑膜组织中的主要炎性细胞，其中大多数为 CD4$^+$ T 细胞。滑膜内的 T 细胞多为记忆 T 细胞，说明 T 细胞曾受抗原驱动，处于"静止"或激活前状态。B 细胞、循环中募集的单核巨噬细胞等作为抗原提呈细胞，把自身抗原呈递给 T 细胞，诱导 Th1 和 Th17 亚型辅助性 T 细胞的活化，上调前体滤泡辅助性 T 细胞（pTfh）和 PDCD$^+$ 外周辅助性 T 细胞（Tph），产生包括 IFN-γ、IL-2、IL-17 等多种细胞因子，并参与滑膜淋巴滤泡生发中心的形成，进一步促进 B 细胞的分化及抗体产生。此外，RA 患者的调节性 T 细胞功能减低，免疫抑制功能减弱，从而导致 RA 的发生。在 RA 患者的血液和关节液中存在具有 Th17 特点的 Treg 细胞（Th17-like Treg），这群细胞具有致炎细胞的特征，参与 RA 的发病和高炎症状态。

二维码4-2　类风湿关节炎细胞免疫机制的前沿研究

（三）滑膜炎症和骨破坏

上述自身反应性 T 细胞的活化产生的细胞因子，引起了单核巨噬细胞的活化，并将单核巨噬细胞募集至关节部位，分泌 TNF-α 等细胞因子，促进关节炎症的发生，并进一步促进 T 细胞的活化。此外，滑膜衬里下层的 PDPN$^+$FAPα$^+$CD90$^+$ 成纤维细胞也通过分泌 IL-6 等促炎因子促进了关节炎症的发生，而 PDPN$^+$FAPα$^+$CD90$^-$ 滑膜衬里层细胞参与、介导了骨和软骨的破坏。

三、病理

RA 的关节病理改变是滑膜的炎性细胞浸润和血管增生，导致软骨和软骨下骨破坏。此外，滑膜衬里下层可见记忆性 CD4$^+$T 细胞、巨噬细胞和以 B 细胞为主的单个核细胞浸润，呈弥漫性或形成以血管为中心的灶性浸润。类风湿结节的特征是结节中心有纤维素样坏死，外周有上皮细胞浸润及纤维组织形成。

血管翳（pannus）形成是一种以血管增生和炎性细胞浸润为特征的肉芽组织增生，电子显

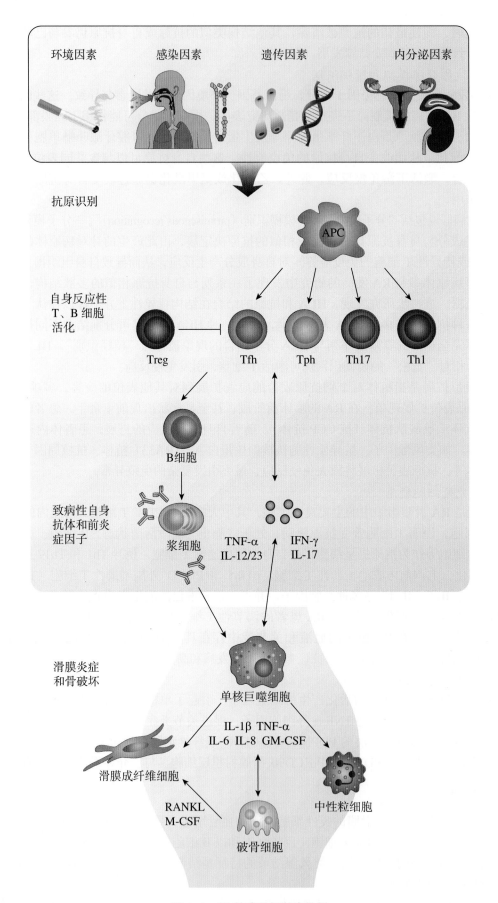

图 4-1　RA 的病因与发病机制

GM-CSF：粒细胞 - 巨噬细胞集落刺激因子；M-CSF：巨噬细胞集落刺激因子；RANKL：NF-κB 受体激活蛋白配体

微镜下可见滑膜增生呈指状突起。在病变早期，血管翳呈炎性细胞浸润和血管增生状态，局部可有基质金属蛋白酶（matrix metalloproteinase，MMP）增多、蛋白多糖减少及细胞因子分泌增加，血管翳和软骨交界处可见血管、单个核细胞及成纤维细胞侵入软骨内，导致软骨变性和降解，引起骨侵蚀。病变晚期则以纤维增生为主。

RA 血管炎急性期表现为血管壁纤维素样坏死、炎性细胞浸润，随后出现血管壁纤维化。

四、临床表现

RA 一般呈慢性病程，可以由一个或多个关节肿胀或疼痛起病，少数患者起病较急。部分患者可伴有乏力、体重下降、发热、肌肉酸痛等全身症状。

（一）关节表现

1．关节疼痛和压痛　类风湿关节炎的关节疼痛和压痛往往是最早出现的症状，最常见的部位是近端指间关节、掌指关节、腕关节，也可累及肘、肩、膝、足、颞颌、寰枢椎等关节。其特点为持续性、对称性关节疼痛和压痛。

2．关节肿胀　主要是由关节腔积液、滑膜增生及组织水肿导致，常表现为梭形肿胀（图 4-2）。可见于任何关节，但以双手近端指间关节、掌指关节及腕关节受累最为常见。

3．关节畸形、功能障碍　中、晚期的 RA 患者可出现关节破坏和畸形。由于滑膜、软骨破坏，以及关节周围支持性肌肉的萎缩和韧带牵拉的综合作用，RA 还可引起关节半脱位或脱位。关节畸形最常

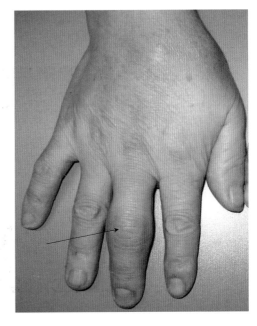

图 4-2　RA 患者关节梭形肿胀（箭头所指处）

见于近端指间关节、掌指关节及腕关节，呈现屈曲畸形、尺偏畸形、天鹅颈畸形或纽扣花畸形等（图 4-3）。关节肿痛和畸形可造成关节功能障碍。

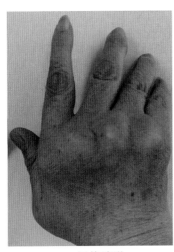

A．尺偏畸形

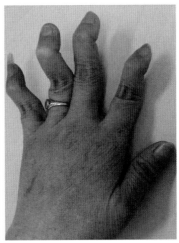

B．天鹅颈畸形

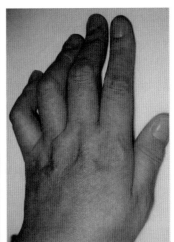

C．纽扣花畸形

图 4-3　RA 患者关节畸形

4. 晨僵 RA 患者常出现晨起时关节部位的僵硬，活动后可改善，即为晨僵现象。晨僵可见于多种关节炎，但在类风湿关节炎中最为突出，可持续 30 分钟及以上，病情控制后晨僵可改善。

（二）关节外表现

1. 血管炎 是类风湿关节炎的关节外表现之一。患者可表现为皮疹、皮肤溃疡、多发性单神经炎、巩膜炎、角膜炎等，可伴有淋巴结病变、血清类风湿因子高滴度阳性、冷球蛋白阳性及补体水平下降。病理上表现为坏死性小动脉或中等动脉血管病变，组织中有免疫复合物沉积。

2. 类风湿结节 可见于 5% ~ 15% 的 RA 患者，多发于尺骨鹰嘴下方、膝关节及跟腱附近等易受摩擦的骨突起部位（图 4-4）。一般为直径数毫米至数厘米的硬性结节，无疼痛或触痛。类风湿结节可发生于胸膜、心包、心内膜，还可发生于中枢神经系统和肺组织等。

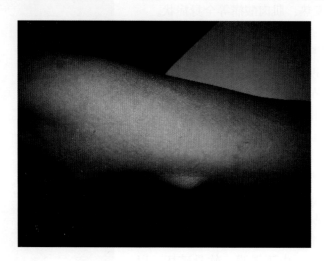

图 4-4 前臂伸侧的类风湿结节

3. 肺部受累 类风湿关节炎患者的胸膜和肺损害表现包括胸膜炎、间质性肺病、支气管扩张、闭塞性细支气管炎、肺类风湿结节、肺血管炎及肺动脉高压（pulmonary hypertension，PH）。约 30% 的患者可出现肺或胸膜受累，其中，胸膜炎及间质性肺病最为常见。

4. 心脏受累 类风湿关节炎患者可出现心包炎、心内膜炎及心肌炎，以心包炎最为常见。心脏损害可出现于病程的任何阶段，多见于合并血管炎、抗环瓜氨酸肽抗体（抗 CCP 抗体）及类风湿因子阳性者。

5. 肾损害 类风湿关节炎患者较少发生原发性肾损害，常见药物等相关的继发性肾损害。偶见合并肾淀粉样变性，可表现为持续性蛋白尿，肾组织活检可见淀粉样蛋白沉积。

6. 神经系统表现 神经病变多因免疫复合物和补体等致炎因子引起的血管炎或神经末梢变性及脱髓鞘而致。患者可伴有周围神经病、多发性单神经炎、颈脊髓神经病，以及硬膜外结节引起的脊髓受压等。

7. 淋巴结病 30% 的类风湿关节炎患者可有淋巴结肿大，且多有病情活动、抗环瓜氨酸肽抗体（抗 CCP 抗体）及类风湿因子阳性。

8. 其他 患者可出现继发性干燥综合征，或者伴发因血管炎、淀粉样变性而致的胃肠道、肝、脾及胰腺损害。

（三）特殊类型的类风湿关节炎表现

1. 复发性风湿病（palindromic rheumatism） 又称反复型风湿症，是一种反复发作的关节炎，由单个或少数关节起病，持续数天，发作间期关节可完全正常。随着病情的进展，关节症状发作时间延长、间期缩短，甚至发展为持续性多关节炎，HLA-DR4 阳性者易演变为典型的类风湿关节炎。

2. 费尔蒂综合征（Felty 综合征） 是指类风湿关节炎伴脾大及白细胞减少的少见临床综合征，可伴有贫血、血小板减少、红细胞沉降率增快，以及抗环瓜氨酸肽抗体（抗 CCP 抗体）、类风湿因子、HLA-DR4 阳性。

五、实验室及影像学检查

（一）血清学检查

类风湿关节炎患者血清中分子标志物的检查有助于疾病诊断，以及疾病活动性、预后情况的判断（表 4-1）。

表 4-1　RA 主要自身抗体及标志分子的敏感性和特异性

名称	敏感性（%）	特异性（%）
抗瓜氨酸化蛋白 / 多肽抗体		
抗环瓜氨酸肽抗体	60 ～ 83.2	95 ～ 98
抗核周因子抗体	48 ～ 92	70 ～ 90
抗角蛋白抗体	22.7 ～ 68	84.1 ～ 98.9
抗突变型瓜氨酸化波形蛋白抗体	72.4 ～ 82.3	91.9 ～ 98
抗瓜氨酸化纤维蛋白原抗体	55.8 ～ 75	84.8 ～ 98
抗 CEP-1 抗体	64.3 ～ 65.2	83.3 ～ 94.5
RF		
RF-IgM	50 ～ 70	82.1 ～ 89
RF-IgG	43.7 ～ 50	70 ～ 91
RF-IgA	50.9 ～ 61.8	88.3 ～ 94.6
抗 PAD4 抗体	35 ～ 45	93.5 ～ 95.4
抗 P68 抗体	70	92
抗 CarP 抗体	42 ～ 44	89 ～ 96
SR-A	61.4	94.4
14-3-3η	43 ～ 78.7	73.8 ～ 92.6

1. 自身抗体

（1）抗瓜氨酸化蛋白 / 多肽抗体：近十年来，相关研究人员在类风湿关节炎患者的血清中发现了抗环瓜氨酸肽抗体、抗核周因子抗体及抗角蛋白抗体、抗突变型瓜氨酸化波形蛋白抗体、抗瓜氨酸化纤维蛋白原（ACF）抗体、抗 CEP-1 抗体等多种自身抗体，这些抗体均能识别瓜氨酸化自身抗原，统称为抗瓜氨酸化蛋白 / 多肽抗体。这些抗体在类风湿关节炎的诊断中有很高的敏感性及特异性。此外，ACPA 与疾病活动度及骨侵蚀严重程度密切相关，其高滴度阳性常提示预后不佳。

近年来，除 ACPA 外，研究人员还发现 RA 患者可能存在一系列针对翻译后修饰蛋白的自身抗体，如抗氨甲酰化蛋白（carbamylated protein，CarP）抗体、抗乙酰化蛋白抗体等，与 ACPA 统称为抗修饰蛋白抗体（anti-modified protein antibodies，AMPAs）。

（2）类风湿因子：是类风湿关节炎患者血清中针对 IgG Fc 片段抗原表位的自身抗体，可分为 IgM、IgG、IgA 及 IgE 四型。临床上最常检测的是 IgM 型 RF，其阳性率为 60% ～ 78%，类风湿因子阳性的患者多伴有关节外表现，如皮下结节及血管炎等。其他亚型，如 IgG 及 IgA 型

二维码4-3　类风湿因子不是类风湿关节炎的特异性抗体

RF，因常规凝集法不能检出，也被称为隐性类风湿因子。

（3）其他自身抗体：RA 患者还可产生其他自身抗体，如抗 RA33 抗体、抗内质网免疫球蛋白结合蛋白（Bip）抗体、抗 PAD4 抗体、抗 P68 抗体等。

2．新型血清标志分子　除自身抗体外，RA 患者的血清中还存在一系列特异性分子，如 A 类清道夫受体（SR-A）、葡萄糖 -6- 磷酸异构酶（G6PI）、14-3-3 η 等，对 RA 的诊断具有辅助作用。

3．急性时相反应物　类风湿关节炎活动期可有多种急性时相蛋白升高，包括 C 反应蛋白、淀粉样蛋白 A（amyloid A，AA）、淀粉样蛋白 P 和脂多糖结合蛋白（lipopolysaccharide binding protein，LBP）、α1- 巨球蛋白、纤维蛋白原等。临床上应用较广的是与病情活动度密切相关的 C 反应蛋白及红细胞沉降率。

4．其他　类风湿关节炎患者可伴有贫血，以慢性贫血为主。患者病情活动时血小板升高，病情缓解后血小板可降至正常。

（二）滑液检查

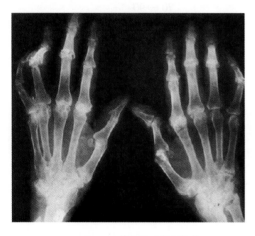

图 4-5　RA 患者双手 X 线片

滑液表现为炎性特点，白细胞总数可达 10 000 个 /mm³ 以上，以中性粒细胞为主。滑液内可检测出类风湿因子等自身抗体，补体 C3 水平多为下降。滑液中存在高水平的致炎性 T 细胞、B 细胞及浆细胞等。

（三）影像学检查

1．X 线　X 线片可见软组织肿胀、软骨及软骨下骨质破坏、骨质疏松、关节融合或畸形。典型的表现是关节面模糊或毛糙及囊性变。晚期患者可出现关节间隙变窄甚至消失（图 4-5）。

2．关节超声　敏感性高且无创，可用于判断关节是否存在炎症、预测关节病变进展、评价疗效及监测病情活动度等。早期 RA 患者关节超声下可见滑膜炎和骨侵蚀，能量多普勒超声可见滑膜血流增多。

3．MRI　可以分辨关节软骨、滑液及软骨下骨组织，有助于发现早期关节破坏。RA 发病 3 个月内即可出现 MRI 下骨侵蚀。此外，MRI 可以反映关节炎症，可用于早期诊断、活动度评估及预后判断。滑膜炎、骨髓水肿、骨侵蚀和腱鞘滑膜炎是主要 MRI 表现。

六、诊断及病情评估

（一）分类标准

目前，1987 年美国风湿病学会（ACR）修订的类风湿关节炎分类标准仍在临床上应用（表 4-2）。

表 4-2　1987 年 ACR 修订的类风湿关节炎分类标准

1．晨僵，持续至少 1 小时
2．至少 3 个关节区的关节炎：关节肿痛累及双侧近端指间关节、掌指关节、腕关节、肘关节、跖趾关节、踝关节、膝关节共 14 个关节区中至少 3 个
3．手关节炎：关节肿胀累及近端指间关节，或掌指关节，或腕关节
4．对称性关节炎：出现左、右两侧的对称性关节炎（近端指间关节、掌指关节及跖趾关节不要求完全对称）
5．有皮下结节
6．类风湿因子阳性（所用方法在正常人的检出率＜ 5%）
7．手和腕关节 X 线片显示骨侵蚀或骨质疏松

注：上述 1～4 项应持续≥ 6 周，符合至少 4 项者可分类为 RA。

ACR 的分类标准适用于病程较长的 RA 患者，对早期不典型患者的敏感性低，不利于早期诊断。因此，在 2010 年，ACR 和欧洲抗风湿病联盟（European League Against Rheumatism，EULAR）联合推出了新的 RA 分类标准（表 4-3）。这一分类标准的敏感性高于 1987 年 ACR 修订的标准，但不足之处是评分方法复杂、临床应用不便，且特异性降低。

表 4-3　2010 年 ACR/EULAR 类风湿关节炎分类标准

关节受累情况	受累关节数	得分（0~5分）
中、大关节	1	0
	2~10	1
小关节	1~3	2
	4~10	3
至少 1 个为小关节	＞10	5
血清学		得分（0~3分）
RF 或抗 CCP 抗体均呈阴性		0
RF 或抗 CCP 抗体至少 1 项低滴度阳性		2
RF 或抗 CCP 抗体至少 1 项高滴度阳性（＞正常上限 3 倍）		3
滑膜炎持续时间		得分（0~1分）
＜6 周		0
＞6 周		1
急性时相反应物		得分（0~1分）
ESR 或 CRP 均正常		0
ESR 或 CRP 增高		1

注：总得分在 6 分以上者可分类为 RA。

2012 年，全国多中心针对病程＜1 年的早期 RA 患者进行研究并发表了早期 RA（ERA）的分类标准（表 4-4）。经过国内及国际多中心临床验证，ERA 分类标准对早期 RA 具有较高敏感性和特异性，且应用简便。

表 4-4　早期 RA（ERA）分类标准

1. 晨僵时间 ≥ 30 分钟
2. 多关节炎（14 个关节区中至少 3 个部位存在关节炎）
3. 手关节炎（腕或掌指或近端指间关节中至少 1 处存在关节炎）
4. 抗 CCP 抗体阳性
5. 类风湿因子阳性

注：以上 5 项中满足 3 项或 3 项以上并排除其他关节炎者可分类为 RA。

二维码4-4　常用类风湿关节炎的疾病活动度指标及临床缓解标准

（二）病情评估

RA 的疾病活动度评估指标包括关节压痛和肿胀数目、炎性指标等，临床常用的活动度评分包括 DAS 28 评分、临床疾病活动指数（CDAI）、简化疾病活动指数（SDAI）等。此外，患者就诊时应对影响其预后的不利因素进行分析，包括高关节肿胀数、高急性时相反应物水平、高滴度自身抗体、早期出现骨破坏，以及 2 种以上慢作用抗风湿药效果不佳等。

RA 的临床缓解标准目前仍不统一，严谨且适合临床应用的缓解标准还有待进一步研究和验证。

七、鉴别诊断

（一）骨关节炎

骨关节炎多见于中老年人，一般起病缓慢。膝、髋、手及脊柱等负重关节易受累，可见赫伯登结节（Heberden 结节）和布夏尔结节（Bouchard 结节），膝关节常有摩擦感。X 线片示关节边缘骨质增生，而非破坏性改变。类风湿因子及 ACPA 等抗体阴性。

（二）银屑病关节炎

银屑病关节炎的表现有多种形式。根据临床特点将其分为 5 型，其中，多关节炎型和类风湿关节炎相似，可有对称性小关节受累，甚至有天鹅颈畸形等，但常出现远端指间关节受累，还可累及脊柱和骶髂关节，或者合并附着点炎和腊肠指（趾），RA 相关自身抗体多呈阴性。银屑病皮疹和指甲顶针样改变对鉴别诊断十分重要。

（三）反应性关节炎

与类风湿关节炎相比，反应性关节炎的特点为：①起病急，发病前常有肠道或尿路感染史；②以外周大关节（尤其是下肢关节）非对称性受累为主；③关节外表现为眼炎、尿道炎、龟头炎、溢脓性皮肤角化病及发热等；④类风湿因子阴性。

（四）血清阴性脊柱关节炎

血清阴性脊柱关节炎多见于青年男性，可有骶髂和脊柱关节受累、下肢非对称性大关节炎、虹膜睫状体炎、肌腱端炎、主动脉瓣关闭不全等。患者常有 HLA-B27 阳性，而 RF 等 RA 相关自身抗体阴性。

（五）其他结缔组织病

系统性红斑狼疮患者可表现为近端指间关节肿胀和晨僵等。但是，这些患者常有皮疹、血细胞减少、蛋白尿等全身多系统表现，自身抗体常见抗 dsDNA 抗体、抗核抗体等阳性。

原发性干燥综合征患者可出现双手关节痛，RF 阳性，需要和类风湿关节炎相鉴别。原发性干燥综合征以口干、眼干等外分泌腺表现为主，可有关节症状，但一般不引起关节畸形，抗体谱主要为 ANA、抗 SSA 抗体及抗 SSB 抗体，而 ACPA 阴性。

二维码4-5 血清阴性类风湿关节炎

此外，需要鉴别的疾病还包括类风湿狼疮综合征（Rhupus 综合征）、结核性风湿症（Poncet 综合征）、结核性关节炎、肿瘤伴发的关节炎、痛风、假性痛风及其他少见的关节炎，如多中心网状组织细胞增多症、神经病性关节病、近端指间关节周围胶原沉积症、进行性假性类风湿软骨发育不良等。

八、治疗

类风湿关节炎的治疗以减轻关节症状、抑制骨破坏、尽可能地保护关节功能为目的。治疗目标为达到临床缓解或低疾病活动度。为达到这一目标，应尽早应用改善病情的抗风湿药，以控制类风湿关节炎的进展，根据患者的病情特点、对药物的反应及药物副作用等选择个体化治疗方案。对于预后不良的患者，应强调不同作用机制药物的联合应用，尽可能实现患者的临床缓解。持续积极治疗策略（prolonged intensive therapy，PRINT）有助于提高临床缓解率。

RA 的治疗措施主要包括一般治疗、药物治疗和外科治疗。

（一）一般治疗

关节肿痛明显者应卧床休息，而肿痛缓解后应注意关节的功能锻炼。此外，理疗、外用药对缓解关节症状有一定作用。

（二）药物治疗

1. 非甾体抗炎药　NSAIDs 通过抑制环氧合酶（cycloxygenase，COX），主要抑制环氧合酶-2（COX-2），以阻止前列腺素合成，发挥抗炎作用，主要用于缓解 RA 的关节症状，但不能阻止疾病的进展。这类药物包括：非选择性 NSAIDs，如双氯芬酸、洛索洛芬等；倾向性 COX-2 抑制剂，如萘丁美酮等；选择性 COX-2 抑制剂，如塞来昔布、依托考昔等。选择性 COX-2 抑制剂因减少了对同工酶 COX-1 的抑制，从而减少了 NSAIDs 的胃肠道不良反应。治疗 RA 的常用 NSAIDs 见表 4-5。

表 4-5　治疗类风湿关节炎的常用 NSAIDs

布洛芬	双氯芬酸	美洛昔康
洛索洛芬	依托度酸	塞来昔布
精氨洛芬	尼美舒利	依托考昔
酮洛芬	萘丁美酮	艾瑞昔布
萘普生	吡罗昔康	
氟比洛芬	氯诺昔康	

2. 改善病情的抗风湿药（表 4-6）　DMARDs 可以控制病情的进展，阻止关节侵蚀及畸形的发生，是 RA 治疗的核心。目前应用于 RA 治疗的 DMARDs 包括 3 类：①传统合成 DMARDs（conventional synthetic DMARDs，csDMARDs），起效慢，一般 1～3 个月起效，故又称为慢作用抗风湿药（slow-acting antirheumatic drugs，SAARDs），包括甲氨蝶呤、来氟米特、羟氯喹、艾拉莫德、柳氮磺吡啶等。②生物 DMARDs（biological DMARDs，bDMARDs），又可分为生物原研 DMARDs（biological originator DMARDs，boDMARDs）和生物类似物 DMARDs（biosimilar DMARDs，bsDMARDs）。bDMARDs 指 TNF-α 抑制剂、抗 IL-6 及其受体单抗、抗 CD20 单抗等。这些 bDMARDs 的特点是起效快，能够快速控制 RA 的病情进展，阻止关节侵蚀和畸形。③靶向合成 DMARDs（targeted synthetic DMARDs，tsDMARDs），如以 JAK 激酶为靶向的托法替尼、巴瑞替尼（baricitinib）等。

表 4-6　治疗类风湿关节炎的主要 DMARDs

csDMARDs	bDMARDs	tsDMARDs
甲氨蝶呤	TNF-α 抑制剂	托法替尼
来氟米特	依那西普	巴瑞替尼
羟氯喹	英利昔单抗	乌帕替尼（upadacitinib）
艾拉莫德	阿达木单抗	
柳氮磺吡啶	戈利木单抗	
环孢素	培塞利珠单抗	
米诺环素	IL-6 拮抗剂	
硫唑嘌呤	托珠单抗	
金诺芬	抗 CD20 单抗	
青霉胺	利妥昔单抗（rituximab）	
	CTLA4-Ig 融合蛋白	
	阿巴西普	
	IL-1 受体拮抗剂	
	阿那白滞素	
	低剂量 IL-2	

（1）传统合成 DMARDs：这类 DMARDs 的治疗靶点为通过不同途径非特异性抑制淋巴细胞及炎症细胞的功能，从而发挥免疫抑制或抗炎作用，抑制 RA 的免疫及炎症损伤。

甲氨蝶呤：叶酸类似物，通过抑制二氢叶酸还原酶而降低四氢叶酸的形成，阻断 DNA 合成，抑制淋巴细胞增殖，抑制 IL-1、TNF-α 和 IL-8 等 RA 相关致炎因子的产生，从而发挥抗炎作用。

来氟米特：作用靶点为抑制二氢乳清酸脱氢酶，进而抑制嘧啶核苷酸的从头合成，从而抑制 T 细胞、B 细胞的增殖。活化的淋巴细胞是来氟米特的主要靶细胞。同时，来氟米特还可抑制细胞黏附分子的表达及白细胞在血管内皮细胞的黏附，从而阻止炎症渗出，减轻病变部位的炎症反应。

柳氮磺吡啶：可以抑制中性粒细胞髓过氧化酶（myeloperoxidase，MPO）的活性，从而减少氧自由基的产生，还可抑制 5- 氨基 -4 咪唑甲酰胺核苷酸转甲酰酶，导致腺苷释放到细胞外，发挥抗炎作用。目前多用于 RA 的联合治疗。

羟氯喹：可能通过抑制自身反应性 T 细胞、B 细胞的活化，从而抑制单核细胞、巨噬细胞等产生的 IL-1、TNF-α 和 IL-6 等 RA 相关致炎性细胞因子发挥活性。HCQ 常用于 RA 的联合治疗。

艾拉莫德：其治疗机制可能与作用于 B 细胞、减少免疫球蛋白的生成，同时抑制炎症因子 TNF-α、IL-1 和 IL-6R 的表达有关。研究显示，艾拉莫德单用或与 MTX 合用治疗 RA 安全且有效。

其他：环孢素 A（cyclosporin A，CsA）、米诺环素、硫唑嘌呤、金诺芬、青霉胺等均可作为 DMARDs 用于 RA 的治疗。

（2）生物 DMARDs：csDMARDs 存在非靶向、作用慢等缺点。由于炎症细胞因子在 RA 和骨质破坏中起到重要作用，靶向性生物制剂已较多用于 RA 的治疗。

TNF-α 抑制剂：TNF-α 是 RA 发病过程中最重要的促炎因子之一，在局部骨侵蚀和全身炎症反应中起到重要作用。TNF-α 抑制剂可直接与 TNF-α 结合而产生抗炎效应。目前常用的 TNF-α 抑制剂包括重组人 II 型 TNF 受体 - 抗体融合蛋白、人鼠嵌合性抗 TNF-α 的 IgG1 型单克隆抗体、完全人源化的抗 TNF-α 单克隆抗体和人源化 TNF-α 抗体 Fab 段等。TNF-α 抑制剂可发挥抗炎作用，并能延缓 RA 患者的关节破坏，是目前 RA 治疗中最常选择的生物制剂。

IL-6 拮抗剂：IL-6 是 RA 病程中的重要促炎因子，参与免疫细胞活化、自身抗体产生等病理过程，最终导致关节破坏和全身症状。托珠单抗是一种人源化抗 IL-6 受体单克隆抗体，已应用于 RA 的治疗并取得良好疗效。新的抗 IL-6 单抗临床试验也显示对 RA 的治疗有效。

抗 CD20 单抗：利妥昔单抗是人鼠嵌合性抗 CD20 单抗，可通过补体活化的经典途径、抗体依赖性细胞毒作用介导 B 细胞凋亡；也可直接抑制 B 细胞的生长并诱导其凋亡。利妥昔单抗已被美国食品药品监督管理局（FDA）批准治疗对一种或多种 TNF-α 抑制剂效果欠佳的活动期 RA。

T 细胞共刺激因子抑制剂：阿巴西普由 CTLA-4 胞外结构域和修饰的 IgG1 Fc 段组成，它通过阻断 CD28 与 CD80/CD86 的结合，阻断 T 细胞第二信号的传递，从而抑制 T 细胞的过度活化。研究显示，其能明显改善关节功能和减轻疼痛，从而用于 RA 的治疗。

其他生物制剂：包括低剂量 IL-2、抗粒细胞 - 巨噬细胞集落刺激因子（GM-CSF）单抗等，研究结果显示其对 RA 的治疗有效。随着 RA 分子机制研究的进展，将有更多新的生物靶向药物出现。

（3）靶向合成 DMARDs：托法替布是口服的小分子 Janus 激酶 3（JAK3）抑制剂，主要阻断的作用靶点是 JAK3、JAK1，轻度阻断 JAK2，能抑制 IL-6 等多种炎症因子的信号通路，同时抑制 Th1 和 Th17 的细胞分化。目前，多种 JAK 抑制剂已进入临床或临床试验，为 RA 的治疗提供了更多小分子靶向药物选择，包括 JAK1/JAK2 抑制剂巴瑞替尼、选择性 JAK1 抑制剂乌帕替尼等。

3．糖皮质激素 是类风湿关节炎治疗中的"双刃剑"。糖皮质激素可以有效地减轻炎症、缓解病情，但也可能引起明显的副作用。一般可在起始治疗或病情复发时应用，在3个月或更短时间内停用。除个别重症患者外，一般剂量≤10 mg/d。

4．植物药 目前，已有多种用于类风湿关节炎治疗的植物药，如雷公藤多苷、白芍总苷、青藤碱等。植物药具有改善关节肿痛、晨僵，以及抑制炎性因子产生的作用，其主要成分、有效剂型及机制有待进一步研究。

5．其他治疗 目前已有不同靶向的药物和方法被证实临床有效，Bruton 酪氨酸激酶抑制剂、多肽疫苗、锝99亚甲基二磷酸盐、T细胞疫苗、间充质干细胞，以及免疫净化疗法，如血浆置换、免疫吸附及去淋巴细胞治疗等，尚待进一步研究。

（三）外科治疗

对正规内科治疗难以纠正、已出现明显畸形的患者可考虑关节置换术等外科治疗，以改善关节功能。

二维码4-6 2019年欧洲抗风湿病联盟关于类风湿关节炎治疗推荐意见——类风湿关节炎治疗流程图

整合思考题

（1～2题共用题干）

女性，45岁，反复对称性双手、双足关节肿痛10年，晨僵2～3小时，近1月出现咳嗽、咳痰，有时喘憋，不发热，查体：双手关节变形，双肺底可闻及少许的细湿啰音。

1．患者最可能的诊断是

　A．系统性红斑狼疮　　　　　B．赖特综合征（Reiter's 综合征）

　C．强直性脊柱炎　　　　　　D．类风湿关节炎　　　　　E．反应性关节炎

2．患者不应继续服用的药物是

　A．甲氨蝶呤　　　　　　　　B．雷公藤多苷　　　　　　C．白芍总苷（帕夫林）

　D．柳氮磺吡啶　　　　　　　E．羟氯喹

答案：1. D；2. A

本题考查：(1) 类风湿关节炎的临床特点（对称性关节炎、多关节炎、关节畸形、晨僵）。

　　　　　(2) 类风湿关节炎的关节外表现（肺间质纤维化）。

　　　　　(3) 类风湿关节炎常用 DMARDs 的不良反应及用药禁忌。

（3～4题共用题干）

女性，45岁，双手近端指间关节、掌指关节、双膝肿痛半年，晨僵时间为半小时，伴关节活动受限。既往有胃溃疡病史，经治疗好转，无消化道出血史。查体：双手近端指间关节、掌指关节、双膝关节肿胀，压痛阳性。双膝浮髌试验阳性。

3．最有价值的辅助检查是

　A．血、尿、便常规检查　　　B．关节液晶体检查　　　　C．红细胞沉降率检查

　D．C反应蛋白检查　　　　　E．类风湿因子检查

4. 若上述检查结果呈阳性，首选的治疗方案应为

    A. 双氯芬酸＋中药   B. 糖皮质激素＋中药   C. 双氯芬酸＋来氟米特

    D. 塞来昔布＋甲氨蝶呤   E. 雷公藤多甙＋非甾体抗炎药

答案：3. E；4. D

本题考查：(1) 类风湿关节炎的临床特点（对称性关节炎、多关节炎、关节畸形、晨僵）。

          (2) 类风湿关节炎的分类标准。

          (3) 非甾体抗炎药的分类及不良反应差异。

参考文献

[1] Li R，Sun J，Ren LM，et al. Epidemiology of eight rheumatic disease in China：a large-scale cross-sectional survey in Beijing.Rheumatic (Oxford)，2012，51（4）：721-729.

[2] 栗占国，张奉春，鲍春德. 类风湿关节炎. 北京：人民卫生出版社，2008.

[3] Smolen JS，Aletaha D，Barton A，et al. Rheumatoid arthritis. Nat Rev Dis Primers，2018，4：18001.

[4] Smolen JS，Landewé RBM，Bijlsma JWJ，et al. EULAR recommendations for the management of rheumatoid arthritis with synthetic and biological disease-modifying antirheumatic drugs：2019 update. Ann Rheum Dis，2020，79（6）：685-699.

（李　茹）

学习目标

- **基本目标**
  1. 理解脊柱关节炎的分类标准和临床特点，并能够与其他关节炎相鉴别。
  2. 概括脊柱关节炎的实验室及影像学检查特点。
  3. 初步学会运用强直性脊柱炎及脊柱关节炎的分类标准。

- **发展目标**
  1. 理解脊柱关节炎的发病机制。
  2. 拓展脊柱关节炎新型治疗药物相关知识。

脊柱关节炎（spondyloarthritis，SpA）是一组以脊柱、外周关节及关节周围组织疾病为主，可有眼部、主动脉根部、肾等多器官、系统受累的系统性炎症性疾病。20 世纪 70 年代初，Wright 和 Moll 将血清类风湿因子阴性且易合并脊柱受累的关节炎统称为血清阴性脊柱关节病（sero-negative spondyloarthropathy），之前认为该组疾病包括：强直性脊柱炎（ankylosing spondylitis，AS）、银屑病关节炎（psoriatic arthritis，PsA）、反应性关节炎（reactive arthritis，ReA）、炎症性肠病关节炎（inflammatory bowel disease associated arthritis，IBDA）、幼年型脊柱关节炎（juvenile-onset spondyloarthritis，JSpA），以及未分化脊柱关节炎（undifferentiated spondyloarthritis，USpA）。随着对该组疾病认识的加深，国际脊柱关节炎评估工作组（ASAS）于 2009 年和 2011 年先后提出新的脊柱关节炎的分类标准，将该组疾病分为中轴型脊柱关节炎（axial spondyloarthritis）及外周型脊柱关节炎（peripheral spondyloarthritis）两类。该组疾病具有多种共同的临床特征：①有家族聚集倾向；②与 HLA-B27 密切相关；③最突出的特征是中轴关节（尤其是骶髂关节）炎症；④外周关节受累多表现为下肢非对称性寡关节炎；⑤病理变化集中在肌腱端周围和韧带附着于骨的部位（附着点炎）；⑥常有关节外表现，如眼炎、银屑病样皮疹或指（趾）甲病变、炎症性肠病等。

SpA 分布于世界各地，但其总患病率并无报道。对于强直性脊柱炎的患病率各国报道不一，我国汉族人群强直性脊柱炎的患病率为 0.2% ~ 0.54%，平均发病年龄为 20 ~ 23 岁。AS 的患病率有明显的种族差异性，白种人强直性脊柱炎患者 HLA-B27 阳性率高于黑种人，可能与 HLA-B27 在不同种族中分布不同相关。

一、病因

参与 SpA 发病的原因尚不完全清楚，目前认为遗传多态性和环境因素之间的复杂相互作用是 SpA 发病的主要原因。遗传因素增加了该疾病的易感性，而环境因素则是该病的促发因素。基因和环境的相对贡献可能因不同类型的脊柱关节炎而不同。在强直性脊柱炎患者中，遗传因素的贡献更大，而胃肠道和泌尿生殖系统的感染是反应性关节炎公认的诱因。

（一）遗传因素

1. HLA-B27　MHC- I 类等位基因 HLA-B27 是脊柱关节炎的主要遗传危险因素，在强直性脊柱炎患者中的阳性率高达 90%，而在一般人群中的阳性率不足 10%。虽然强直性脊柱炎的发生几乎都需要 HLA-B27，但仅有 HLA-B27 并不是充分条件。HLA-B27 阳性人群患 SpA 的绝对风险为 2%～10%，但若一级亲属中有 SpA 病史，则该风险会明显提高，达到 25%～50%。

2. 其他易感基因　尽管 HLA-B27 是主要的遗传易感因素，但它对强直性脊柱炎总体遗传性的贡献不到 25%。近年来，对数千名患者和对照者的全基因组关联分析发现了至少 30 个与疾病易感性相关的基因或遗传区域，包括 *ERAP1*、*IL23R*、*IL12B*、*IL6R*、*CARD9*、*RUNX3*、*TYK2* 等基因 SNP 被证实可能参与 SpA 的发病。

（二）环境因素

1. 病原体　志贺菌、沙门菌、结肠耶尔森菌、空肠弯曲杆菌及艰难梭菌等胃肠道的病原体，以及与泌尿生殖系感染相关的沙眼衣原体等通过激发机体炎症和免疫应答造成组织损伤，可能参与了疾病的发生和发展。

2. 肠道菌群失调　肠道微生物群在免疫系统的发育和维持免疫细胞稳态中发挥了关键性作用，其在慢性炎症性疾病中的重要性也越来越受到重视。目前，有研究证实，在 HLA-B27 阳性强直性脊柱炎患者中，回肠末端微生物菌群与健康对照组不同，证实肠道菌群失调可能参与了疾病的发病。

二、发病机制

SpA 的发病机制目前尚未完全明确，有证据显示多种机制都参与其发病。

（一）HLA-B27 基因的作用

对于脊柱关节炎来说，自 20 世纪 70 年代首次发现其与 HLA-B27 相关以来，风湿免疫病学专家一直努力研究 HLA-B27 的作用。目前，HLA-B27 发挥作用的模型有以下假设：①致关节炎肽学说，即 I 类基因通过抗原呈递发挥作用的经典模型；②与 HLA-B27 相关的非经典模型，包括 HLA-B27 分子未折叠蛋白反应和细胞表面同源二聚类体形成。

1. 致关节炎肽学说　HLA-B27 的主要功能是向 CD8$^+$T 细胞呈递抗原。该学说认为在遗传易感个体中，HLA 分子对自身肽的异常呈递导致无害的自身抗原被识别为有害抗原，诱导 CD8$^+$T 细胞的自身应答反应。

2. HLA-B27 分子未折叠蛋白反应和细胞表面同源二聚类体形成　在抗原加工和呈递的过程中，HLA-B27 重链的特点为肽结合槽 B 囊中第 67 位氨基酸为游离的半胱氨酸，因此，*HLA-B27* 重链极易形成二硫键的二聚体和低聚物。在内质网中，这些低聚物可引发未折叠蛋白反应，使得巨噬细胞分泌 IL-23，进一步启动炎症反应。在细胞表面，以二硫键连接的同源二聚体可以与天然免疫系统受体，特别是杀伤细胞免疫球蛋白样受体（KIR3DL2）相结合，进一步促进特异性 Th17 细胞转录因子 RORγt、抗细胞凋亡因子 bcl-2 的表达，促进细胞分泌 IL-17，促进后续炎症反应。

（二）细胞因子通路

研究证实，有两种途径的细胞因子通路参与脊柱关节炎的发病，即 TNF-α 信号通路和 IL-23/IL-17 信号通路。细胞因子通路参与局部炎症反应的同时，也参与骨代谢调节。CD4$^+$T 细胞和 CD8$^+$T 细胞表达 IL-17A 和 TNF-α，作用于关节局部滑膜成纤维细胞，两者的协同作用可增加 IL-6、IL-8、CXC 趋化因子配体 1（CXCL1）、CC 趋化因子配体 20（CCL20）等促炎因子的产生，这些促炎因子通过募集中性粒细胞及淋巴细胞等炎症细胞以增加关节局部炎症反应。

（三）骨吸收及骨形成

该疾病对骨代谢的作用是基于 T 细胞分泌 IL-17 直接对骨代谢进行调节，IL-17 直接作用于成纤维细胞，诱导 NF-κB 受体激活蛋白配体（receptor activator of NF-κB ligand，RANKL）的表达，RANKL 与破骨前体细胞表面的 NF-κB 受体激活蛋白（RANK）结合后，促使破骨前体细胞分化为成熟的破骨细胞，促进骨吸收。另外，IL-17A 和 TNF-α 通过调节间充质干细胞分化为成骨细胞以增加异位骨化的形成，该过程与碱性磷酸酶（ALP）水平升高及 RANKL 水平下降有关（图 5-1）。

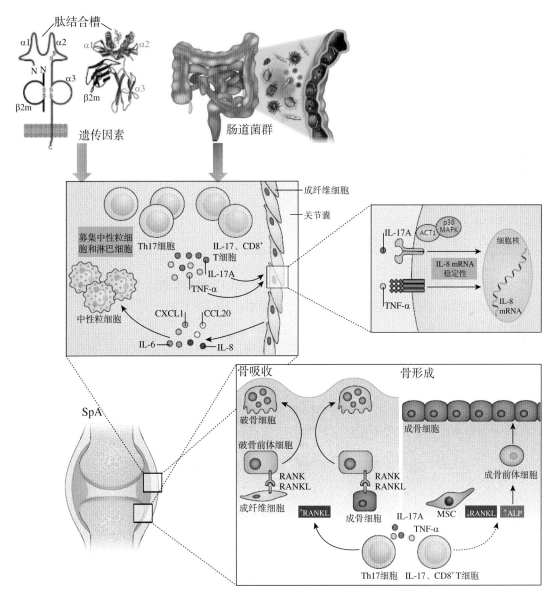

图 5-1　SpA 的发病机制

三、病理

附着点炎指肌腱、韧带和关节囊等附着于骨关节部位的非特异性炎症、纤维化乃至骨化，为本病的基本病变。骶髂关节是本病最早累及的部位，骶髂关节炎的早期病理变化包括软骨下肉芽组织形成，组织学上可见滑膜增生、淋巴样细胞及浆细胞聚集和淋巴样滤泡形成。软骨变性破坏和软骨下骨破坏随之发生，然后软骨逐渐被退变的纤维软骨替代，最终发生骨性强直。脊柱的最初损害是椎间盘纤维环和椎骨边缘连接处的肉芽组织形成。纤维环外层可能最终被骨替代，形成韧带骨赘甚至骨桥。脊柱关节炎外周关节病理表现为滑膜增生、淋巴样浸润和血管翳形成，但没有滑膜绒毛增殖、纤维原沉积和溃疡形成。另外，软骨下肉芽组织增生常会引起软骨破坏。

四、临床表现

（一）中轴表现

1. 腰背痛和晨僵　脊柱关节炎最常见的表现为炎性腰背痛（inflammatory back pain，IBP），疼痛起初主要发生在臀区深部，呈钝痛，难以定位，发作隐匿，伴有腰背部僵硬感，清晨可加重，部分患者会出现夜间痛醒，翻身困难。热水浴、运动或体力活动时可使疼痛或僵硬减轻。

目前最常用的炎性腰背痛的标准是 2009 年的 ASAS 标准（见表 5-1），其敏感性为 79.6%、特异性为 72.4%，5 项标准中满足 4 项即可诊断。

表 5-1　ASAS 炎性腰背痛标准

发病年龄 < 40 岁
隐匿发病
运动后改善
休息后不能改善
夜间痛（起床后改善）

2. 胸痛　随着胸椎（包括肋胸关节、肋横突关节）受累和胸肋、胸骨柄关节附着点炎的发生，患者可能感觉胸痛，咳嗽或打喷嚏时加重，常伴有胸肋关节的压痛。

（二）外周关节表现

1. 外周关节肿痛　脊柱关节炎患者可出现外周关节肿痛，常表现为外周大关节，特别是髋、膝、踝等关节的非对称性肿痛，银屑病关节炎某些亚型患者亦可出现小关节受累，特别是远端指间关节受累。

2. 指（趾）炎（dactylitis）　亦称为腊肠指（趾）（图 5-2），表现为手指 / 足趾肿胀，部分患者皮肤表面呈紫红色，压之不褪色，较常见于银屑病关节炎患者。

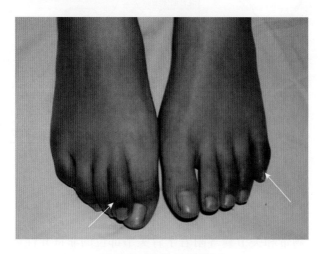

图 5-2　趾炎（腊肠趾）

3. 足跟痛 可以是脊柱关节炎患者的首发表现，足跟下方的疼痛比后方更为多见，双侧均可受累，可交替或同时出现，一般表现为早晨负重痛、夜间痛及足跟肿胀，甚至出现跛行。

（三）关节外表现

1. 急性前葡萄膜炎/急性虹膜炎 急性虹膜炎是最常见的关节外表现，可见于25%～30%的强直性脊柱炎患者，常为急性发作，单侧起病，表现为眼红、畏光、流泪、疼痛、视物模糊，如未及时治疗或延误治疗，可发生虹膜粘连和青光眼。早期治疗者大多在4～8周缓解且无后遗症。检查可见角膜周围充血、虹膜水肿、瞳孔不规则、前房渗出及小的角质沉淀。

2. 心血管系统表现 极少见，主要表现为升主动脉炎、主动脉瓣关闭不全、心肌肥厚、房室传导阻滞、束支传导阻滞，晚期可致心功能不全。另外，强直性脊柱炎患者心肌梗死的患病率较一般人群更高。

3. 呼吸系统表现 常为晚期少见的关节外表现，以慢性进展的肺上叶纤维化为特点，主要表现为咳嗽、呼吸困难，有时还可出现咯血。有部分患者由于胸壁活动受限，肺活量和肺总量可能有轻度降低，而肺残气量和功能残气量增加。

4. 神经系统表现 脊柱强直后易发生骨质疏松，导致骨折、关节脱位。第5～7颈椎最易发生骨折，骨折或脱位发生后压迫、损伤脊髓导致肢体瘫痪，是本病致死率最高的并发症。慢性进行性马尾综合征是本病罕见而严重的并发症，因累及腰骶神经根而引起疼痛和感觉缺失，还常引起泌尿系统和消化系统症状，逐渐发生二便失禁、阳痿、鞍区感觉缺失等表现。

5. 泌尿系统表现 强直性脊柱炎患者的泌尿系统并发症主要损伤类型表现为IgA肾病，可出现血尿、蛋白尿、肾功能受损进行性加重。罕见报道该病可继发肾淀粉样变性，主要表现为大量蛋白尿，肾穿刺活检可明确。

6. 肠道表现 克罗恩病及溃疡性结肠炎是脊柱关节炎的关节外肠道表现，主要表现为腹痛、腹泻、黏液脓血便、肛瘘等。但部分患者无典型肠道症状及体征，完善肠镜检查可见亚临床炎症。

7. 皮肤表现 最常见的表现为银屑病，银屑病最典型的皮肤损害为红斑、丘疹、斑块及其上覆盖银白色鳞屑，组织学表现为表皮角质形成、细胞增殖分化异常。

8. 骨质疏松症 早期可表现为骨量减少甚至骨质疏松，且发生骨质疏松性骨折的风险明显增加。部分患者因骨质疏松性胸椎畸形导致严重的姿势异常，特别是固定性驼背畸形。

五、体格检查

（一）骶髂关节检查

1. 直接按压骶髂关节检查是否可引起疼痛。

2. 4字试验/Patrick试验 患者取仰卧位，一腿伸直，另一腿屈曲置于直腿膝关节上，两腿呈"4"字，一手压直腿髂嵴部，一手握屈腿膝进行上抬、下压的动作，最大程度地外展、外旋髋关节。如骶髂部出现疼痛提示屈腿侧存在骶髂关节病变。

（二）脊柱和胸廓检查

1. Schober试验/修订的Schober试验 患者直立，以正中线髂后上棘水平标记为0，向上10 cm处标记为1（0～1之间距离为10 cm）、向下5 cm处标记为2（1～2之间距离为15 cm），令患者双膝直立弯腰。Schober试验为测量标记1～2的距离差，修订的Schober试验则为测量标记0～1的距离差（图5-3）。上述距离值增加＜4 cm，提示腰椎活动度减低。

2. 指-地距 患者直立，弯腰伸臂，测量中指尖端与地面之间的距离。

3. 枕-墙距 患者靠墙直立，双足跟、臀部、背部贴墙，收颌，眼平视前方，测量枕骨结节与墙之间的水平距离。正常应为0，＞0 cm为阳性。

4. 耳 - 壁距　患者取站位，背对墙壁，肩部、臀部、足跟贴墙，收颏，眼平视前方，双手伸直放于身体两侧，测量双侧耳屏至墙壁的距离（图 5-4）。

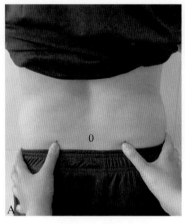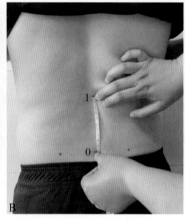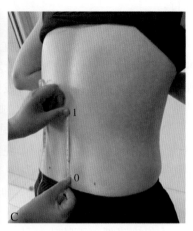

图 5-3　修订的 Schober 试验

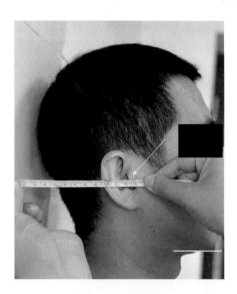

图 5-4　耳 - 壁距

5. 胸廓活动度测量　患者直立，双手抱头，在第 4 肋间隙水平（妇女为乳房下缘）用软尺测量深吸气、深呼气之间的胸围差（图 5-5），小于 5 cm 为异常。

6. 腰椎侧弯　患者直立，背对墙壁，肩部、臀部、足跟贴墙，收颏，眼平视前方，双手伸直放于身体两侧，测量并记录右手中指尖端到地面的距离；然后要求患者尽量向右侧弯，再次测量右手中指尖端至地面的距离，两次测量差值为右侧腰椎侧弯距离（图 5-6）。左侧腰椎侧弯距离按同样的方法进行测量。

7. 颈部旋转　患者端坐在椅子上，下颌处于水平位，双手置于膝上。检查者站立于患者头部位置后方，将量角仪水平置于患者头顶，所指方向与鼻子一致。患者保持肩部不动，尽可能地向一侧水平转动头部，量角仪随患者头部一起转动，分别测量左、右两侧的旋转角度（图 5-7）。

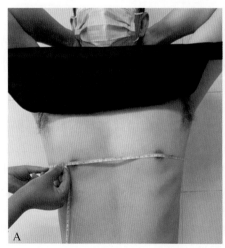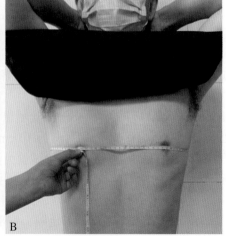

图 5-5　胸廓活动度测量

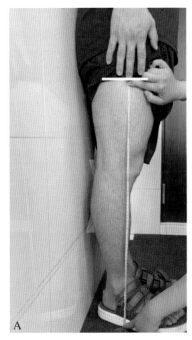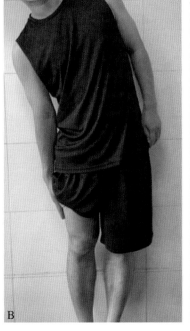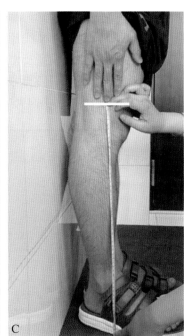

图 5-6　腰椎侧弯

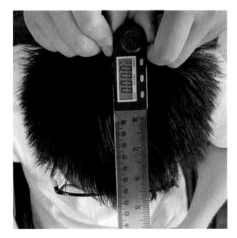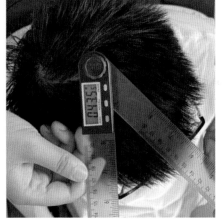

图 5-7　颈部旋转

六、实验室及影像学检查

（一）血清学检查

1. HLA-B27　与脊柱关节炎的发病相关，大部分患者的 HLA-B27 测定结果为阳性，对其进行基因分型检测，大部分患者呈现 HLA-B2702、HLA-B2704、HLA-B2705 及 HLA-B2707 阳性。

2. 急性时相反应物　脊柱关节炎活动期可有多种急性时相反应物升高，包括 C 反应蛋白、红细胞沉降率、纤维蛋白原等。临床上应用较广的是 C 反应蛋白及红细胞沉降率，其与疾病的活动度密切相关。部分患者还可出现血清 IgA 升高，可能与疾病的活动度有相关。

3. 其他　15% 的患者可伴有贫血，主要为轻度正细胞性贫血。部分患者可见血清碱性磷酸酶升高。

（二）影像学检查

1. X 线　骨盆正位 X 线片简单易行，可见不同程度骶髂关节炎（图 5-8），骶髂关节炎的影像学表现包括软骨下骨面模糊及相邻关节面骨侵蚀、硬化。软骨下骨板侵蚀可导致骶髂关节间隙假性增宽。随着时间的推移，逐渐发生纤维化、钙化、骨桥和骨化。另外，还可观察到坐骨、耻骨及髋关节的变化。临床上使用 1966 年的纽约标准对 X 线片上的骶髂关节改变进行分级（表 5-2）。

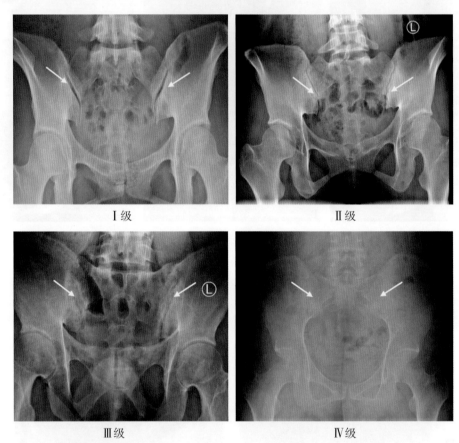

Ⅰ级　　　　　　　　　　　　　　Ⅱ级

Ⅲ级　　　　　　　　　　　　　　Ⅳ级

图 5-8　骶髂关节 X 线分级

表 5-2　骶髂关节 X 线片分级

0 级：正常
Ⅰ级：可疑或轻微骶髂关节炎
Ⅱ级：轻度骶髂关节炎，可见局限性侵蚀、硬化，关节边缘模糊，但关节间隙无变化
Ⅲ级：中度或进展性骶髂关节炎，伴有骨质破坏、硬化、关节间隙狭窄或增宽、关节部分强直中的 1 项或 1 项以上改变
Ⅳ级：骶髂关节严重异常，伴硬化、融合、强直

2. CT　能先于 X 线片检测出硬化、侵蚀等骨质的异常，但由于它存在辐射暴露，亦无法评估软组织及骨髓的变化，故临床中应用相对有限。

3. MRI　临床 MRI 的常规检查序列能够发现早期骶髂关节炎。临床常采用的序列为 T1 序列、T2 压脂序列，以及短时间反转恢复序列（STIR 序列）。骨髓水肿、脂肪沉积、骨侵蚀是其骶髂关节病变的主要表现（图 5-9）。脊柱早期炎症亦能够采用 MRI 进行观察，典型表现是椎体前、后角及椎间盘周围骨髓水肿。

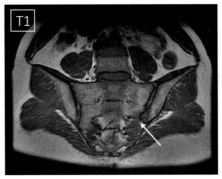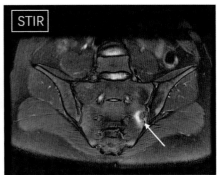

图 5-9 骶髂关节 MRI 表现（STIR 序列箭头处提示骨髓水肿）

七、分类标准及病情评估

（一）分类标准

目前，1984 年美国风湿病学会制订的强直性脊柱炎的分类标准仍是应用较多的标准之一（表 5-3）。

表 5-3 ACR 修订的强直性脊柱炎分类标准

A. 诊断
1. 临床标准
　　a. 腰痛，晨僵 3 个月以上，活动后改善，休息无改善
　　b. 腰椎冠状面和矢状面活动受限
　　c. 胸廓活动度低于相应年龄、性别的正常人
2. 放射学标准　双侧骶髂关节炎 ≥ 2 级或单侧骶髂关节炎 ≥ 3 级
B. 分级
1. 肯定强直性脊柱炎　符合放射学标准和 1 项以上临床标准
2. 可能强直性脊柱炎
　　a. 符合 3 项临床标准
　　b. 符合放射学标准而不具备任何临床标准（应除外其他原因所致的骶髂关节炎）

该标准适用于长病程、有典型临床表现的 AS 患者，对早期不典型患者分类诊断的敏感性低，不利于疾病的早期诊断。因此，在 2009 年和 2011 年，ASAS 分别推出了新的中轴型 SpA 分类标准（表 5-4）和外周型 SpA 分类标准（表 5-5）。这一分类标准的敏感性高于 ACR 修订的标准，但不足之处是评分法相对复杂，临床应用度有限。

表 5-4 ASAS 中轴型 SpA 分类标准

起病年龄 < 45 岁，腰背痛 ≥ 3 个月，且符合以下其中 1 种标准：影像学提示骶髂关节炎且伴 ≥ 1 项 SpA 临床特征；HLA-B27 阳性伴 ≥ 2 项 SpA 临床特征

1. SpA 临床特征　①炎性腰背痛；②关节炎；③跟腱炎；④葡萄膜炎；⑤指（趾）炎；⑥银屑病；⑦炎症性肠病；⑧对 NSAIDs 治疗反应佳；⑨有 SpA 家族史；⑩ HLA-B27 阳性；⑪ CRP 升高
2. 骶髂关节炎影像学表现　① MRI：骶髂关节有活动性炎性病变，有明确的骨髓水肿或骨炎，高度提示有与 SpA 相关的骶髂关节炎；② X 线片：为双侧 2 ~ 4 级或单侧 3 ~ 4 级骶髂关节炎（依据 ACR 修订的标准）

表 5-5 ASAS 外周型 SpA 分类标准

关节炎或跟腱炎或指（趾）炎者加	
≥ 1 项下列 SpA 临床特征	≥ 2 项下列其他的 SpA 临床特征
葡萄膜炎	关节炎
银屑病	肌腱端炎
克罗恩病 / 溃疡性结肠炎	指（趾）炎
有既往感染史	炎性腰背痛（任何时间）
HLA-B27 阳性	SpA 家族史
影像学所示骶髂关节炎	

二维码5-2　常用强直性脊柱炎疾病活动度评分

二维码5-3　常用强直性脊柱炎缓解指标

（二）病情评估

SpA 疾病活动度的评估指标包括腰背痛 VAS 评分、炎性指标等，临床常用的疾病活动度评分包括巴氏强直性脊柱炎疾病活动指数（Bath ankylosing spondylitis disease activity index, BASDAI）及强直性脊柱炎疾病活动评分（ankylosing spondylitis disease activity score, ASDAS），其中，ASDAS 根据不同的急性炎症指标可分为 ASDAS-CRP 和 ASDAS-ESR。BASDAI 评分 ≥ 4 分、ASDAS 评分 > 2.1 分为高疾病活动度，ASDAS 评分 < 1.3 分为病情平稳。

八、鉴别诊断

（一）髂骨致密性骨炎

髂骨致密性骨炎最常见于青年女性，出现局限于髂骨面的骨硬化，X 线上主要表现为累及骶髂关节中下 2/3 区域，有呈特征性三角形分布的高密度区，无骨侵蚀表现，可与 AS 相鉴别。

（二）弥漫性特发性骨肥厚

弥漫性特发性骨肥厚最常见于老年人，前纵韧带和肌腱、韧带骨附着处的骨肥厚为该病特征，最常见于胸椎。弥漫性特发性骨肥厚是以脊柱及脊柱外韧带广泛增生、骨化为主要特征的骨关节退行性病变，尤以下胸椎及右侧韧带连续性骨化为特点。X 线片可见特征性椎体前纵韧带及后纵韧带的钙化，与 HLA-B27 无显著相关性。无椎间关节的骨性强直和骶髂关节侵蚀、硬化或融合，可与 AS 相鉴别。

（三）腰椎间盘突出症

腰椎间盘突出症的典型表现为机械性腰背痛，一般在活动时加重、休息时减轻，无晨僵表现，不伴胸廓活动度和脊柱侧弯活动受限。实验室检查炎症指标正常，X 线检查无骶髂关节炎，其表现用于作鉴别诊断。

（四）感染性骶髂关节炎

感染性骶髂关节炎除表现为腰背痛外，多伴有发热，常有单侧骶髂关节受累，在影像学检查（MRI）中，除骶髂关节外，局部肌肉、脂肪组织亦有炎症表现，部分患者可有局部脓肿形成，抗感染治疗有效。部分患者须进行局部穿刺活检方可鉴别。

九、治疗

脊柱关节炎的主要治疗目标是通过控制症状和炎症防止进展性结构性破坏，保护或改善患者的功能和参与社会活动的能力，最大程度地提高患者的生活质量。为完成这一目标，需要在医生和患者的共同决策下制订个体化的治疗策略。SpA 的治疗措施主要包括非药物治疗、药物治疗和外科治疗。

（一）非药物治疗

脊柱关节炎患者非药物治疗的基石是患者的健康教育和规律锻炼。针对于脊柱、胸廓、髋关节等的锻炼尤为有效。家庭锻炼或在物理治疗师督导下的物理治疗都是有效的。另外，患者仍需要注意正确的站位、坐位、卧位姿势，应睡硬板床、低枕，避免过度负重和剧烈运动。

（二）药物治疗

1. 非甾类抗炎药　NSAIDs 是环氧合酶的抑制剂，能够抑制炎症介质的释放和由此引起的炎症反应，进而发挥消炎、镇痛的作用。对于脊柱关节炎患者来说，NSAIDs 是一线首选药物，除能缓解症状外，还能够改善患者的脊柱活动度及急性时相反应物。判断 NSAIDs 药物是否有效须至少观察 2 周，若一种 NSAIDs 的疗效欠佳可考虑换用另一种 NSAIDs 治疗，若 2 种 NSAIDs 的治疗均失败应换用其他治疗方案。目前，无论是 COX-1 还是 COX-2 抑制剂对脊柱关节炎均有效，尚未证明哪种最优。由于 NSAIDs 存在胃肠道和心血管风险，应根据患者的情况个体化选择用药并详细交代用药方法。

2. 糖皮质激素　目前循证医学证据不支持全身应用糖皮质激素治疗中轴关节病变。指南中推荐糖皮质激素可局部用于外周关节炎、急性虹膜炎等患者。

3. 二线药物　目前没有足够的证据证明柳氮磺吡啶、甲氨蝶呤等 DMARDs 对中轴病变有效。指南仅推荐柳氮磺吡啶用于外周型 SpA 的治疗，而甲氨蝶呤、来氟米特、艾拉莫德、沙利度胺等药物在临床中亦有使用，但其相关证据资料有限。

4. 生物制剂　随着对于脊柱关节炎发病机制探究的深入，针对不同通路靶点的药物的使用大大改善了患者的症状和预后。

（1）TNF-α 抑制剂：该药是脊柱关节炎治疗的一个里程碑，指南中已经将其作为 NSAIDs 治疗失败或不耐受患者的首选治疗方案。目前常用的 TNF-α 抑制剂包括重组人 II 型 TNF 受体 - 抗体融合蛋白（依那西普）、人鼠嵌合性抗 TNF-α 的 IgG1 型单克隆抗体（英夫利昔单抗）、全人源化的抗 TNF-α 单克隆抗体（阿达木单抗）和人源化 TNF-α 抗体 Fab 段（赛妥珠单抗）等。TNF-α 抑制剂能够迅速地控制炎症，改善患者的症状和功能。对于合并急性虹膜炎、炎症性肠病等关节外表现的患者应首选单抗类 TNF-α 抑制剂。

（2）IL-17A 拮抗剂：IL-17 在 SpA 的病程中发挥重要的作用，参与免疫细胞活化、异常骨代谢的过程。司库奇尤单抗（secukinumab）是一种全人源化 ILA-17A 单克隆抗体，已被批准用于强直性脊柱炎的治疗。

（3）JAK 抑制剂：托法替尼是小分子 Janus 激酶抑制剂，主要作用靶点是 JAK3、JAK1，抑制 IL-6 等多种炎症因子的信号通路，同时抑制 Th1 和 Th17 细胞分化。在临床试验中，托法替尼治疗强直性脊柱炎安全且有效。

（三）外科治疗

髋关节病变导致的难治性疼痛或关节残疾患者建议行全髋关节置换术。严重脊柱屈曲畸形患者，若其症状影响患者视野及心肺功能可考虑行脊柱矫形术。发生急性骨折的患者部分需要进行脊柱手术治疗。

十、预后

该疾病病程多样，以自发缓解和加重为特征，但通常为良性过程，不影响寿命，但可影响患者的工作和生活，甚至致残。髋关节受累、HLA-B27 阳性，幼年起病是预后不良的相关因素。

整合思考题

（1 ~ 2 题共用题干）

男性，25 岁，腰背痛 4 年余，有夜间痛醒，翻身困难，伴有晨僵，活动 2 小时有所缓解，近 2 周出现泡沫尿。查体：双肾区无叩击痛，左侧 4 字试验阳性。进一步完善检查，尿常规示尿蛋白 3+，RBC 10 ~ 15 个 /HPF，以畸形红细胞为主，CRP 3.5 mg/dl。

1. 患者最可能的诊断是

  A. 贝赫切特综合征（白塞病） B. 赖特综合征（Reiter's 综合征）

  C. 强直性脊柱炎 D. 类风湿关节炎 E. 系统性红斑狼疮

2. 患者泌尿系统病变最可能的诊断是

  A. 原发性肾小球肾炎 B. IgA 肾病

  C. 肾淀粉样变性 D. 膜性肾病 E. 狼疮性肾炎

答案：1. C；2. B

本题考查：（1）强直性脊柱炎的临床特点（炎性腰背痛、晨僵）。

      （2）脊柱关节炎的关节外表现（泌尿系统受累）。

参考文献

[1] Gary S Firestein，Ralph C Budd，Sherine E Gabriel，et al. KELLEY & FIRESTEIN'S Textbook of Rheumatology. 10th ed. Philadelphia：ELSEVIER，2017.

[2] Sieper J，Poddubnyy D. Axial spondyloarthritis. Lancet，2017，390（10089）.

[3] Sieper J，Braun J，Dougados M，et al. Axial spondyloarthritis. Nat Rev Dis Primers，2015：15013.

[4] Ward MM，Deodhar A，Gensler LS，et al. 2019 Update of the American College of Rheumatology/Spondylitis Association of America/Spondyloarthritis Research and Treatment Network Recommendations for the Treatment of Ankylosing Spondylitis and Nonradiographic Axial Spondyloarthritis. Arthritis Care Res（Hoboken），2019，71（10）：1285-1299.

[5] Ranganathan V，Gracey E，Brown MA，et al. Pathogenesis of ankylosing spondylitis-recent advances and futuredirections. Nat Rev Rheumatol，2017，13（6）：359-367.

（翟佳羽）

学习目标

- **基本目标**

  1. 理解骨关节炎的危险因素及临床特点。

  2. 概括骨关节炎的实验室及影像学检查特点。

  3. 初步学会运用骨关节炎的分类标准。

- **发展目标**

  理解骨关节炎的发病机制。

骨关节炎（osteoarthritis，OA）是一种退行性关节疾病，主要发生于老年人，其特征是关节软骨糜烂丢失、关节边缘骨肥大（即骨赘形成）、软骨下骨硬化，滑膜可有轻度的炎症，晚期整个关节面软骨可以完全丧失。典型的临床症状是关节疼痛、僵硬、肥大和功能障碍等。最常累及的部位是膝、手、髋、第1跖趾关节和脊柱。骨关节炎的发生与年龄密切相关，45岁之后发病率明显升高，曾被称为骨关节病、磨损性关节病及肥大性关节炎，但OA并不是关节正常衰老的必然结果。

随着人口老龄化的加快，OA的患病率越来越高，是最常见的关节疾病，也是关节致残的重要原因之一。膝关节是最常受累的关节部位，其次是手关节，二者的患病率远高于髋关节骨关节炎。膝关节放射性骨关节炎的患病率远高于膝关节症状性骨关节炎，60岁以上人群放射性OA的患病率超过50%，症状性OA的患病率为5%～27%，女性临床OA的患病率是男性的2～3倍。不同种族的患病率也不同，非裔美国人高于白种人，亚洲人髋关节OA的患病率远低于西方人。

一、病因及危险因素

OA目前被认为是由遗传因素和关节局部各种因素（如生物力学）综合所致，这些因素逐渐积累产生OA的形态学及临床改变。OA的发病危险因素包括年龄、关节部位、肥胖、遗传易感性、关节对线不良和创伤、性别。

1. 年龄　是OA的危险因素，骨关节炎的发病率随年龄的增长而逐渐升高，75岁以上人群有超过80%的人受到OA影响。OA的放射学改变也随着年龄的增长而增加，但不一定与临床症状相关。虽然关节软骨可随年龄的增加而出现关节面磨损、软化和变薄，软骨基质蛋白多糖的大小和聚集性能会下降，基质抗压力的强度会下降，提示软骨细胞维持和修复组织的能力下降，但OA并不是年龄增长的必然结局。

2. 关节部位　OA多发生于负重关节，如膝关节、手关节、髋关节，踝关节少有发生。

3．肥胖　是 OA 发病的重要危险因素，负重关节的机械应力增加可能是导致关节退化的主要因素，肥胖不仅能增加关节负荷，还会改变患者的姿势和步态，加重关节的生物力学改变。肥胖基因及其产物瘦素对 OA 的发生和进展起到重要作用。肥胖者体力活动减少致保护性肌力的下降也参与了 OA 的发展。

4．遗传易感性　队列研究支持骨关节炎具有遗传性，同卵双生子 OA 的一致性显著高于异卵双生子。双生子及家族风险研究显示，骨关节炎的遗传成分可能在 50% ~ 65%。不同 OA 发病部位的遗传因素存在差异，手和髋关节骨关节炎的遗传影响比膝关节骨关节炎大。基因研究已经发现多种基因变异与 OA 的患病风险增加有关。全基因组连锁扫描显示，多达 7 个染色体区域可能含有 OA 易感基因。

5．关节对线不良和创伤　可能致 OA 的快速发展或引发多年后出现症状性 OA。关节几何结构的改变可能会干扰软骨的营养情况，改变应力负荷的分布，导致软骨生化成分发生改变。反复高强度运动与关节的损伤密切相关，同时也增加了下肢 OA 的风险。

6．性别　女性 OA 的发病率是男性的 2 ~ 3 倍，50 岁以后，女性膝关节 OA 的发病率显著增加。女性更容易出现多关节受累、晨僵、关节肿胀和夜间痛等临床表现，可能与女性绝经后雌激素分泌不足有关。

二、发病机制

OA 的发病机制复杂，生物力学、高龄、炎症及代谢等多种全身及局部因素参与了 OA 的发病，最终导致关节的结构破坏和失能。OA 是因关节组织损伤和修复之间不平衡而引发的一种主动的动态改变，而不是简单的软骨磨损性病变。

生物力学因素在遗传易感性、肥胖和关节应力不良等背景下，使软骨生化成分发生了变化，改变了软骨基质的特性，使基质抗压能力下降，对危险因素的易感性增加。最初的软骨损伤只发生在表面，随后向深处发展，软骨试图进行修复，早期表现为以软骨细胞增殖肥大和软骨基质合成活性增加为特征的合成代谢变化，但同时会产生基质降解产物和促炎介质，如基质金属蛋白酶、IL-1β、IL-4、IL-13 及 TNF-α 等，这些物质会下调软骨细胞功能，并作用于邻近的滑膜，刺激滑膜增殖和促炎反应，增殖的滑膜细胞也会释放促炎介质，软骨下骨的骨转换增加，激活骨重建并在关节边缘形成骨赘。随后主要是分解代谢状态，表现为软骨基质合成减少、基质蛋白降解增加、软骨细胞凋亡及炎症抑制因子（如 TGF-β）减少。软骨细胞在分解代谢状态下的许多特征与滑膜和软骨细胞产生炎症介质有关，这些炎症介质在局部起作用，使软骨永久降解。

三、病理

软骨变性是 OA 最基本的病理改变。初起表现为软骨表面粗糙和不规则，出现浅表小裂缝，伴随着软骨基质肿胀和软骨细胞增生，增生软骨细胞形成细胞簇和表达肥大化标志物是早期 OA 的病理学特征，组化染色显示蛋白聚糖的分布发生改变。随着骨关节炎的进展，关节软骨表面变得更加不规则，浅表裂隙扩大，并延伸到软骨的中间区。受损软骨区域逐渐连成片至浅表区完全缺失。随着病情的恶化，关节软骨裂缝进一步加深，表面不规则增加，最终溃烂、脱落，可致软骨下骨板裸露。软骨下骨增厚、硬化，关节边缘骨赘形成，关节附近出现骨囊性变。

OA 在传统上被认为是非炎症性关节炎，但其滑膜组织中存在低度炎症，滑膜局限性增生和滑膜积液已成为 OA 病理生理学的另一个重要特征，甚至在早期 OA 患者中也可观察到一定程度的滑膜炎。与 RA 不同，OA 的滑膜炎症主要局限于邻近病理损伤软骨和骨的区域，这种局限性滑膜炎可以是亚临床性的。关节镜研究表明，高达 50% 的 OA 患者有滑膜炎症性改变。滑膜组织学改变包括滑膜组织肥厚和增生、衬里细胞增多，常伴有淋巴细胞散在分布于衬里组织下。

四、临床表现

OA 最常累及膝、手、足、髋和脊柱，这些关节可有相应临床症状，也可以仅有影像学改变。OA 一般起病隐匿，进展缓慢，主要表现为关节及其周围疼痛、僵硬、活动后关节痛加重且休息后缓解、轻微晨僵（小于 30 分钟）、关节骨性肥大和功能障碍。体格检查表现为关节骨性膨大和活动时有骨摩擦感，伴随关节活动范围受限。可伴有软组织肿胀或渗出，但比炎症性关节炎的程度轻很多。疼痛程度与关节结构损伤并不呈正比，情绪不良、睡眠障碍以及其他心理、社会因素影响 OA 的疼痛体验。

（一）膝关节 OA

膝关节 OA 最常见的症状是膝关节周围疼痛、僵硬及活动受限。

初期疼痛是间断性的，多出现在活动或上、下楼时，关节负重时加重，休息可以缓解。随着病情的进展，关节疼痛加重，甚至休息时也可发生疼痛，夜间可痛醒。关节活动可因疼痛而受限，致从坐位到站立、行走，尤其是爬楼梯时出现行动障碍。晨起或长时间坐着休息后膝关节出现僵硬，一般活动数分钟，不到 30 分钟可缓解。可伴有膝关节不稳感、突然"打软"及关节"绞锁"感。膝关节可出现关节渗液、肿胀，但一般不会出现发红及发热感。

查体示膝关节可有肿胀或骨性肥大，关节活动时触诊可感到粗糙的摩擦感，甚至可以听到摩擦音，可能为软骨缺失和关节面欠光整所致。内或外侧关节线可有压痛，伸、屈膝活动范围受限，严重者出现关节内翻、外翻及屈曲畸形，晚期可出现肌肉萎缩（图 6-1）。

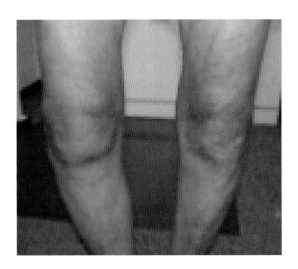

图 6-1 膝关节 OA

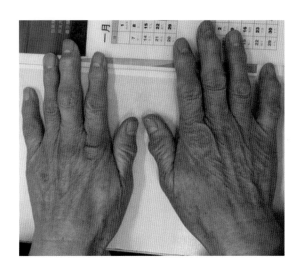

图 6-2 手关节 OA

（二）手关节 OA

手关节 OA 多见于中老年女性，远端指间关节（DIP）、近端指间关节（PIP）及第 1 腕掌关节（CMC）是最常累及部位，通常双手有多个关节受累，优势手症状较明显。可伴有晨僵，一般持续数分钟，不超过半小时。手关节 OA 最特征性的表现为指间关节伸面内、外侧骨样肿大结节。远端指间关节明显的骨性膨大称为赫伯登结节（Heberden 结节），位于近端指间关节的骨性膨大称为布夏尔结节（Bouchard 结节），结节可以无疼痛，也可以出现间断红肿和压痛（图 6-2）。双手远端及近端指间关节水平样弯曲形成蛇样畸形，部分患者可出现关节屈曲或侧偏畸形。OA 累及第 1 腕掌关节时症状比较明显，可以导致明显的疼痛、关节功能受限和握力下降，常因骨质增生而出现"方形手"。

五、实验室及影像学检查

（一）血清学检查

OA 无特异的实验室检查异常。红细胞沉降率、C 反应蛋白大多正常或轻度升高，类风湿因子和自身抗体呈阴性。

（二）滑液检查

OA 的关节滑液常为正常或轻度炎性，表现为清亮透明，无色或呈微黄色，黏度正常，凝固试验呈阳性，白细胞数低于 2×10^6/L，葡萄糖含量很少低于血糖水平的一半。

（三）影像学检查

OA 的典型 X 线表现为受累关节间隙不对称狭窄、软骨下骨质硬化、囊性变、关节边缘骨赘形成（图 6-3）。磁共振成像能显示全关节结构，发现早期软骨病变，以及滑膜、半月板、韧带等关节结构的异常。影像学检查对 OA 的诊断及与其他关节炎的鉴别十分重要。

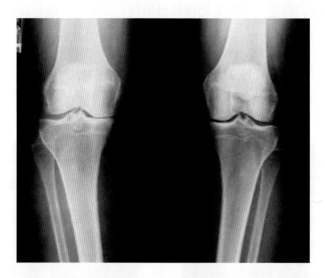

图 6-3　OA 双膝 X 线片

六、诊断及分类标准

OA 的诊断一般不难，依据典型的临床症状和体格检查可进行诊断，必要时结合 X 线检查，并排除其他炎症性关节疾病而诊断。美国风湿病学会提出了关于手关节、膝关节 OA 的分类标准，应用较多，内容如下。

（一）手关节 OA 的分类标准（表 6-1）

表 6-1　ACR 手关节 OA 的分类标准

1. 近 1 个月大多数时间有手关节疼痛、发酸和僵硬
2. 在 10 个选定的关节中，有骨性膨大的关节 ≥ 2 个
3. 掌指关节肿胀 ≤ 3 个
4. 远端指间关节骨性膨大 ≥ 2 个
5. 在 10 个选定的关节中，畸形关节 ≥ 2 个

备注：满足上述条目的 1 ~ 3 和 4 或 5 即可诊断为手关节 OA；10 个选定关节指双侧第 2、3 DIP，第 2、3 PIP 和第 1 CMC。

（二）膝关节 OA 的分类标准（表 6-2）

表 6-2　ACR 膝关节 OA 的分类标准

临床标准

1. 近 1 个月大多数时间有膝关节痛
2. 关节活动时有骨摩擦感
3. 晨僵持续时间 ≤ 30 分钟
4. 查体发现膝关节有骨性膨大
5. 年龄 ≥ 50 岁

临床及影像学标准

1. 近 1 个月大多数时间有膝关节痛
2. X 线片示关节边缘有骨赘形成
3. 关节液检查符合骨关节炎
4. 年龄 ≥ 50 岁
5. 晨僵持续时间 ≤ 30 分钟
6. 关节活动时有骨摩擦感

备注：满足临床标准的 1、2、4 或 1、2、3、5 或 1、4、5 即可诊断为膝关节 OA；满足临床及影像学标准的 1、2 或 1、3、5、6 或 1、4、5、6 即可诊断为膝关节 OA。

七、鉴别诊断

（一）类风湿关节炎

类风湿关节炎多见于 30 ~ 50 岁女性，全身多关节受累，双手近端指间关节、掌指关节及腕关节小关节常被累及，远端指间关节受累罕见。伴明显晨僵，时间多大于 1 小时，炎症指标红细胞沉降率、C 反应蛋白常升高，大部分患者类风湿因子及 ACPA 等抗体呈阳性。

（二）银屑病关节炎

银屑病关节炎常出现远端指间关节受累，多为不对称的少数关节肿痛，多伴有银屑病的指甲病变或皮肤改变，或者合并附着点炎和腊肠指（趾）。类风湿因子及 ACPA 等抗体一般呈阴性，部分患者 HLA-B27 阳性。银屑病皮疹和指甲顶针样改变对鉴别诊断十分重要。

八、治疗

骨关节炎最主要的症状是疼痛，目前，骨关节炎的治疗以缓解疼痛、改善生活质量为主，有效干预骨关节炎进展的药物仍在探索中。OA 的治疗为综合性治疗，包括非药物治疗、药物治疗和手术治疗。

（一）非药物治疗

非药物治疗是 OA 治疗的基础，适用于所有患者。应对患者进行疾病宣教，让其认识到 OA 是一种最常见的进展缓慢的关节疾病，治疗不仅包括药物治疗，非药物治疗也非常重要。建议患者在日常生活中避免进行加重关节负荷的活动，如提重物、下蹲、频繁上下楼，超重者要减轻体重。适当的锻炼，如股四头肌锻炼、慢走及游泳等很重要，锻炼不仅能减轻体重，还能维持及加强肌肉力量。可以行理疗、针灸、经皮电刺激治疗，以及使用辅助矫形装置等。部分患者仅通过非药物治疗即可达到明显缓解关节疼痛的效果。

（二）药物治疗

1. 镇痛药物　是最常用于治疗、控制骨关节炎疼痛症状的药物。

（1）外用药物：包括辣椒碱、外用非甾体抗炎药及中成膏药等，适合高龄、合并症多的患者。

（2）口服非甾体抗炎药：是目前使用最多、最主要的镇痛药物。此类药物可以明显缓解 OA 的症状，但长期服用可能有胃肠道症状、肾或肝功能损害及增加心血管不良事件发生的风险，故应使用最低有效剂量，短疗程使用，药物种类及剂量的选择应符合个体化。对于高龄、既往有溃疡病史、伴幽门螺杆菌感染、使用抗凝剂的患者，服用非甾体抗炎药时须注意消化性溃疡的风险，最好选用特异性 COX-2 抑制剂或同时使用质子泵抑制剂（proton pump inhibitor，PPI）。

（3）对乙酰氨基酚：可以缓解 OA 症状，但疗效不及 NSAIDs，推荐每日服用的最大剂量不超过 3 g。主要不良反应有胃肠道症状和肝毒性。

（4）阿片类药物：为中枢神经系统镇痛药物，有镇静作用，会导致便秘及成瘾症状，可能会增加患者的全因死亡率，适用于其他治疗方法效果差或有禁忌时，可慎重选择弱阿片类药物，如曲马多。

2．关节腔内注射治疗

（1）糖皮质激素：适用于关节疼痛明显、关节内有积液的病例，关节内注射糖皮质激素能明显减轻滑膜炎症状，快速消肿、镇痛，疗效能持续数周至数月，但同一关节不应反复注射，注射间隔时间不应短于 3 个月。OA 患者不提倡口服或肌内注射糖皮质激素。

（2）透明质酸：是关节滑液中的一种重要分子，可能具有抗炎、短期润滑及缓冲滑膜神经末梢镇痛作用，有较长时间的症状缓解和功能改善，主要适用于膝关节 OA，尤其 X 线表现为轻度至中度的病例。

3．度洛西汀　是一种选择性血清素和去甲肾上腺素再摄取抑制剂，可缓解 OA 患者的慢性关节和肌肉疼痛，对 OA 患者长期疼痛导致的痛觉超敏和中枢致敏有较好的治疗作用。

4．关节软骨保护剂　包括氨基葡萄糖、硫酸软骨素、生姜提取物、鳄梨和大豆非皂化物、鲨鱼软骨和 S- 腺苷基甲硫氨酸等，此类药物作为关节营养补充剂可能具有抗炎、镇痛、降低基质金属蛋白酶和胶原酶活性、保护关节软骨、改善关节功能的作用。

5．改善病情的骨关节炎药（disease-modifying osteoarthritis drugs，DMOADs）　是能同时缓解疼痛和延缓疾病进展的药物，被称为改善病情的骨关节炎药，此类药物是目前药物研发的重点。尽管进行了许多实验，但尚没有公认理想的 DMOADs。潜在的 DMOADs 有金属蛋白酶或胶原酶抑制剂、氨基葡萄糖、双醋瑞因、TGF-β、IL-1 受体拮抗剂等。

二维码6-1　2019年国际骨关节炎学会（OARSI）非手术治疗膝关节OA推荐

（三）手术治疗

对于晚期 OA 患者、关节出现严重功能障碍者可进行手术治疗，包括膝关节和髋关节置换术等。手术治疗可以缓解疼痛、恢复关节功能。

九、预后

OA 一般进展缓慢，部分患者晚期须行人工关节置换术。

整合思考题

（1 ~ 2 题共用题干）

女性，68 岁，主诉双手第 2、3、5 远端及近端指间关节疼痛 10 年，逐渐有肿大，受寒、劳累后疼痛明显，伴晨僵，活动数分钟可好转。既往体健，查体示双手第 2、3、5 远端及近端关节压痛阳性、有骨性膨大，血常规正常，ESR 为 13 mm/h，CRP 为 3 mg/L，RF、抗环瓜氨酸肽抗体（抗 CCP 抗体）及 ANA 均为阴性。

1．患者最可能的诊断是

A．反应性关节炎　　　　　B．骨关节炎　　　　　　C．类风湿关节炎

D．银屑病关节炎　　　　　E．痛风

2．对于该患者的诊断最有价值的检查是

A．手关节 X 线片　　　　　B．血尿酸水平测定　　　　C．红细胞沉降率检查

D．抗环瓜氨酸肽抗体测定　E．HLA-B27 测定

答案：1．B；2．A

本题考查：(1) 手关节 OA 的临床特点（DIP、PIP 最常受累、查体有骨性膨大、晨僵时间短）。

(2) 手关节 OA 的鉴别诊断。

参考文献

［1］Gary S Firestein，Ralph C Budd，Sherine E Gabriel，et al. KELLEY & FIRESTEIN'S Textbook of Rheumatology. 10th ed. Philadelphia：ELSEVIER，2017：1617-1659.

［2］David J Hunter，Sita BZ. Osteoarthritis. Seminar，2019，393（10182）：1745-1759.

［3］Bannuru RR，Osani M，Vaysbrot EE，et al. OARSI guidelines for the non-surgical management of knee，hip，and polyarticular osteoarthritis. Osteoarthritis Cartilage，2019，27（11）：1578-1589.

（任立敏）

第七章

痛　风

　　痛风（gout）是指由于嘌呤代谢紊乱造成高尿酸血症，尿酸盐结晶沉积在关节或软组织中导致的一组疾病，可表现为关节炎反复发作、痛风石、关节破坏或畸形、肾实质损害、尿路结石等多种慢性症状。临床上可分为：①原发性痛风。部分患者由于遗传基因引起先天性嘌呤代谢障碍，其他大部分患者病因不明。②继发性痛风。多由于血液病、恶性肿瘤、慢性中毒、药物或高嘌呤饮食造成尿酸产生过多或尿酸排泄障碍所致。高尿酸血症与痛风是两个不同的概念，单纯的高尿酸血症只是血尿酸升高但无痛风的临床表现；只有当尿酸盐在组织中沉积造成损害才出现痛风。

一、流行病学及危险因素

　　痛风是具有悠久历史的疾病之一，公元前5世纪，古希腊医学家希波克拉底（Hippocrate）最早描述了痛风。目前，高尿酸血症和痛风见于世界各地各个种族的人群。高尿酸血症在不同人群中的患病率为2.6%～47.2%，且与血肌酐、体重指数、年龄、血压和乙醇摄入量直接相关。人群中痛风的患病率为1%～15%，近年来发病率明显增加，可能与饮食习惯和肥胖的流行有关。痛风的患病率一般随年龄与血尿酸浓度的升高而增加。若血尿酸浓度超过7 mg/dl，则发生痛风性关节炎或肾结石的风险开始增加。若血清尿酸盐浓度为7～8.9 mg/dl，则年发病率为0.5%；若血清尿酸盐浓度高于9 mg/dl，5年累积发病率则可高达22%。

　　目前认为痛风的危险因素包括以下几个方面。

　　1. 遗传　原发性痛风是一种先天性代谢缺陷病，具有家族聚集现象。痛风的遗传方式可为常染色体显性遗传、常染色体隐性遗传或性连锁遗传。

　　2. 年龄和性别　男性发生痛风的风险是女性的20倍。男性在青春期时血尿酸水平显著升高，痛风在 40 岁以上男性中的发病率最高。女性血尿酸水平较低，绝经后血尿酸升高并接近成年男性水平，这与性激素的作用有关。性激素可使肾小管分泌后重吸收尿酸盐减少，导致尿酸盐排泄增多、血尿酸水平降低。

3．饮食　高嘌呤饮食是导致痛风的重要危险因素。乙醇的摄入增加了痛风的发病风险；海鲜和红肉，尤其是内脏器官，使得高尿酸血症发生的风险显著升高。流行病学研究证实，过度摄入果糖及富含果糖的饮料或果汁可使血尿酸升高、痛风的发病率增加。饮用低脂奶制品、规律大量饮用咖啡（每日 4 ~ 6 杯）可能导致血尿酸降低；增加维生素 C 摄入可降低血尿酸水平。

4．其他　包括肥胖、高脂血症、高血压、糖尿病、肾病、血液系统疾病、内分泌系统疾病、某些药物（如利尿药）、化疗药等，均可增加痛风的患病风险。

二、病理生理学

（一）尿酸的生成和排泄

尿酸是嘌呤的分解产物，因此，尿酸的产生直接依赖于内源性嘌呤的产生和嘌呤的摄入量；尿酸的清除依赖于它的排泄。多数人的血尿酸水平相对稳定地保持在 4 ~ 6.8 mg/dl，机体总"尿酸池"约为 1000 mg。血尿酸水平大于 6.8 mg/dl 的人，即使没有临床痛风，也可能会有尿酸盐结晶沉积。

1．嘌呤的生物合成和尿酸盐的生成　嘌呤主要包括腺嘌呤、鸟嘌呤及黄嘌呤 3 种，是脱氧核糖核酸（deoxyribonucleic acid，DNA）和核糖核酸（ribonucleic acid，RNA）的重要组成物质。嘌呤的生物合成有两条途径，一条是主要合成途径，又称从头合成途径。5- 磷酸核糖被磷酸核糖焦磷酸（phosphoribosyl pyrophosphate，PRPP）合成酶催化后形成 PRPP，PRPP 和谷氨酰胺反应形成 5- 磷酸核糖胺，这是嘌呤生物合成的第一步必要步骤。接下来，5- 磷酸核糖胺经过一系列反应，最终形成次黄嘌呤核苷酸（inosine monophosphate，IMP）。IMP 被转化为腺嘌呤核苷酸（adenosine monophosphate，AMP）或经黄嘌呤核苷酸（xanthine monophosphate，XMP）形成鸟嘌呤核苷酸（guanosine monophosphate，GMP）。嘌呤合成的另一条途径是补救途径，主要依靠体内已经存在的嘌呤碱和相应的核苷酸直接合成嘌呤核苷酸。最重要的补救酶是次黄嘌呤 / 鸟嘌呤磷酸核糖转移酶（hypoxanthine-guanine phosphoribosyl transferase，HGPRT1，亦称为 HPRT1），它催化磷酸核糖从 PRPP 转移至次黄嘌呤或鸟嘌呤，分别形成 IMP 或 GMP。次要的补救酶是腺嘌呤磷酸核糖转移酶（adenine phosphoribosyl transferase，APRT），它可以把腺嘌呤还原成 AMP（图 7-1）。在人类和灵长类中，嘌呤的最终代谢产物为尿酸。尿酸氧化酶能够把尿酸转化为尿囊酸。尿囊酸是一个相对可溶解的化合物，并可被进一步降解为尿素。但由于缺乏尿酸氧化酶，人类及灵长类的嘌呤代谢止于尿酸生成。

在嘌呤的生物合成过程中有许多酶的参与，这些酶还受到其催化产物和下游产物的负反馈调节以控制嘌呤和尿酸的产量。IMP 是核苷酸合成过程中最重要的中间产物，它可以转变成其他嘌呤核苷酸，或者分解产生次黄嘌呤、黄嘌呤及尿酸。此外，次黄嘌呤和鸟嘌呤经 HPRT1 的催化形成相应核苷酸，借此控制尿酸的产量。当 HPRT1 缺乏时，体内的嘌呤物质相应增加；当嘌呤底物增多，如 5- 磷酸核糖或谷氨酰胺增多时，嘌呤物质的合成相应增加；当 GMP 或 AMP 不足时，转换酶的负反馈减弱使嘌呤的合成增加。

2．尿酸的排泄

（1）尿酸的肾排泄：肾是尿酸排泄的主要器官，有 60% ~ 70% 的尿酸经此途径排出。经肾小球滤过的尿酸有 98% ~ 100% 被近曲小管重吸收；约 50% 被重吸收的尿酸将被近曲小管的远端分泌出去，约 40% 的尿酸被再次重吸收。在肾功能正常时，最终有约 10% 的尿酸经过肾排泄（图 7-2）。

a．尿酸的重吸收：尿酸在近曲小管的重吸收依赖于上皮细胞的几种转运蛋白，其中最重要

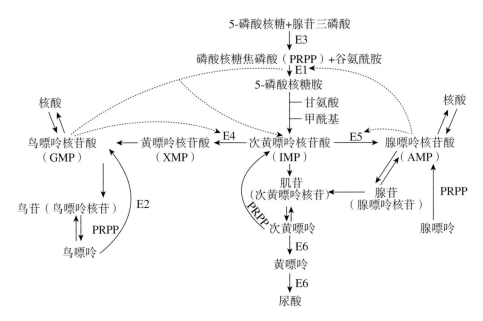

图 7-1 嘌呤的生物合成、代谢途径及其反馈调节机制

E1：磷酸核糖胺转移酶；E2：次黄嘌呤/鸟嘌呤磷酸核糖转移酶；E3：PRPP 合成酶；
E4：黄嘌呤氧化酶；E5：腺嘌呤磷酸核糖转移酶；E6：黄嘌呤氧化酶

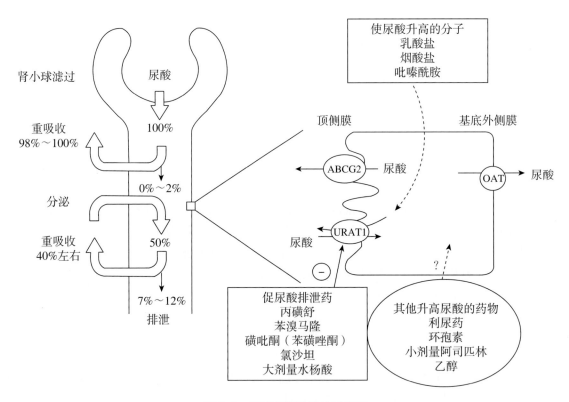

图 7-2 尿酸经肾排泄的示意图

的是尿酸盐重吸收转运子 1（urate reabsorption transporter 1，URAT1，基因 *SLC22A12*）。URAT1 作为尿酸 / 阴离子交换器将尿酸从肾小管管腔转运至上皮细胞胞浆内。有活性的 URAT1 最主要交换的是无机阴离子 Cl⁻，也交换有机阴离子，如乳酸、吡嗪酸和烟酸。在 URAT1 失活突变的患者中，被滤过的尿酸几乎 100% 被排泄，从而导致血尿酸水平降低，伴随尿尿酸水平升高和尿酸性肾结石的发病风险增加。此外，一些促尿酸排泄药，包括丙磺舒、苯溴马隆、磺吡酮（苯

磺唑酮）、氯沙坦和大剂量水杨酸盐，主要通过抑制 URAT1 发挥作用。对 URAT1 的认识促成了第一个 URAT1 抑制剂雷西纳德（lesinurad）在美国的研发和批准。

b．尿酸的分泌排泄：位于肾小管上皮细胞的其他转运蛋白参与了调节尿酸从小管周液进入肾小管管腔的分泌作用。有机阴离子转运体 OAT1 和 OAT3 将尿酸从肾间质转运至上皮细胞胞浆内。OAT1 和 OAT3 通过与二羧酸交换起作用，不仅转运尿酸，还转运其他有机阴离子和某些药物。在近曲小管细胞上，多药耐药蛋白 MRP4（基因 *ABCC4*）介导了腺苷三磷酸（adenosine triphosphate，ATP）- 依赖的尿酸转运的。ABCG2 尿酸转运蛋白（基因 *ABCG2*）等也直接介导了尿酸的肾排泄。

（2）尿酸的胃肠道排泄：据估计，胃肠道负责每日尿酸排泄负荷的 20% ～ 30%。在大多数情况下，尿酸的胃肠道排泄可能只负责小部分的尿酸排泄。然而，在肾功能不全的情况下，尿酸的胃肠道排泄可能变得重要。尿酸排泄到肠道的机制包括外分泌（如唾液、胃液和胰液）和直接的肠内分泌，并且涉及 ABCG2 尿酸转运蛋白，它也在肾尿酸排泄中发挥作用。研究显示，尿酸是以天然的形式排泄到肠道，然后通过肠道菌群发生降解。

（二）高尿酸血症的病因和痛风的病因、病理生理改变

1．高尿酸血症的病因

（1）尿酸生成过剩

a．原发性尿酸生成过剩：在一些患者中，先天性代谢缺陷可导致尿酸生成过剩，从而导致高尿酸血症。第一类是存在 PRPP 合成酶的过度激活，从而导致 PRPP 的生成增加；第二类是 HGPRT1 缺陷导致了嘌呤补救途径的异常，并增加了尿酸生成的底物。能量代谢的几种遗传性缺陷，如葡糖 -6- 磷酸脱氢酶缺乏症、果糖 -1- 磷酸醛缩酶缺乏症等也可导致高尿酸血症，其主要是 ATP 消耗的结果。

b．继发性尿酸生成过剩：许多继发性原因可导致尿酸生成过多和高尿酸血症。在多数情况下，这些继发性因素可诱导细胞更新的加快，进而导致嘌呤的生成增加。主要见于骨髓和淋巴细胞增生性疾病。实体瘤也可引起高尿酸血症。但由于实体肿瘤细胞的更新比较慢，所以实体瘤中的高尿酸血症往往不如血液系统恶性肿瘤中的高尿酸血症常见。白血病和淋巴瘤的化学治疗引起的肿瘤溶解综合征可导致高尿酸血症，且常导致急性肾衰竭和心律失常。尽管肿瘤溶解综合征多见于恶性血液病的治疗过程中，但它也可发生在实体瘤的治疗过程中。

那些可直接导致 ATP 生理性的消耗 / 降解增加的情况，如进行剧烈运动和长时间的运动，也有可能导致高尿酸血症。心肌梗死和脓毒血症也伴随着 ATP 的分解代谢，并可能导致短暂的高尿酸血症。

尽管存在多种潜在的机制，但尿酸生成过剩仅发生于 10% 左右的高尿酸血症患者。

（2）尿酸排泄障碍

a．原发性尿酸排泄功能低下：在某些患者中，肾小管尿酸排泄的遗传性缺陷导致了高尿酸血症。例如，在欧洲白种人中，超过 10% 的痛风病例是由于 ABCG2 尿酸转运体缺陷导致的高尿酸血症。如前所述，ABCG2 也在尿酸的胃肠道排泄中发挥重要作用，因此，ABCG2 功能障碍也可能导致胃肠道尿酸潴留和高尿酸血症。

b．继发性肾尿酸排泄功能降低：大量潜在的继发性原因均可导致肾性尿酸潴留和高尿酸血症，这些原因包括①急性或慢性肾衰竭；②毒素或药物，如铅中毒、噻嗪类和祥利尿药、环孢素、小剂量阿司匹林，以及抗结核药吡嗪酰胺的作用；③可直接或间接地改变肾尿酸处理功能的系统性疾病，如乳酸酸中毒、酮症酸中毒、脱水、甲状腺功能亢进或减退等。

2．痛风的病因、病理生理改变　超过溶解度阈值后，尿酸盐针状结晶可发生沉淀并导致炎症。然而，尿酸盐结晶的形成和之后发展为急性痛风只发生在少数高尿酸血症患者中，因此，除高尿酸血症外的其他因素可能影响着尿酸盐结晶的形成。

体外模型已经揭示了尿酸盐结晶和环境因素（如 pH、温度、含盐量、振动和大分子）之间的关系，例如，在低 pH 和低温下，尿酸可能更容易沉淀，因此，急性痛风最常发生于第 1 跖趾关节（为 50% 患者的首发症状，最终占所有痛风患者的 90%），因该关节常暴露于外界环境中（处于相对低的温度）且又在体循环的最远端。

虽然尿酸盐沉积是急性痛风发作的必要条件，但不是所有的尿酸盐沉积都可直接导致急性痛风性关节炎（acute gouty arthritis）。影像学检查证实，在无症状高尿酸血症患者的软骨和滑膜中存在尿酸盐结晶的沉积。沉积的后果不仅可导致直接的组织损伤，还可能有潜在的致炎作用。

首先，受尿酸盐晶体刺激的中性粒细胞产生大量的炎症介质及趋化因子，如 IL-1β、IL-8、白三烯 B_4（leukotriene B_4, LTB_4）等，它们是强效趋化因子。其次，中性粒细胞可释放一系列直接损害局部组织的物质，包括氧自由基和基质金属蛋白酶，如 MMP-8。虽然这些介质原本是吞噬体用来消化外来物质的，但大量尿酸盐晶体却导致了结晶的不完全吞噬，造成溶酶体成分释放入破损的吞噬体，造成了细胞外组织损伤。

三、临床表现

痛风的自然病程主要可分为 4 个阶段：①无症状性高尿酸血症（asymptomatic hyperuricemia）；②急性痛风性关节炎发作；③发作间期或痛风间歇期；④慢性痛风性关节炎，通常此阶段有明显的痛风石。

临床上痛风通常是以急性发作的剧痛性关节炎起病。首次发作通常累及单关节，全身症状轻微。反复发作后可累及多个关节，可伴发热。发作持续时间不一，但均为自限性。随着时间的推移，无症状间歇期缩短，发作持续时间延长，最终至无法完全缓解，这将导致慢性关节炎，并逐渐致残，在此基础上，时有症状急性加重。

（一）无症状性高尿酸血症

无症状性高尿酸血症是指血尿酸水平升高，但尚未发生痛风，表现为关节炎或尿酸性肾结石。尽管向急性痛风转变的趋势随血尿酸浓度的升高而增加，但大多数高尿酸血症患者可终生无症状。即使长期随访，至少有三分之二的患有严重高尿酸血症的患者不会经历痛风发作。肾结石发生的风险随血尿酸浓度的升高及尿尿酸排泄量的增多而增加。

（二）急性痛风性关节炎

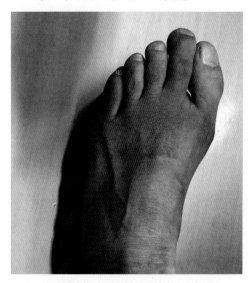

图 7-3　第 1 跖趾关节和足背红肿

男性患者首次急性痛风性关节炎发作通常在 40 ～ 60 岁，女性则在 60 岁之后。85% ～ 90% 的首次急性痛风性关节炎发作累及单关节，最常见的受累部位是第 1 跖趾关节。其余常见受累的部位依次为足背、踝关节、足跟、膝关节、腕关节、手指和肘关节。急性痛风性关节炎主要累及下肢，但最终可累及四肢任何关节。尿酸盐沉积及痛风发作更易发生在既往受过损伤的关节，如老年女性的赫伯登结节（Heberden 结节）处。尽管有些痛风患者在首次严重发作前有过短暂而轻微的踝关节扭伤、足跟疼痛或第 1 足趾刺痛，但大多数患者的首次发作常于夜间骤然发生，受累关节出现红、肿、热及明显的压痛（图 7-3）。炎症的全身性表现包括白细胞增多、发热及红细胞沉降率增快。

未经治疗的急性痛风病程差异很大。轻度发作可在数小时内缓解或仅持续 1 ～ 2 天，重度发作可持续数天或数周。红肿消退后常遗留受累关节处皮肤脱屑。缓解后患者症状消失，进入痛风间歇期。

（三）发作间期或痛风间歇期

发作间期或痛风间歇期是指 2 次痛风发作之间的时期。尽管有些患者无第 2 次痛风发作，但大多数患者在 6 个月到 2 年会出现第 2 次痛风发作。未经治疗的患者痛风发作频率通常随时间的推移而增加。以后的发作可能累及多关节，严重程度更高，消退更慢，但仍可完全缓解。尽管发作间期体格检查未发现痛风石，但 X 线仍可出现改变，这些改变更易见于有严重高尿酸血症和急性痛风发作频繁的患者。

（四）慢性痛风性关节炎

未经治疗的患者从首次痛风发作到出现慢性症状或可见的痛风石的时间间隔差异很大。首次痛风发作 10 年后，约半数患者可不出现明显的痛风石，其余大部分患者仅有少量尿酸盐晶体沉积。此后，出现痛风石的患者比例逐渐增加，20 年后可达 72%。2% 的患者在痛风首次发作 20 年后出现严重的残疾。

痛风石沉积的速度与高尿酸血症的程度及持续时间有关，其中，血清尿酸水平是主要的决定因素。痛风石形成的速度也随肾疾病的严重程度及利尿药的使用而改变。尿酸盐晶体可沉积在软骨、滑膜、肌腱、软组织及其他任何地方。痛风石沉积可引起手、膝或足的关节不规则、非对称性、较孤立的肿大（图 7-4）；痛风石也可沿前臂的尺侧沉积，形成鹰嘴滑囊处的皮下结节；痛风石沉积在耳郭（图 7-5）或沉积在跟腱形成梭形肿胀。痛风石沉积的进展过程十分隐匿。虽然痛风石本身相对无痛，但其周围可发生急性炎症。最终，关节广泛破坏及皮下巨大的痛风石可导致患者出现畸形，造成残疾。痛风石表面的皮肤张力大、透亮、菲薄，可发生破溃并排出白色糊状的尿酸盐晶体。痛风石很少继发感染。

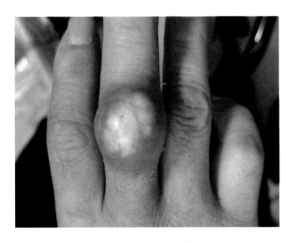

图 7-4 中指伸侧的痛风石

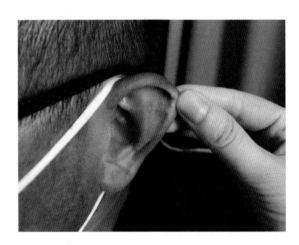

图 7-5 耳郭痛风石

痛风石可直接累及关节或关节周围的肌腱，影响关节的运动。脊柱关节也会出现尿酸盐沉积，但急性痛风性脊柱炎并不常见。痛风石很少沉积在心肌、瓣膜、心脏传导系统、眼及喉部。

（五）高尿酸血症肾病

高尿酸血症肾病（hyperuricemic nephropathy）又称尿酸性肾病，是慢性痛风性关节炎期常见的肾并发症，少数患者可无典型的痛风发作，仅表现为高尿酸血症肾病。高尿酸血症肾病可分为急性高尿酸血症肾病和尿酸性尿路结石。①急性高尿酸血症肾病：是由于大量尿酸盐晶体沉积在集合管和输尿管所引起的急性肾衰竭。这种并发症最常见于急性肿瘤溶解综合征，表现为高尿酸血症、乳酸酸中毒、高钾血症、高磷酸盐血症和低钙血症，最常见于急进性、快速增殖性肿瘤患者，包括淋巴增殖性疾病和转移性髓母细胞瘤等。②尿酸性尿路结石：尿路结石在痛风患者中比较常见，发生率为 10% ～ 25%。

（六）痛风的合并症

据报道，75% ～ 80% 的痛风患者合并高三酰甘油血症，而 80% 以上的高三酰甘油血症患者合并高尿酸血症。过量饮酒的痛风患者血清三酰甘油平均值明显高于肥胖程度相同的对照组和不饮酒的痛风患者。2% ～ 50% 的糖尿病患者合并高尿酸血症，0.1% ～ 9% 合并痛风性关节炎。7% ～ 74% 的痛风患者合并糖耐量检测结果异常。22% ～ 38% 的未经治疗的高血压患者合并高尿酸血症，而当患者接受利尿药治疗及合并肾疾病时，该比例上升至 67%。高尿酸血症可能是青年男性患高血压的潜在风险因素。1/4 ～ 1/2 的典型痛风患者合并高血压，但高血压与痛风的病程无关。有研究提示，高尿酸血症是冠状动脉疾病发生的危险因素。

四、辅助检查

（一）实验室检查

1. 血尿酸　高尿酸血症是痛风最重要的生化基础，然而仅有 10% 的高尿酸血症患者发展为痛风，而 1/3 的痛风急性发作期患者血尿酸不高。因此，血尿酸水平不能确定或排除痛风。

2. 尿尿酸　在普通饮食的情况下，24 小时尿尿酸 > 1000 mg 为肾排泄过多，< 600 mg 为肾排泄过少。

（二）关节液检查

确诊痛风最好的方法是进行关节穿刺抽液，痛风患者的关节液在补偿偏振光显微镜下可检测到细胞内细针样负性双折光晶体。但关节穿刺抽液阴性不能排除痛风。

（三）影像学检查

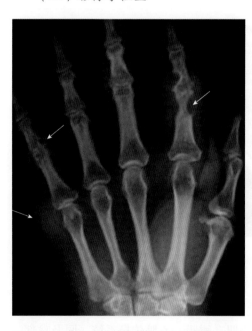

图 7-6　示指和小指的穿凿样改变及软组织肿胀

1. X 线　早期急性痛风性关节炎仅显示关节软组织肿胀。反复发作者可出现关节软骨面破坏、间隙狭窄，软骨下骨内及骨髓腔内可见痛风石沉积，邻近关节骨质有穿凿样改变或透亮缺损区，边缘有增生钙化，严重者有骨折，为尿酸盐侵蚀骨质所致（图 7-6）。尿路可见结石影。

2. 超声检查　在超声检查下，痛风的特征性表现是在关节软骨表面有表浅的高信号不规则带，即所谓的"双轨征"（图 7-7）；另一特征是不均匀的痛风石物质外包绕着无回声环。即使无症状性高尿酸血症患者也可有这些改变，且超声检查痛风性骨侵蚀优于传统放射学检查。接受降尿酸治疗并使血尿酸浓度 ≤ 6 mg/dl 维持至少 7 个月的痛风患者上述典型特征可消失。

3. 双光能 CT（DECT）　DECT 可准确地检测出尿酸结石。最近一项研究发现，DECT 的敏感性和特异性分别为 90% 和 83%。需要注意的是，假阴性结果一般出现于病程较短的急性发作期痛风患者。假阳性结果通常出现于膝关节骨关节炎患者。

五、诊断

典型的痛风不难诊断。有痛风的危险因素，常有下肢远端第 1 跖趾关节突发红肿、疼痛，多于夜间发作，白天好转，再结合血尿酸升高，或者尿路结石 / 痛风石表现，可作诊断（表 7-1）。

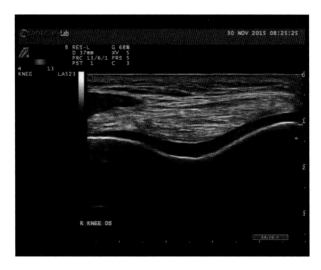

图 7-7 膝关节出现"双轨征"

表 7-1 急性痛风性关节炎的分类标准

通过实验室检查或偏振光显微镜证实关节液或痛风石中存在典型的尿酸盐晶体，或符合下列 12 条临床表现、
实验室检查及 X 线表现中的 6 条即可诊断：

急性关节炎发作不止一次

炎症在一天内达高峰

单关节炎发作

可观察到关节变红

第 1 跖趾关节疼痛或肿胀

单侧发作累及第 1 跖趾关节

单侧发作累及跖跗关节

可疑的痛风石

高尿酸血症

单关节非对称性肿胀（放射学）

骨皮质下囊肿不伴骨侵蚀（放射学）

关节炎发作期间的关节液中微生物培养呈阴性

六、鉴别诊断

1. 与其他关节病变的鉴别

（1）类风湿关节炎：一般以中青年女性多见，好发于四肢的小关节，表现为对称性多关节炎，受累关节呈梭形肿胀，常伴晨僵，反复发作可引起关节畸形。类风湿因子多呈阳性，但血尿酸不高。X 线片可见关节面骨侵蚀和关节间隙狭窄，晚期可有关节面融合，但骨质穿凿样缺损不如痛风明显。

（2）化脓性关节炎和创伤性关节炎：创伤性关节炎一般都有关节外伤史，化脓性关节炎的关节囊液可培养出致病菌，两者的血尿酸均不高，关节液检查无尿酸盐结晶。

（3）关节周围蜂窝织炎：关节周围软组织有明显红肿，畏寒和发热等全身症状突出，但关节疼痛往往不如痛风显著，周围血白细胞明显升高，血尿酸正常。

（4）假性痛风：是关节软骨矿化所致，多见于老年人，女性较男性多见，膝关节为最常受累关节。关节炎症状发作常无明显季节性，血尿酸正常。关节液检查可发现有焦磷酸钙结晶或磷灰石，X 线片可见软骨呈线状钙化，尚可有关节旁钙化。部分患者可同时合并痛风，则有血尿酸浓度升高，关节液可见尿酸盐和焦磷酸钙两种结晶。

（5）银屑病关节炎：常累及远端指（趾）间关节、掌指关节和跖趾关节，少数可累及脊柱和骶髂关节，表现为非对称性关节炎，可有晨僵。约 20% 的患者可伴有血尿酸升高，有时难以与痛风相鉴别。X 线片可见关节间隙增宽，骨质增生与破坏可同时存在，末节指远端呈铅笔尖或帽状。

2. 肾结石　反复发作的肾结石要与原发性甲状旁腺功能亢进症所致的多发性结石相鉴别。后者有持续性骨痛、病理性骨折和手足搐搦，放射性核素骨扫描示全身骨代谢异常，甲状旁腺激素水平明显升高，可与痛风相鉴别。

七、治疗

痛风的治疗目标是尽快终止急性发作，预防关节炎复发；预防或逆转因尿酸盐结晶在关节、肾或其他部位沉积而导致的并发症；预防或逆转加重病情的因素，如肥胖、高三酰甘油血症和高血压。

（一）非药物治疗

1. 健康教育　嘱患者限制高嘌呤饮食；增加运动量，肥胖患者减重，保持理想体重；戒酒、减少含糖饮料（果糖）的摄入；戒烟，多饮水，保持尿量。

2. 避免痛风发作的诱因　包括暴食、酗酒、过度疲劳、精神紧张、使用影响尿酸排泄的药物（如利尿药）等。小剂量阿司匹林虽然可引起尿酸轻度升高，但鉴于其在预防心脑血管疾病中的重要作用，故可不停用。

（二）药物治疗

1. 无症状性高尿酸血症　一般无须治疗，但应寻找病因或相关因素。强烈建议处理相关的伴随情况，如肥胖、高脂血症、酗酒及高血压。由于非诺贝特和氯沙坦具有一定促尿酸排泄的作用，因而可能分别适于治疗高尿酸血症患者的高三酰甘油血症和高血压。

2. 急性痛风性关节炎　急性期应低嘌呤饮食，卧床休息，多饮水（2 ~ 3L/d，肾功能不全者应减量）。局部应用冰袋可能有助于控制疼痛。发作期镇痛可使用秋水仙碱、非甾体抗炎药，可在全身或关节内使用类固醇进行治疗，也可给某些患者加用镇痛药，包括麻醉药。在痛风急性发作期间不应停用降尿酸药。是否应该在痛风急性发作期间开始使用降尿酸药是有争议的，因为血尿酸水平突然降低可能诱发痛风急性发作，血清尿酸盐浓度的大幅下降可能加剧处于进展中的炎症反应。目前，多数学者认为痛风急性期可小剂量加用降尿酸药。

（1）秋水仙碱：通过多种途径干扰急性炎症反应发挥作用，可阻断 IL-1β 的产生并抑制中性粒细胞的趋化和黏附，下调巨噬细胞和内皮细胞上的 TNF-α 受体。建议每日服用 0.5 ~ 1 mg。严重肾功能不全的患者可减量。

（2）非甾体抗炎药：各种非甾体抗炎药均能非常有效地治疗急性痛风性关节炎。肝、肾功能不全者慎用。

（3）糖皮质激素：关节腔内注射糖皮质激素适用于仅有单关节或滑囊受累的急性痛风患者。口服、肌内注射或静脉使用糖皮质激素也有效，通常适用于不耐受秋水仙碱或 NSAIDs 的患者，或者存在消化性溃疡 / 肾疾病等禁忌证的患者。一般建议按 0.5 mg/kg 服用泼尼松，口服 3 ~ 5 天。

（4）IL-1 抑制剂：2013 年初，欧盟委员会批准 IL-1 拮抗剂卡那奴单抗用于痛风的频繁发作（过去 12 个月至少发作 3 次），有秋水仙碱和 NSAIDs 禁忌证、对以上药物不能耐受或药物疗效不足，以及不适用糖皮质激素的痛风患者也可使用 IL-1 抑制剂。用法为单次皮下注射 150 mg。

（5）抗炎药物的预防应用：大约 50% 的痛风患者在开始降尿酸治疗后会出现痛风急性发作，

可预防性使用抗炎药物。如秋水仙碱 0.5 mg，每天服用 1 ～ 2 次。通常耐受性良好，对于不能耐受的患者，可使用小剂量的吲哚美辛或另一种非甾体抗炎药进行预防。预防治疗通常持续至血尿酸盐保持在正常范围内，且 3 ～ 6 个月无痛风急性发作。

3．慢性期和间歇期　治疗时机和维持时间：2020 年 ACR 指南建议，对确诊为痛风性关节炎且存在以下情况，包括有皮下痛风石沉积、有放射学损伤、痛风症状频繁发作（至少每年 2 次）、慢性肾病 ≥ 3 期或血尿酸 > 9 mg/dl 或合并尿路结石的患者应启动降尿酸治疗。推荐血尿酸目标水平为 < 6 mg/dl。由于停用降尿酸药后，痛风复发的风险较高，故目前倾向于长期用药。降尿酸药主要包括以下 3 种。

（1）抑制尿酸生成药——黄嘌呤氧化酶抑制剂（xanthine oxidase inhibitor，XOI）：别嘌醇（别嘌呤醇）及非布司他通过抑制黄嘌呤氧化酶达到降低尿酸的目的，均属于 XOI 类药物。24 小时尿尿酸排泄量大于 1000 mg 或有肾结石病史的痛风患者应使用 XOI 进行治疗。有痛风石的患者通常应使用 XOI，以降低需要肾处理的尿酸盐负荷。别嘌醇的初始剂量应不大于 100 mg/d，直至 100 ～ 200 mg，每日 3 次。*HLA-B*58:01* 基因阳性者容易发生严重的过敏反应，该基因在亚洲人群中最多，故建议有条件者在用药前进行基因检测。非布司他一般从 20 mg 开始逐渐加量，常用剂量为 40 ～ 80 mg。在 CARES 试验中，服用非布司他和别嘌醇的两组患者主要复合脑血管疾病（cerebrovascular disease，CVD）终点没有差异，而非布司他有更高的 CVD 相关死亡和全因死亡率。而近期欧洲的 FAST 研究发现，非布司他引起的 CVD 死亡和全因死亡风险并未增加。

（2）促尿酸排泄药：苯溴马隆、丙磺舒、选择性 URAT1 抑制剂（雷西纳德）是促进尿酸排泄药。一般而言，促尿酸排泄药适用于小于 60 岁、轻度肾功能正常（肌酐清除率大于 80 ml/min）、日常饮食下 24 小时尿酸排泄量小于 800 mg 且无肾结石史的痛风患者。促尿酸排泄治疗导致发生尿酸结石的风险增加，应禁用或慎用于尿尿酸排泄量升高、尿酸性肾结石、慢性尿酸盐肾病等患者。当肾小球滤过率低于 50 ml/min 时也应尽量避免使用此类药物。用药期间，特别是开始用药数周内应服用碳酸氢钠等碱化尿液，监测尿 pH 使其维持在 6.5 左右，同时多饮水保持尿量。

a．苯溴马隆：疗效优于丙磺舒，初始剂量为 25 mg/d，逐渐增至 50 ～ 100 mg，每日 1 次。

b．丙磺舒：初始剂量为 0.25 g/d，逐渐增至 0.5 g，每日 3 次，最大剂量为 2.0 g/d。

c．选择性 URAT1 抑制剂（雷西纳德）：服用剂量为 200 mg，每日 1 次。一般建议与 XOI 联合使用。

（3）尿酸氧化酶：拉布利酶和聚乙二醇重组尿酸氧化酶可将尿酸盐转化为更易溶解和排泄的尿囊素。聚乙二醇重组尿酸氧化酶能快速缩小痛风石，但其输注反应（包括过敏反应）的发生率最高可达 7%，因此仅适用于痛风石性痛风伴有全身性尿酸盐过量沉积、持续性痛风发作，以及有破坏性关节病而常规治疗无效或不能耐受的患者。

4．并发肾病变及合并症的治疗

（1）肾病变的治疗：可进行降尿酸的达标治疗、碱化尿液、保持尿量，必要时采取排石、体外碎石或手术取石等措施；对于急性高尿酸血症肾病，除积极降低血尿酸外，还应按急性肾衰竭进行处理。对于慢性肾功能不全者可行透析治疗，必要时可做肾移植。

（2）合并症的治疗：降脂药非诺贝特，以及降压药氯沙坦、奥美沙坦等具有一定的促尿酸排泄作用，可用于合并高脂血症、高血压的痛风患者，但不单独用于降尿酸治疗。

（三）痛风的手术治疗

必要时剔除痛风石，进行关节矫形术。

整合思考题

(1～4题共用题干)

男性，45岁，反复发作性关节肿痛3年，开始为第1跖趾关节红肿、疼痛，持续3～5天可自行缓解，后逐渐发展至踝关节和膝关节，近半年共发作2次。此次出现右膝关节肿痛，自服秋水仙碱2 mg出现腹泻。既往有银屑病病史10年，未治疗，患高血压5年，长期服用吲达帕胺和氯沙坦。2年前因心绞痛症状诊断为冠心病，目前服用阿托伐他汀和阿司匹林。

1. 患者最可能的诊断是

    A. 银屑病关节炎   B. 赖特综合征（Reiter's 综合征）

    C. 痛风性关节炎   D. 类风湿关节炎   E. 假性痛风

2. 患者不应继续服用的药物是（多选题）

    A. 阿托伐他汀   B. 阿司匹林   C. 吲达帕胺   D. 氯沙坦   E. 秋水仙碱

3. 该患者的实验室检查提示：血肌酐为165 μmol/L，血尿酸为543 μmol/L，目前建议用于该患者治疗急性痛风性关节炎的药物是

    A. 秋水仙碱   B. 双氯芬酸钠   C. 洛索洛芬钠   D. 泼尼松   E. 别嘌醇

4. 该患者适用的降尿酸药是

    A. 苯溴马隆   B. 别嘌醇   C. 尿酸氧化酶   D. 非布司他   E. 秋水仙碱

答案：1. C；2. C、E；3. D；4. B

本题考查：(1) 痛风性关节炎的临床特点。

              (2) 引起尿酸升高的常见药物。

              (3) 急性痛风性关节炎的处理。

              (4) 降尿酸药的选择。

参考文献

[1] Gary S Firestein，Ralph C Budd，Sherine E Gabriel，et al. KELLEY & FIRESTEIN'S Textbook of Rheumatology. 10th ed. Philadelphia：ELSEVIER，2017.

[2] John D FitzGerald，Nicola Dalbeth，Ted Mikuls，et al. 2020 American College of Rheumatology Guideline for the Management of Gout. Arthritis Rheumatol，2020，2（6）：879-895.

（叶　华）

学习目标

- **基本目标**

  1. 理解系统性红斑狼疮的临床特点，并与其他结缔组织病相鉴别。

  2. 概括系统性红斑狼疮实验室免疫学检查特征。

  3. 初步学会运用系统性红斑狼疮的分类标准。

  4. 初步掌握系统性红斑狼疮的治疗原则。

- **发展目标**

  1. 理解系统性红斑狼疮的发病机制。

  2. 拓展治疗系统性红斑狼疮的新型药物。

系统性红斑狼疮（systemic lupus erythematosus，SLE）是一种由免疫系统的异常活化导致的以多种自身抗体产生及多器官受累为特征的自身免疫性疾病。系统性红斑狼疮的发病机制复杂，为多种遗传、激素及环境等因素相互作用的结果。病理表现为自身抗体产生及免疫复合物沉积，自身抗体产生和免疫复合物清除调节的缺陷导致组织损伤。SLE临床表型具有相当大的异质性，常可致皮肤、关节、肾、神经系统、血液系统等多器官、多系统受累。近年来，随着治疗手段的改良，SLE患者的预后已有明显改善，10年生存率在90%以上，感染、动脉粥样硬化引起的心脑血管疾病等并发症成为患者死亡的主要原因。

一、流行病学特征

关于SLE在世界各地患病率的报道不完全一致，反映了不同地区、不同种族之间的患病差异。据报道，美国的SLE患病率为20～150例/10万人，其中，女性白种人的患病率为164例/10万人，女性黑种人的患病率为406例/10万人。美国的亚洲人、非洲裔美国人、非裔加勒比人及西班牙语裔美国人的SLE患病率都高于白种人。中国人群的流行病学调查显示，SLE的患病率为50～100例/10万人。其中，我国早年在上海纺织女工中进行的一次流行病学调查结果显示，SLE的患病率为70例/10万人，其中女性为113例/10万人。

SLE的男女患病比例有较大的差异，主要好发于育龄期女性。在成年人中，男女患病比例为1∶（7～15）。65%的SLE患者在16～55岁发病，其余有20%的患者在16岁前发病，15%在55岁后发病。

不同流行病学亚组（如种族/族群、性别和发病年龄）的疾病活动度通常不同，而且可能会影响疾病的结局。在美国，非裔和西班牙语裔SLE患者的预后比白种人差；男性SLE患者往往比女性 SLE 患者更常出现肾疾病、皮肤表现等，大多数研究表明，男性患者的 1 年死亡率更高。儿童的 SLE 症状常比成年人更严重，而老年人的 SLE 症状常更轻，其表现通常更类似于药物性狼疮。

二、病因及发病机制

SLE 的病因及发病机制尚不明确，涉及多种因素，包括遗传、激素环境和免疫等因素。全基因组关联分析表明，遗传因素在 SLE 的发病中起到了重要的作用。此外，有越来越多的研究发现，环境因素（如感染、紫外线、药物、饮食等）通过表观遗传修饰打破免疫系统的平衡，导致细胞凋亡频率增加和凋亡物质清除效率降低，免疫细胞异常分化活化，产生大量的自身抗体，与自身抗原在组织器官中形成免疫复合物，最终导致多种组织器官的损伤。

（一）遗传因素

很多研究结果表明 SLE 的发病机制中存在遗传因素。①同卵双胎同患 SLE 的概率高于异卵双胎；② SLE 的患病呈现家族聚集性，SLE 患者的一级亲属患 SLE 的风险升至 17 倍，SLE 患者同胞兄弟、姐妹发生 SLE 的风险是一般人群的 29 倍。

SLE 属于多基因病，绝大多数 SLE 患者携带多个遗传易感基因。GWAS 发现，大约 50 个使机体易感 SLE 的基因位点呈多态性。根据其作用可以将特征总结为：①最常见的遗传易感性来自于 MHC 基因位点，包括编码 I 类 HLA 分子（HLA-A、HLA-B 和 HLA-C）和 II 类 HLA 分子（HLA-DR、HLA-DQ 和 HLA-DP）的基因。目前研究发现，*HLA-DRB1*03：01* 和 *HLA-DRB1*15：01* 易感 SLE。MHC 还包含编码某些补体成分、细胞因子和热激蛋白（热休克蛋白）的基因。②涉及一些与固有免疫相关的基因，其中大多数与干扰素通路相关。③涉及参与淋巴细胞信号传导的基因，在促进或抑制 T 细胞 /B 细胞活化或存活中发挥作用。④涉及可影响免疫复合物清除的基因，包括补体成分 C1q、C4 和 C2 等。

大部分基因对于发病的影响都较为复杂，且取决于基因多态性和基因表达，而基因表达又受表观遗传修饰所影响，例如，DNA 甲基化异常、组蛋白修饰异常、小干扰 RNA 等。

（二）激素因素

SLE 主要见于育龄期女性，在男性及老年人中较少见，而且在使用含雌激素治疗方案的女性中，以及妊娠、哺乳等生理性性激素水平升高的阶段发病率更高，或者病情更容易波动。以上均支持激素可能在 SLE 的易感性中发挥着作用。

激素对 SLE 的致病作用可能与它们对免疫应答的影响有关。雌激素可刺激胸腺细胞、CD8$^+$ 和 CD4$^+$T 细胞、B 细胞、巨噬细胞、某些细胞因子（如 IL-1）的释放，促进 HLA 和内皮细胞黏附分子的表达，以及增加外周血单核细胞对内皮细胞的黏附作用。雌二醇可能还有减少自身反应性 B 细胞凋亡的重要作用，从而促进具有抗 DNA 高亲和力的自身反应性 B 细胞的选择性成熟。雄激素常具有免疫抑制性，几乎所有 SLE 患者的血清脱氢表雄酮（dehydroepiandrosterone，DHEA，睾酮合成的中间产物）水平均较低。

（三）环境因素

除了易感基因及性激素之外，研究显示，环境因素（包括紫外线、感染、化学物质及药物、肠道微生物等）可能通过表观遗传修饰而成为 SLE 的发病诱因。

1. 紫外线　尤其是紫外线 B 段（ultraviolet B，UVB），是很多 SLE 患者的重要触发因素。紫外线可改变皮肤组织中 DNA 的化学结构，以及 SSA（Ro）和 nRNP 抗原，增加它们的免疫能力。紫外线还会刺激角质形成细胞在细胞表面表达更多核内小分子核糖核蛋白（small nuclear ribonucleoproteins，snRNPs），作为自身抗原暴露于免疫系统。此外，紫外线会降低 T 细胞 DNA 的甲基化，这些 T 细胞随后可能会成为自身反应性淋巴细胞，导致自身抗体形成。

2. 感染　也是 SLE 发病的一个重要诱因。流行病学调查结果及最近研究结果显示，EB 病毒感染与 SLE 的发病具有相关性。感染原可以活化 B 细胞、损伤组织、释放自身抗原、诱发抗 DNA 抗体，也可通过分子模拟机制触发 SLE。

3．化学物质及药物　一些化学物质及药物也被发现与 SLE 的发病相关。洗涤粉、土、陶瓷材料、水泥和香烟烟雾中的硅尘可能会增加 SLE 的风险。很多芳香胺、肼类药物（如普鲁卡因、肼屈嗪）及其他药物（氯丙嗪、异烟肼、苯妥英及青霉胺等）可诱发狼疮样综合征。

4．肠道微生态　肠道微生物与 SLE 的关系并不如与其他自身免疫性疾病的关系明确。最近有研究认为，肠道微生态的紊乱可能与抑制 SLE 的发病有关。

（四）免疫异常因素

SLE 患者存在多种免疫缺陷，但其病因仍不清楚。SLE 患者免疫学的主要特征为有异常活化的 T、B 细胞，以及大量的自身抗体在组织器官中形成 IC，最终导致炎症和组织器官的损伤。出现这些特征的主要原因在于免疫调节异常，也就是患者不能完全耐受所有自身抗原，导致产生自身免疫应答。具体包括以下 5 项可能的机制。

1．吞噬功能缺陷、免疫调节异常　针对 IC、凋亡细胞及坏死细胞来源物质的吞噬作用及清除功能缺陷可导致抗原及 IC 持续存在。其机制可能有吞噬细胞功能下降、补体早期蛋白（C2、C1q、C4）和细胞表面受体数量和质量的缺陷，以及抗体同种型调控网络缺陷等。

2．固有免疫系统活化异常　外来抗原（包括感染）或 IC（特别是含有 DNA 或 RNA 及蛋白质等凋亡细胞核成分的免疫复合物）能激活固有免疫系统，诱导树突状细胞的分化成熟，提呈外来抗原（包括感染）或 IC，释放 I 型干扰素、TNF-α，增加 BAF 和增殖诱导配体（a proliferation inducing ligand，APRIL）的产生，进而促进 T 细胞和自身反应性 B 细胞的活化，产生针对核酸及核内其他组分的自身抗体，形成 IC，造成组织损伤。而这些 IC 又可进一步促进 DC 的分化成熟，形成恶性循环。

I 型干扰素在上述一系列活化过程中发挥了重要作用。它可以诱导浆细胞样树突状细胞（plasmacytoid dendritic cell，pDC）的分化成熟，进而呈递来自于凋亡细胞核成分的自身抗原；还可以活化自身反应性 T 细胞，促进 T 细胞刺激自身反应性 B 细胞产生自身抗体，增加 BAF 的产生等。

3．T 细胞活化异常　持续活化的辅助性 T 细胞，尤其是 Tfh，产生细胞因子（如 IL-6、IL-10 等）自身抗体，而调节性免疫细胞不能恰当下调自身抗体的产生。这些调节性免疫细胞包括调节性 T 细胞 17、调节性 B 细胞等。

4．B 细胞活化异常　产生自身抗体的 B 细胞 / 浆细胞持续被激活，BAF 水平升高。BAF 能够促进 T 细胞依赖的 B 细胞的成熟与存活，以及增加存活的记忆 B 细胞和浆母细胞数量。

5．在上述免疫异常的过程中，Toll 样受体作为信号转导受体，是连接固有免疫与适应性免疫的桥梁。TLR7/8、TLR9 等参与了 IFN-α 的产生、树突状细胞的激活、B 细胞活化及自身抗体的产生等。

在上述一系列复杂的免疫机制作用下，患者会出现特异性的自身抗体谱，其特征是 ANA（尤其是针对 DNA、Sm、RNP、SSA、SSB、核小体和其他抗原的抗体）水平升高。95% 以上的 SLE 患者会在病程中出现 ANA 红斑；抗 dsDNA 抗体与肾的发病风险升高有关；抗 SSA 抗体与皮肤损害，以及新生儿红斑狼疮的发病风险较高相关；抗心磷脂抗体与血栓形成和自然流产风险升高有关。当然，并不是所有自身抗体都会引起疾病，正常人也会产生自身抗体，但数量很少。

自身抗体与抗原形成 IC，这些 IC 可以在循环中产生，较难清除，进而沉积在受累组织；也可以直接在组织原位产生。IC 进一步激活补体，引发一系列炎症反应。以肾为例，IC 在肾小球系膜、内皮下或上皮下间隙的形成或沉积会进一步激活补体。

SLE 患者还会产生针对多种细胞表面抗原的抗体，抗体与细胞表面的抗原相互作用，通过激活补体和（或）细胞渗透引起细胞损伤或凋亡。例如，针对 55-kDa 抗原的抗体和针对 18-kDa 蛋白质的抗体都与血小板减少有关；针对神经元细胞的抗体与器质性脑病有关；针对 β2- 糖蛋白 Ⅰ 的抗体可以减弱该抗原的抗凝作用，诱发血栓形成。

SLE 发病的免疫机制示意图，以及相关细胞因子请参考图 8-1。

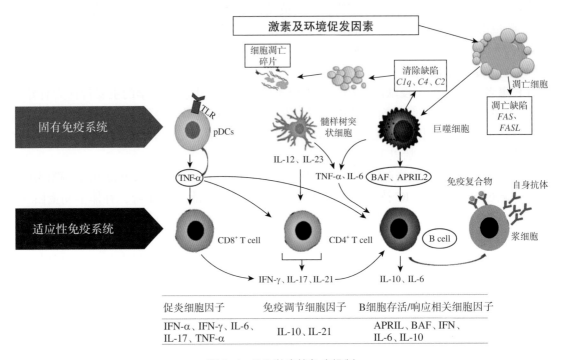

促炎细胞因子	免疫调节细胞因子	B细胞存活/响应相关细胞因子
IFN-α、IFN-γ、IL-6、IL-17、TNF-α	IL-10、IL-21	APRIL、BAF、IFN、IL-6、IL-10

图 8-1　SLE 发病的免疫机制

三、临床表现及病理特征

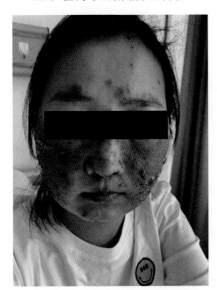

图 8-2　局灶型急性皮肤型红斑狼疮表现
（颊部蝶形红斑）

SLE 的临床表现千变万化，不同患者的症状和体征差异很大，病情的严重程度也不尽相同。一些患者的病情相对较轻，不引起危及生命的内脏损害，但也有一些患者的病情迅速进展并危及生命。SLE 可累及全身多个器官和系统，首发症状不尽相同。通常情况下，各种临床表现随着病情的演变可能在疾病的不同时期逐渐出现。

（一）皮肤黏膜受累

SLE 患者皮肤黏膜受累非常常见。根据其组织病理学表现，可将 SLE 的皮肤病变分为狼疮特异性和狼疮非特异性两大类。狼疮特异性病变可确诊皮肤型红斑狼疮（lupus erythematosus，LE）；狼疮非特异性病变可见于狼疮以外的其他疾病。根据其他临床和组织病理学特点，狼疮特异性病变又可进一步分为急性皮肤型红斑狼疮（acute cutaneous lupus erythematosus，ACLE）、亚急性皮肤型红斑狼疮（subacute cutaneous lupus erythematosus，SCLE）和慢性皮肤型红斑狼疮（chronic cutaneous lupus erythematosus，CCLE）。典型的 ACLE 会出现位于颊部的蝶形红斑，表现为面颊部和鼻梁有对称性融合的斑疹或丘疹性红斑，不累及鼻唇沟（图 8-2），可有硬结和脱屑。SCLE 的特征性表现为非瘢痕性、光敏性皮损，皮损多位于背部、颈部、肩部和手臂伸侧，通常不累及面部，皮损愈合后不留瘢痕（图 8-3）。盘状红斑狼疮是 CCLE 最常见的亚型，可分为局灶型盘状红斑狼疮（局限于头颈部）（图 8-4）和全身型盘状红斑狼疮（颈部上、下均累及）。大疱性红斑狼疮较为少见，以表皮下水疱样皮肤病变为特征，表现为非结痂性大疱性皮疹。光过敏、瘢痕性脱发，以及口鼻黏膜的溃疡也是 SLE 患者常见的皮肤损害。同一患者可能同时存在多种类型的皮肤病变。

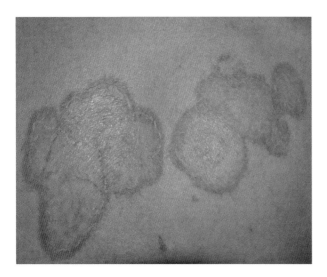

图 8-3　亚急性皮肤型红斑狼疮表现

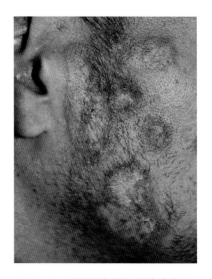

图 8-4　局灶型盘状红斑狼疮表现

病理上，狼疮特异性皮损的特征性病理表现为真皮层 - 表皮层交界处的单个核细胞浸润的炎症。免疫荧光试验可见颗粒状免疫球蛋白和补体成分沿着真皮层 - 表皮层交界沉积。狼疮皮肤病变的其他病理学表现包括基底层角质细胞的血管病性退变、血管周围和附件周围炎症、毛囊栓塞、黏蛋白沉积和角化。这些表现可不同程度地出现在各种狼疮特异性皮损中，以盘状病变最为显著。而早期 ACLE 病变的组织病理学表现不明显，仅有少量淋巴细胞浸润。

（二）骨骼肌肉受累

关节炎和关节痛是 SLE 非常常见的临床表现，高达 90% 的患者在其病程的某个阶段会出现此类表现。其严重程度从轻度关节痛到变形性关节炎不等。狼疮性关节炎多表现为对称性、炎性关节炎，所有关节均可受累，但多累及膝关节、腕关节和手部小关节。关节积液通常较少，且不如类风湿关节炎的炎症明显。韧带和（或）关节囊松弛和关节半脱位可导致手部畸形，称为"Jaccoud 关节"（图 8-5）。这种畸形通常是可以复位的。狼疮关节炎通常不发生骨侵蚀。部分 SLE 患者也满足类风湿关节炎的分类标准，称之为"rhupus"。除关节炎外，SLE 患者的肌腱炎和腱鞘炎也很常见，但很少出现肌腱断裂。

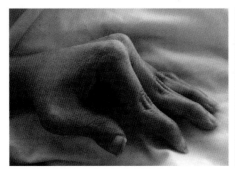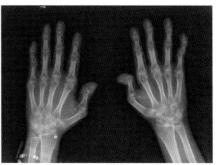

图 8-5　"Jaccoud 关节"

狼疮关节炎滑膜活检可见多种异常，包括纤维素样物质沉积、局灶性或弥漫性滑膜衬里细胞增生、血管充血、血管周围单个核细胞浸润、血管炎和血管腔闭塞等。

SLE 中肌痛很常见，但真正的肌炎相对少见。美国国立卫生研究院（National Institutes of Health，NIH）的一项研究发现，SLE 患者肌炎的患病率为 8%。肌炎通常累及四肢近端，SLE 患者的肌炎在组织学表现上通常没有多发性肌炎明显。

（三）肾受累

SLE 的肾受累很常见，而且是重要的导致器官功能障碍甚至致命的因素。多达 90% 的 SLE 患者在组织学上有肾受累的病理表现，但只有 50% 的患者发展为临床肾炎。狼疮性肾炎（lupus nephritis，LN）的临床表现多样，从无症状的血尿和（或）蛋白尿到肾病综合征，再到急进性肾小球肾炎不等。狼疮性肾炎可能发生在 SLE 病程的任何阶段，且早期可能无明显的临床症状，仅有尿常规检查结果的异常。因此，定期监测有无肾炎是评价和管理 SLE 患者的重要内容。

SLE 的肾受累有多种类型，包括免疫复合物介导的肾小球肾炎（最为常见的类型）、小管间质性肾病和肾血管病变。肾小球肾炎的特征为免疫复合物的沉积和肾小球内炎性细胞浸润。小管间质病和血管病可以合并或不合并免疫复合物介导的肾小球肾炎。小管间质性肾病的特征性改变为炎性细胞浸润、肾小管损伤和间质纤维化。SLE 的肾血管病变包括狼疮血管病、血栓性微血管病（thrombotic microangiopathy，TMA）、血管炎和非特异性血管硬化。狼疮性肾炎合并 TMA 的患者尿蛋白水平和血肌酐更高，肾预后更差。

免疫荧光试验可显示免疫复合物沉积的类型和部位，是对光学显微镜检查的重要补充。表现为沿着肾小球基底膜、系膜和（或）肾小管基底膜的颗粒状免疫荧光沉积。因为 IgG、IgM、IgA、C3 和 C1q 在沉积物中均可出现，故有时被称为"满堂亮"。电子显微镜有助于精确显示免疫复合物的沉积部位。

根据光学显微镜、免疫荧光试验和电子显微镜表现，国际肾脏病学会 / 肾病理学会（International Society of Nephrology/Renal Pathology Society，ISN/RPS）将狼疮性肾炎分为 6 型（图 8-6）。

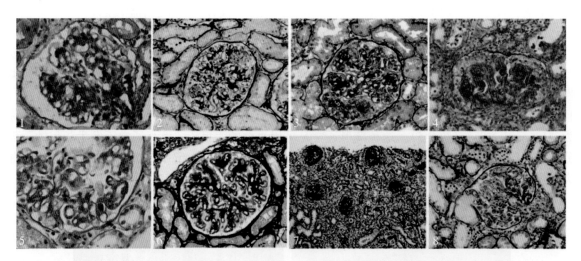

图 8-6　狼疮性肾炎光学显微镜表现

1. Ⅱ型系膜增生性狼疮性肾炎；2. Ⅲ型局灶性狼疮性肾炎；3. Ⅳ-G（A）型狼疮性肾炎；4. Ⅳ-G（A/C）型狼疮性肾炎；5. Ⅳ-S（A）型狼疮性肾炎；6. Ⅴ型膜性狼疮性肾炎；7. Ⅳ型晚期硬化性狼疮性肾炎；8. 狼疮性肾炎伴血栓微血管病

Ⅰ型轻微病变性 LN：光学显微镜表现正常，但免疫荧光试验可见系膜区有免疫复合物沉积。

Ⅱ型系膜增生性 LN：光学显微镜下可见单纯系膜细胞增生或系膜基质扩增，同时有系膜区免疫复合物沉积。免疫荧光试验或电子显微镜下可见内皮下或上皮下免疫复合物的散在沉积。

Ⅲ型局灶性 LN：局灶性、节段性或球性血管内皮或血管外肾小球肾炎，< 50% 的肾小球受累，通常伴有局灶性内皮下免疫复合物沉积，伴或不伴系膜改变。

Ⅳ型弥漫性 LN：弥漫性、节段性或球性血管内皮或血管外肾小球肾炎，≥ 50% 的肾小球受累，通常伴有弥漫性内皮下免疫复合物沉积，伴或不伴系膜改变。可进一步分为 2 个亚型，弥漫节段性 LN（Ⅳ-S）是指有 ≥ 50% 的肾小球存在节段性病变，弥漫性球性 LN（Ⅳ-G）是指有 ≥ 50% 的肾小球存在球性病变。节段性是指有 < 50% 的肾小球血管丛受累，病变又可进一步分为活动性（active，A）、慢性（chronic，C）或混合性（A/C）。

Ⅴ型膜性 LN：球性或节段性上皮下的免疫复合物沉积，有广泛毛细血管襻增厚，伴或不伴系膜改变。

Ⅵ型晚期硬化性 LN：≥ 90% 的肾小球表现为球性硬化，且不伴残余的活动性病变。

Ⅲ型和Ⅳ型狼疮性肾炎为高度炎症，因为在肾小球内有毛细血管内皮细胞增生，所以一般称为"增生性"肾炎。一次肾活检可能见到一种或者多种病理类型。Ⅴ型膜性 LN 可以单独存在，也可以与Ⅲ型局灶性 LN 或Ⅳ型弥漫性 LN 合并存在。15% ~ 50% 的患者在病程中可出现治疗后或自发性的病理类型转换，重复肾活检有助于发现病理类型转换。

（四）肺和胸膜受累

SLE 患者的肺和胸膜受累表现各异，可累及肺的任何部位。组织病理学表现多为非特异性，包括弥漫性肺泡损伤、炎性细胞浸润、透明膜形成和肺泡出血，免疫荧光试验可见肺泡间隔有 IgG 和 C3 的颗粒状沉积。

高达 50% 的 SLE 患者会出现胸膜炎，临床上胸腔积液多表现为少量、双侧的渗出液。胸膜炎多伴胸痛，但胸腔积液可以没有症状。

急性狼疮肺炎表现为严重的急性呼吸系统症状，在 SLE 患者中少见，伴有发热、咳嗽、肺部浸润和低氧血症。

慢性弥漫性实质性肺疾病（diffuse parenchymal lung disease，DPLD）在 SLE 中较为罕见。SLE 的弥漫性实质性肺疾病多发生在一次或多次急性肺炎之后，但也可隐匿起病，其症状与特发性弥漫性实质性肺疾病相似，包括活动后呼吸困难、胸膜炎性胸痛和慢性干咳等。

弥漫性肺泡出血（diffuse alveolar hemorrhage，DAH）是一种严重威胁 SLE 患者生命的临床改变，发生率不超过 2%。其特征性表现为急性或亚急性发作的呼吸困难和咳嗽，严重时可有血红蛋白水平下降，X 片或 CT 下有新发肺泡浸润，并非所有患者均有血痰。DAH 通常发生在血清学和临床病情活动期的 SLE 患者，合并狼疮性肾炎最为常见。

肺动脉高压是 SLE 患者罕见的严重并发症，研究表明，动脉型肺动脉高压（pulmonary arterial hypertension，PAH）更多见于有雷诺现象的患者。血管丛状病变部位可见吞噬细胞和淋巴细胞。此外，肺动脉壁可见 IgG 和补体沉积。

少数 SLE 患者可出现萎缩肺综合征，患者出现无法解释的呼吸困难或胸痛时需要考虑本病。其特点为肺实质正常而肺容量下降。本病的病因不明，可能与膈肌疾病、胸廓扩张异常、膈神经病、膈膜炎症 / 纤维化等有关。该病预后可能较好，进行性呼吸衰竭少见。

活动性 SLE 的患者还可见一种被称为急性可逆性低氧血症的综合征。该综合征的特点为在没有肺实质病变的情况下，出现低氧血症和肺泡 - 动脉血氧分压梯度异常。其机制可能为肺血管内皮细胞损伤和补体激活后继发的白细胞凝集。

（五）心血管受累

心血管疾病是 SLE 的常见并发症，心包、心肌、瓣膜和冠状动脉均可受累。

心包炎是 SLE 最常见的心脏表现，可伴或不伴心包积液，50% 以上的 SLE 患者在病程中的某个阶段会出现心包炎。通常心包积液量少且没有症状。症状性心包炎通常表现为心前区锐痛，取端坐位可缓解。伴有大量心包积液和心脏压塞症状的心包炎较为罕见。

SLE 患者的心肌炎较为少见，出现下列临床表现时要考虑本病：无法解释的心力衰竭、心脏扩大、心动过速、心电图异常，以及心脏超声显示心脏舒张或收缩异常和（或）整体收缩活动减弱。SLE 患者心肌炎的组织学表现包括血管周围和间质单个核细胞浸润，偶有纤维化和瘢痕形成。

SLE 患者可出现多种心瓣膜异常，包括 libman-sacks 心内膜炎（也称非典型疣状心内膜炎）、瓣膜增厚、瓣膜反流和瓣膜狭窄。瓣膜增厚最为常见，多见于二尖瓣和主动脉瓣。有瓣膜疾病的患者可能出现卒中、周围血管栓塞、充血性心力衰竭。libman-sacks 心内膜炎是 SLE 患者的特征性心瓣膜异常，通常有豌豆大小、扁平或凸起的颗粒状病灶，多位于二尖瓣后叶的心室面，可导致瓣膜反流。所有瓣膜均可受累。疣状物有 2 种组织学类型：①含有纤维素灶并伴有淋巴细胞和浆细胞浸润的活动性病灶；②由致密的血管纤维组织构成的愈合性病灶，可伴或不伴钙化。免疫球蛋白和补体可在疣状物内部形成颗粒状沉积。

SLE 患者冠状动脉病变的发生率均升高。尸检显示，冠状动脉有纤维内膜增生和透明样物质阻塞。动脉血栓、原位血栓形成，以及血管炎或动脉粥样硬化性疾病均可导致冠状动脉阻塞。动脉粥样硬化性疾病是病程较长的 SLE 患者的常见并发症。

（六）神经精神系统受累

神经精神性狼疮（neuropsychiatric systemic lupus erythematosus，NPSLE）包括多种神经性和精神性表现，可累及中枢和外周神经系统的任何部位。其中，中枢神经系统受累更为常见。美国风湿病学会将 NPSLE 分为 19 种不同的综合征，其中包括无菌性脑膜炎、脑血管病、脱髓鞘综合征、狼疮性头痛、舞蹈症、脊髓病、癫痫发作、急性精神错乱状态、焦虑症、认知障碍、情感障碍、精神病共 12 种中枢神经系统病变，以及急性炎症性脱髓鞘性多发性神经病（格林-巴利综合征，即 Guillain-Barre syndrome）、颅神经病、自主神经功能紊乱、单神经病变、重症肌无力、神经丛病、多发性神经病共 7 种周围神经系统病变。

（七）消化道受累

SLE 可累及胃肠道的任何部分。患者可出现吞咽困难、食欲缺乏、腹痛、腹胀、腹泻、恶心、呕吐，甚至消化道出血等症状。导致上述症状的原因包括食管运动异常、腹膜炎、胰腺炎、肠系膜血管炎、消化道平滑肌受累等。

约 60% 的 SLE 患者可出现肝功能异常。狼疮性肝炎的病理特征为肝小叶炎症但缺乏淋巴细胞浸润。在罕见的情况下，SLE 会伴发肝结节性再生性增生，可引起不伴有纤维化的肝弥漫性结节并导致门静脉高压。抗磷脂抗体阳性的患者出现肝的血管疾病，如巴德-吉亚里综合征（Budd-Chiari 综合征），肝静脉阻塞性疾病和肝梗死的病例也有报道。

SLE 其他少见的胃肠道表现包括假性肠梗阻和蛋白丢失性肠病。假性肠梗阻多为内脏平滑肌或肠道神经系统功能异常导致的肠道运动能力下降所致。小肠比结肠受累更为常见，其首发症状包括恶心、呕吐和腹胀。蛋白丢失性肠病患者可有腹痛、严重凹陷性水肿、腹泻和低白蛋白血症。

（八）眼部受累

SLE 眼部受累的表现多样。最常见的眼部表现为干燥性角膜结膜炎（keratoconjunctivitis sicca，KCS），可伴或者不伴继发性干燥综合征。检眼镜检查可见视网膜异常，如视网膜出血、血管炎样病变、棉絮状斑点和硬性渗出。目前认为，SLE 的视网膜病变是由免疫复合物介导的血管病和（或）微血栓引发的。SLE 患者也可出现巩膜外层炎和巩膜炎，但葡萄膜炎极为罕见。盘状红斑狼疮可累及下眼睑和结膜。

（九）血液系统受累

SLE 的血液系统受累较为常见，三系均可累及。

慢性病贫血（anemia of chronic disease，ACD）是 SLE 中最常见的贫血，表现为正色素正细胞性贫血，伴有血清铁和转铁蛋白降低、血清铁蛋白正常或增高。SLE 贫血的另一个主要原因是自身免疫性溶血性贫血（autoimmune hemolytic anemia，AIHA）。AIHA 可以是 SLE 的首发表现，在多年以后才出现 SLE 的其他症状。失血、肾功能不全、合并 TMA、纯红细胞再生障碍和药物的骨髓毒性也可能是 SLE 患者贫血的原因。

白细胞减少约见于 50% 的 SLE 患者，可表现为淋巴细胞减少和（或）中性粒细胞减少，而以淋巴细胞减少更为常见。

SLE 患者可有轻度到重度的血小板减少。血小板减少可由免疫介导的血小板破坏引起，血栓性血小板减少性紫癜（thrombotic thrombocytopenic purpura，TTP）或脾大时的消耗增多也可导致血小板减少。部分患者出现抗血小板抗体。和 AIHA 相似，孤立的与免疫相关的血小板减少可能在 SLE 发生前数年就出现。

淋巴结病通常见于活动性 SLE 患者，表现为柔软的无痛性淋巴结肿大。淋巴结病可为局灶性或全身性，累及颈部、腋窝和腹股沟最为常见。淋巴结组织学可见反应性增生和程度不等的凝固性坏死。偶见巨大淋巴结增生症（Castleman 病）的组织学特征。部分 SLE 患者可见脾大。

（十）新生儿红斑狼疮

新生儿红斑狼疮是一种由母体的抗 SSA 抗体和（或）抗 SSB 抗体通过胎盘传给新生儿而导致的被动的获得性自身免疫性疾病。患儿母亲可有 SLE、干燥综合征，或者某种尚未被诊断出的自身免疫性疾病。新生儿红斑狼疮可累及多器官、多系统，包括心脏、皮肤、肝和血液系统，最严重的并发症是先天性完全性心脏传导阻滞和心肌病。

皮疹是新生儿红斑狼疮的常见表现，包括与 SCLE 的环形红斑类似的红斑和环状红斑。典型皮疹位于头皮、面部、躯干和四肢，好发于眶周，通常在新生儿受紫外线照射后出现。皮疹通常在出生后的第 4 周至第 6 周出现，但也可能在出生时就存在。皮疹为自限性，不需要治疗，通常在 6 个月左右可自行缓解。

先天性完全性心脏传导阻滞与新生儿的死亡率（可高达 20%）有关，大部分患儿需要植入永久性心脏起搏器。如果母亲抗 SSA 抗体和（或）抗 SSB 抗体呈阳性，约 2% 的新生儿会发生这种并发症。有新生儿红斑狼疮皮肤表现（无心脏传导阻滞）的患儿，母亲再次妊娠时胎儿出现心脏传导阻滞的概率约为 18%。胎心率的易感期为妊娠第 16 周至 24 周。因此，建议抗 SSA 抗体和抗 SSB 抗体阳性的孕妇从孕 16 周起行胎儿心脏超声检查，以期发现早期的心脏传导阻滞（一度和二度传导阻滞）并进行治疗。

新生儿红斑狼疮的少见表现包括肝、血液系统和神经系统受累。肝受累表现包括无症状肝功能升高、肝炎、肝大、胆汁淤积和肝硬化。血液系统受累表现包括血小板减少、自身免疫性溶血性贫血和白细胞减少。神经系统并发症如脊髓病变、抽搐和无菌性脑膜炎也有报道。

二维码8-2 系统性红斑狼疮的特异性表现

四、实验室检查

（一）常规检查

1．血常规　三系均可下降，其中白细胞下降通常以淋巴细胞下降为主。如出现溶血性贫血，则伴有网织红细胞增多。

2．尿常规　可出现蛋白尿、血尿、白细胞尿及管型尿。其中，血尿主要为变形红细胞尿。

3．肝肾功能　肝功能及肾功能均可能出现异常。

4．炎症指标　在疾病活动期会出现红细胞沉降率增快，但通常 CRP 不高，可能与部分 SLE 患者血清存在抗 CRP 抗体有关。如患者 CRP 明显升高，应注意鉴别感染。

（二）免疫学检查

免疫学检查是 SLE 诊断的基础，SLE 患者可能会有多种自身抗体呈阳性（表 8-1），伴或不伴有免疫球蛋白增多、补体下降。免疫学检查中抗 dsDNA 抗体与疾病活动度呈正相关，而补体水平与疾病活动度呈负相关。

表 8-1　SLE 患者可能出现的自身抗体及临床意义

自身抗体	临床意义
ANA	SLE 筛选检查
抗 dsDNA 抗体	SLE 特异性抗体，与疾病活动度相关
抗 nRNP 抗体	可能与雷诺现象、肺动脉高压相关，可见于其他疾病
抗 Sm 抗体	SLE 特异性抗体，与疾病活动度无关
抗 SSA 抗体 / 抗 SSB 抗体	可能与继发性干燥综合征有关，可见于其他疾病
抗核糖体蛋白抗体（抗 rRNP 抗体）	SLE 特异性抗体，可能与神经精神性狼疮相关
抗磷脂抗体（LA、aCL、抗 β2GP1）	可能与继发抗磷脂综合征、libman-sacks 心内膜炎有关
抗组蛋白抗体、抗核小体抗体	特异性低，可见于其他疾病
血小板相关抗体	与血小板减少相关，可见于其他疾病
自身免疫性肝病相关抗体	与合并自身免疫性肝病有关

五、诊断和鉴别诊断

（一）分类标准

虽然目前 SLE 的分类标准有多个，但最经典、临床中最常用的标准仍是美国风湿病学会于 1997 年推荐的 SLE 分类标准，共纳入 11 项条目，符合 4 项或 4 项以上者可诊断为 SLE，其敏感性及特异性均为 96%（表 8-2）。

表 8-2　美国风湿病学会 SLE 分类标准（1997 年）

标准	具体定义
颧部红斑	颧部出现扁平或高出皮面的固定性红斑，鼻唇沟通常不受累
盘状红斑	片状隆起性红斑，黏附有角质脱屑和毛囊栓；陈旧病变可发生萎缩性瘢痕
光过敏	对紫外线的异常反应而出现的皮疹
口腔溃疡	医生观察到有口腔或鼻咽部溃疡，一般为无痛性
非侵蚀性关节炎	累及 2 个及以上的外周关节，表现为压痛、肿胀或积液
浆膜炎	出现胸膜炎或心包炎，可通过查体及客观检查证实
肾病变	尿蛋白 > 0.5 g/d 或次尿 +++，或出现管型尿（红细胞、血红蛋白、颗粒、混合管型）
神经系统	出现癫痫发作或精神病，除外药物或代谢紊乱因素
血液系统	伴有网织红细胞增多的溶血性贫血，或 WBC < $4.0*10^9$/L、≥ 2 次，或淋巴细胞减少 < $1.5*10^9$/L、≥ 2 次，或血小板 < $100*10^9$/L、除外药物因素
血清学异常	抗 dsDNA 抗体阳性或抗 Sm 抗体阳性或抗磷脂抗体阳性（后者包括血清 ACL-IgG 或 IgM 阳性、狼疮抗凝物阳性、持续 6 个月以上的梅毒血清试验假阳性，3 者中具备一项）
抗核抗体	排除药物因素，任意时间通过免疫荧光试验或等效方法检测到抗核抗体阳性

其他的分类标准还包括 2012 年系统性红斑狼疮国际临床协作组（the systemic lupus international collaborating clinics，SLICC）分类标准及 2019 年 ACR/EULAR 分类标准，如果患者不能满足 1997 年 ACR 分类标准，可参考上述 2 个分类标准。值得注意的是，SLE 中的现有标准均为分类标准，而非诊断标准，敏感性及特异性均不能达到 100%，须结合临床实际情况灵活运用。

（二）活动度评价

临床常用一些活动度评估量表来评估疾病的活动度，包括系统性红斑狼疮疾病活动指数（systemic lupus erythematosus disease activity index，SLEDAI）评分、大不列颠群岛狼疮评价组指数（British Isles Lupus Assessment Group index，BILAG）评分等，但均有其局限性。总体来讲，轻症 SLE 是指脏器损伤为非致命性，程度较轻，临床情况稳定的 SLE。而重症 SLE 是指累及重要脏器，受累程度严重且影响到脏器功能的 SLE。

（三）鉴别诊断

因 SLE 疾病表现多样，相应鉴别诊断亦须结合患者的具体症状，以下为示例。

1. 以关节表现为主　须与类风湿关节炎等其他炎症性关节病相鉴别。SLE 及 RA 均可出现对称性多关节炎及小关节炎，但大部分 RA 患者会伴有特异性抗体，如高滴度类风湿因子及抗环瓜氨酸肽抗体（抗 CCP 抗体）阳性，而 SLE 患者的抗体为抗 dsDNA、抗 Sm，以及抗 rRNP 抗体等。此外，SLE 的关节受累通常不会造成骨质破坏，如引起关节畸形是因炎症破坏肌腱，造成可复性关节畸形，X 线无骨侵蚀，称为 "Jaccoud 关节"；而 RA 造成的纽扣花、天鹅颈等关节畸形，X 线可见到骨侵蚀及关节损毁。在极少数情况下，SLE 和 RA 可合并存在。

2. 以肾表现为主　须与乙肝相关肾炎、血栓微血管病等相鉴别。狼疮性肾炎及乙肝相关肾炎的临床表现均可出现肾炎综合征或肾病综合征，肾穿刺免疫荧光试验均表现为多种免疫复合物沉积，但乙肝相关肾炎的患者应有 HBV 感染史，在肾组织中可找到 HBV 抗原，缺乏 SLE 特异性抗体。狼疮性肾炎可合并血栓微血管病，当患者出现急性肾功能不全时，须鉴别肾功能不全的原因是 SLE 引起的新月体肾小球肾炎还是血栓微血管病。新月体肾小球肾炎的尿常规中有形成分多，肾组织中可见到多数新月体形成；而血栓微血管病的血尿、蛋白尿可能不突出，容易出现恶性高血压，肾组织中可见到小动脉管壁增厚、洋葱皮样改变等，血清 ADAMTS13 活性下降或抗 ADAMTS13 抗体为阳性，部分患者可出现肾外的血栓微血管病表现，包括血小板减少、机械性溶血、发热，以及精神症状等，外周血破碎红细胞增多。

二维码8-3　SLEDAI-2K评分

六、治疗

（一）治疗原则和目标

SLE 的治疗原则是早期、个体化、多系统治疗。SLE 治疗的短期目标为改善临床症状、控制疾病活动度；长期目标为预防复发，减少药物不良反应，控制疾病所致的器官损害，提高患者的生活质量。

（二）一般治疗

SLE 的一般治疗包括患者的健康教育、生活方式改变和辅助治疗。患者健康教育的目的是帮助患者正确认识疾病，消除恐惧心理，提高长期规律随访的依从性。生活方式改变包括防晒、防寒、适当锻炼、控制体重和避免劳累、预防感染。辅助治疗主要包括血压、血糖的药物控制，以及预防骨质疏松、防治感染等。

（三）药物治疗

SLE 尚无根治方法，恰当的治疗可以使大多数患者达到病情的完全缓解。早期诊断和早期治疗可以延缓或避免不可逆的脏器损伤。SLE 是一种具有高度异质性的疾病，医生应根据病情的轻重程度、器官受累和合并症情况制订个体化治疗方案。

SLE 的治疗药物包括糖皮质激素、抗疟药、免疫抑制剂和生物制剂。糖皮质激素的使用剂量和给药途径取决于器官受累的类型和疾病严重程度；所有无禁忌患者均应长期接受羟氯喹治疗，接受羟氯喹治疗前应进行眼底检查；伴有脏器受累者建议初始治疗时即加用免疫抑制剂；经激素和（或）免疫抑制剂治疗效果不佳、不耐受或复发的患者可考虑使用生物制剂进行治疗。

1．轻度 SLE 的药物治疗　轻度 SLE 症状轻微，仅表现为光过敏、皮疹、关节炎、发热、轻度浆膜炎，而无明显内脏损害。

（1）非甾体抗炎药：可用于控制关节炎。注意长期应用时的消化道损伤、出血、肝肾损伤等副作用。

（2）羟氯喹：可用于控制皮疹和减轻光过敏，有助于稳定 SLE 病情和减少激素的副作用。硫酸羟氯喹一般剂量不超过 5 mg/kg·d，分 1 ～ 2 次口服。常见的不良反应为眼底病变，高风险 [长期服用和（或）使用高剂量的羟氯喹、伴有肝肾疾病、有视网膜或黄斑疾病史等] 的患者建议每年进行 1 次眼科检查，低风险的患者建议服药第 5 年起每年进行 1 次眼科检查。

（3）糖皮质激素：可短期局部应用激素治疗皮疹。当上述药物无法控制病情时，可考虑使用小剂量糖皮质激素（泼尼松 ≤ 10 mg/d 或等效剂量的其他糖皮质激素）进行治疗。

（4）免疫抑制剂：必要时考虑使用甲氨蝶呤、硫唑嘌呤、来氟米特等免疫抑制剂。

2．中度 SLE 的药物治疗　予以中等剂量激素（0.5 ～ 1 mg/kg·d 泼尼松或等效剂量的其他激素）进行治疗。中等剂量激素难以快速控制病情中度的 SLE 患者，在适当增加激素剂量的基础上，可联合使用免疫抑制剂。

3．重度 SLE 的药物治疗　予以大剂量激素（1 mg/kg/d 泼尼松或等效剂量的其他激素）联合免疫抑制剂进行治疗，通常分为诱导缓解和维持治疗 2 个阶段。诱导缓解的目的在于迅速控制病情，阻止脏器损伤。维持治疗的目的在于预防复发，减少复发所致的器官损害。

（1）糖皮质激素：具有强大的抗炎和免疫抑制作用。重度 SLE 建议应用大剂量激素（1 mg/kg·d 泼尼松），病情稳定后逐渐减量，而后以小剂量维持。如病情允许，维持泼尼松剂量 < 7.5 mg/d。治疗中同时加用免疫抑制剂，如环磷酰胺、吗替麦考酚酯（霉酚酸酯）等，更好地诱导病情缓解，巩固疗效，减少长期应用大剂量激素导致的不良反应。SLE 激素治疗疗程较长，应避免使用对下丘脑 - 垂体 - 肾上腺轴影响较大的地塞米松等长效激素。激素不良反应包括高血压、高血糖、高脂血症、低钾血症等代谢紊乱，以及感染、骨质疏松、骨坏死、白内障、水钠潴留、体重增加、脂肪重分布等。

（2）环磷酰胺：是主要作用于 S 期细胞周期的特异性烷化剂，通过影响 DNA 的合成发挥细胞毒作用，是治疗重症 SLE 的有效药物之一，尤其是在狼疮性肾炎和血管炎中，环磷酰胺与激素的联合治疗能够有效地诱导疾病缓解，阻止甚至逆转疾病进展，改善预后。环磷酰胺可用美国国立卫生研究院大剂量方案，具体为 0.5 ～ 1.0/m² （体表面积），静脉注射，每月一次；或用欧洲小剂量方案，具体为 0.5 g，静脉注射，每 2 周一次。由于不同患者对环磷酰胺的敏感性和耐受性存在差异，可以根据年龄、病情、病程、免疫状态、耐受程度等调整用药剂量和间隔。环磷酰胺的不良反应主要包括白细胞减少、感染、胃肠道反应、肝损害、性腺抑制（尤其是女性卵巢功能衰竭）、出血性膀胱炎，少见远期致癌作用。

（3）吗替麦考酚酯（霉酚酸酯）：为次黄嘌呤单核苷酸脱氢酶的抑制剂，可抑制嘌呤从头合成，从而抑制淋巴细胞活化。吗替麦考酚酯可用于治疗增殖性狼疮性肾炎，常用吗替麦考酚酯联合激素，可以用于诱导缓解，又可以用于维持治疗。吗替麦考酚酯诱导缓解期剂量为 2.0 ～ 3.0 g/d，亚洲人群剂量应偏小，推荐 1.5 ～ 2.0 g/d。维持期常用剂量为 1.0 ～ 1.5 g/d。主要副作用为增加感染机会和胃肠道反应。

（4）来氟米特：为具有抗增殖活性的异恶唑类衍生物，能抑制二氢乳清酸合成酶，通过抑制嘧啶的全程生物合成，从而直接抑制淋巴细胞和 B 细胞的增殖。来氟米特对一些增殖性狼疮性肾炎有效，耐受性较好。常用剂量为 10 ～ 20 mg/d。主要不良反应为肝损害、高血压、白细胞减少等。

（5）硫唑嘌呤：为嘌呤类似物，可通过抑制 DNA 合成发挥淋巴细胞的细胞毒作用。在肾及神经系统病变方面的疗效不及环磷酰胺，对浆膜炎、血液系统、皮疹的疗效尚佳，也可用于狼疮性肾炎的维持期治疗。起始剂量为 1.0 mg/kg·d，根据病情和耐受性调节剂量。常用维持剂量为 1.5 ～ 2.0 mg/kg·d。主要副作用包括骨髓抑制、肝损害、胃肠道反应等。

（6）环孢素：特异性抑制 T 淋巴细胞 IL-2 的生成，发挥选择性细胞免疫抑制作用，是一种非细胞毒免疫抑制剂。对狼疮性肾炎、血液系统受累有效。常用剂量为 3 ～ 5 mg/kg·d，分 2 次口服。主要不良反应包括高血压、肾功能不全、齿龈增生等。有条件应监测血药浓度。

（7）他克莫司：是一种大环内酯类抗生素，为一种强力的新型免疫抑制剂，主要通过抑制 IL-2 的释放，从而全面抑制 T 淋巴细胞的作用。主要用于增生性狼疮性肾炎，诱导期和维持期均有效，能减低复发率。还可以用于治疗难治性狼疮性肾炎和 SLE 伴免疫性血小板减少症等。常见的不良反应为胃肠道不适、肾功能不全，以及血糖、血压升高等，用药期间应监测肾功能、血糖、血压变化，监测他克莫司血药浓度并调整用药剂量。

（8）利妥昔单抗：是针对 B 细胞表面 CD20 的单克隆抗体，用于增生性狼疮性肾炎的治疗。常用方案为每次 375 mg/m²，每周一次，连用 4 周；或每次 1000 mg，间隔 2 周，共用 2 次。用药前完善乙型肝炎病毒、结核分枝杆菌的筛查。常见不良反应包括感染、白细胞减少等。

（9）贝利木单抗：首个作用于 B 细胞活化因子的全人源化单克隆抗体，与可溶性 BAF 高亲和力结合，有抑制其调节 B 细胞成熟、分化、增殖的作用。适用于在常规治疗的基础上仍具有高疾病活动度、自身抗体呈阳性的 SLE 患者。推荐用药方案为 10 mg/kg，前 3 次每 2 周给药一次，随后每 4 周给药一次。耐受性较好，常见副作用有上呼吸道感染、输液反应。

4．狼疮危象的治疗　治疗目的在于挽救生命、保护脏器、预防后遗症。对于威胁生命的狼疮危象（急进性肾小球肾炎、神经精神性狼疮、重症血小板减少性紫癜、弥漫性出血性肺泡炎、严重的肠系膜血管炎等），推荐使用激素冲击联合免疫抑制剂进行治疗，激素冲击治疗为静脉滴注甲泼尼龙 500 ～ 1000 mg/d，通常连续使用 3 天为一个疗程，冲击治疗后改口服泼尼松 0.5 ～ 1 mg/kg·d 或等效剂量的其他激素。激素冲击的同时，可静脉输注大剂量静脉注射免疫球蛋白（intravenous immunoglobulin，IVIG）。IVIG 一方面对 SLE 具有封闭抗体的免疫治疗作用，另一方面具有非特异性的抗感染作用，可以对激素冲击治疗所致的免疫抑制起到一定的保护作用。

5．妊娠生育　育龄期女性是 SLE 的主要发病人群，SLE 患者合并妊娠时发生母体和胎儿不良事件的概率高于普通人群。但 SLE 并非妊娠的绝对禁忌证，当患者病情稳定至少 6 个月，激素使用量为泼尼松 15 mg/d（或等效剂量的其他激素）以下，无重要脏器损害，停用可能致畸的药物至足够安全的时间后可考虑妊娠。SLE 患者妊娠管理需要风湿科和产科的多学科协作，患者在计划妊娠前须进行充分 SLE 疾病评估和正在使用药物的妊娠安全性评价，同时进行抗磷脂抗体检测和抗 SSA、抗 SSB 抗体检测。羟氯喹可以减少母婴并发症，如无禁忌，建议在整个妊娠期间持续使用。合并产科抗磷脂综合征的患者，加用小剂量阿司匹林（50 ～ 100 mg/d）和低分子肝素（low moleculer weight heparin，LMWH）治疗。抗 SSA 和（或）抗 SSB 抗体阳性者，在妊娠期间应密切监测胎儿超声心动图以筛查胎儿心脏传导阻滞情况。

二维码8-4　SLE的达标治疗

二维码8-5　2020中国系统性红斑狼疮诊疗指南——SLE治疗路径

七、预后

近年来，随着新药的不断涌现、靶向治疗的飞速进展、达标治疗理念的逐步实现，越来越多 SLE 患者的病情得到控制，预后得到明显改善。急性期患者死亡的主要原因是多脏器严重损害和感染，以及发生严重的神经精神性狼疮和急进型狼疮性肾炎等。SLE 的远期死亡原因包括慢性肾功能不全和药物不良反应，以及发生严重合并症，如冠心病等。

整合思考题

（1 ～ 2 题共用题干）

女性，22 岁，关节痛、乏力 8 个月，发热、面部红斑 1 个月，经抗生素治疗无效。实验室检查：白细胞（WBC）为 $3.0*10^9$/L、血红蛋白（HGB）为 90 g/L、血小板（PLT）为 $88*10^9$/L，尿蛋白 ++，红细胞（RBC）为 30 ～ 80/HP。

1．以下对诊断最有价值的实验室检查是

    A．RF 150 IU/ml（参考值为 0 ～ 20 IU/ml）   B．抗 Sm 抗体（+）

    C．ESR 36 mm/h   D．ANA 1∶10000（颗粒型）   E．抗 SSA 抗体（+）

2．以下不能用于评价疾病活动度的指标为

    A．24 小时尿蛋白定量   B．C3 水平   C．抗 dsDNA 滴度

    D．血三系水平   E．ANA 滴度

答案：1. B；2. E

本题考查：（1）系统性红斑狼疮的标志性抗体（其他选项也可以出现在 SLE 患者中，但非特异性表现）。

           （2）评价 SLE 疾病活动度的指标（ANA 滴度不一定随病情变化）。

（3 ～ 4 题共用题干）

女性，35 岁，头痛、下肢水肿 2 月。查体：BP 160/100 mmHg；实验室检查：尿红细胞（RBC）为 80 ～ 100/HP，尿蛋白 +++，血 Scr 250 μmol/L，ANA 1∶3200（颗粒型），抗 Sm 抗体（+）。C3 0.23↓ g/L，C4 0.04↓ g/L。

3．该患者肾穿刺病理最有可能的类型是

    A．Ⅳ-G（A）型 LN   B．Ⅲ型 LN   C．Ⅴ型 LN

    D．Ⅵ型 LN   E．Ⅳ + Ⅴ型 LN

4．目前患者最应考虑的治疗方案是

    A．静脉输入 CTX   B．口服吗替麦考酚酯

    C．口服泼尼松（强的松）1 mg/kg·d   D．激素冲击治疗   E．IVIG

答案：3. A；4. D

本题考查：（1）根据临床表现推断狼疮性肾炎的病理类型。该患者的表现为急进性肾小球肾炎，故病理类型最有可能为Ⅳ-G（A）型 LN。

           （2）狼疮危象（急性肾功能不全）的首选治疗方案为糖皮质激素冲击治疗。

参考文献

[1] . Mu Lin，Yanjie Hao，Hong Huang，et al. Mortality and prognostic factors in Chinese patients with systemic lupus erythematosus. Lupus，2018，27（10）：1742-1752.

[2] Block SR，Winfied JB，Lockshin MD，et al. Studies of twins with systemic lupus erythematosus. A review of the literature and presentation of 12 additional sets. Am J Med，1975，59（4）：533.

[3] Rullo OJ，Tsao BP. Recent insights into the genetic basis of systemic lupus erythematosus. Ann Rheum Dis，2012，72：ii56-ii61.

[4] Ghodke-Puranik Y，Niewold TB. Immunogenetics of systemic lupus erythematosus：A comprehensive review. J Autoimmun，2015，64：125-136.

[5] C C Mok，C S Lau. Pathogenesis of systemic lupus erythematosus. J Clin Pathol，2003，56（7）：481-490.

[6] Gilliam JN，Sontheimer RD. Distinctive cutaneous subsets in the spectrum of lupus erythematosus. J Am Acad Dermatol，1981，4（4）：125-136.

[7] Sontheimer RD. The lexicon of cutaneous lupus erythematosus—a review and personal perspective on the nomenclature and classification of the cutaneous manifestations of lupus erythematosus. Lupus，1997，6（2）：84-95.

[8] Tsokos GC，Moutsopoulos HM，Steinberg AD. Muscle involvement in systemic lupus erythematosus. JAMA，1981，246（7）：766-768.

[9] Weening JJ，D'Agati VD，Schwartz MM，et al. The classification of glomerulonephritis in systemic lupus erythematosus revisited. J Am Soc Nephrol，2004，15（2）：241-250.

[10] The American College of Rheumatology nomenclature and case definitions for neuropsychiatric lupus syndromes. Arthritis Rheum，1999，42（4）：599-608.

[11] Izmirly PM，Rivera TL，Buyon JP. Neonatal lupus syndromes. Rheum Dis Clin North Am，2007，33（2）：267-285.

[12] Hochberg MC. Updating the American College of Rheumatology revised criteria for the classification of systemic lupus erythematosus. Arthritis Rheum，1997，40（9）：1725.

[13] Petri M，Orbai AM，GS Alarcón，et al. Derivation and validation of the Systemic Lupus International Collaborating Clinics classification criteria for systemic lupus erythematosus. Arthritis Rheum，2012，64（8）：2677-2686.

[14] Aringer M，Costenbader K，Daikh D，et al. 2019 European League Against Rheumatism/American College of Rheumatology classification criteria for systemic lupus erythematosus. Ann Rheum Dis，2019，78（9）：1151-1159.

[15] 中华医学会风湿病学分会国家皮肤与免疫疾病临床医学研究中心中国系统性红斑狼疮研究协作组. 2020 中国系统性红斑狼疮诊疗指南. 中华内科杂志，2020，59（3）：172-185.

[16] Fanouriakis A，Kostopoulou M，Alunno A，et al. 2019 Update of the EULAR recommendations for the management of systemic lupus erythematosus. Ann. Rheum. Dis，2019，78：736-745.

[17] 中国系统性红斑狼疮研究协作组专家组，国家风湿病数据中心. 中国系统性红斑狼疮患者围产期管理建议. 中国医学杂志，2015，95（14）：1056-1060.

（郝燕捷 赵 娟）

第九章
干燥综合征

学习目标

- **基本目标**
  1. 将干燥综合征与其他涎腺炎进行对比，并对干燥综合征的临床特点进行总结。
  2. 说出干燥综合征特异性实验室及辅助检查特点。
  3. 初步学会运用干燥综合征的分类标准。

- **发展目标**
  1. 分析干燥综合征的发病机制。
  2. 拓展治疗干燥综合征的新型药物。

干燥综合征（Sjögren syndrome，SS）是以淋巴细胞浸润外分泌腺引起口、眼干燥为特征的一种慢性、缓慢进展的自身免疫性疾病。大约有 1/3 的患者合并系统表现，可表现为疲乏、雷诺现象、多关节痛或关节炎、肺间质病变、神经病变和皮肤紫癜，该疾病可单独出现，称为原发性干燥综合征，或者与其他自身免疫性疾病相关，称为继发性干燥综合征。其中，原发性干燥综合征患者发展为淋巴瘤的概率是正常人群的 5 ~ 44 倍。

尽管该病在各个年龄阶段，包括儿童期均可发病，但干燥综合征主要发生于中年女性，女性与男性的患病比例为 9∶1。原发性干燥综合征的患病率为 0.5% ~ 1%，而 30% 的风湿免疫病患者患有继发性干燥综合征。

一、病因

目前参与 SS 发病的病因尚不完全清楚，一般认为遗传、感染、环境等因素的共同作用是导致 SS 发病的主要原因。因为缺乏大型的双胞胎队列研究，很难估测遗传因素对 pSS 发病的作用。然而，有 2 个及以上的家庭成员同时患有 pSS 的家庭多有存在，强烈提示遗传因素参与了疾病的发病机制。

（一）遗传易感性因素

1. HLA-DR/DQ 与共同表位 原发性干燥综合征被认为是复合基因异常，类似于系统性红斑狼疮、类风湿关节炎的遗传易感性。人类自身免疫病遗传学研究表明，多个基因联合导致疾病风险增加，而单个基因对疾病的易感性仅有轻微的作用。这一规则的例外情况是，人类 6 号染色体 6p21.3 中人类白细胞抗原位点与疾病有相对强的相关性。在欧裔人群中，确定的与 pSS 相关的 HLA 位点包括 *DRB1*03*：*01*（*DR3*）、*DRB1*15*：*01*（*DR2*）、*DQA1*01*：*03*、*DQA1*05*：*01* 和 *DQB1*02*：*01* 和 *DQB1*06*：*01*。定位于 *DRB1*03*：*01* 和 *DRB1*15*：*01* 的疾病相关多态性占 HLA 遗传贡献的 90%。HLA 位点在 pSS 自身抗体反应相关的发病机制中起重要作用。在 pSS 患者中，高滴度抗 SSA 抗体和抗 SSB 抗体与 DQA1 和 DQB1 等位基因杂合有关。

2．其他易感基因　pSS 的遗传易感性可能同其他结缔组织病的易感基因相关。pSS 和系统性红斑狼疮、类风湿关节炎、系统性硬化病，以及其他自身免疫性疾病患者类似，存在家族聚集现象。目前，尚没有大型的 pSS 的宏基因组关联分析研究，多数确定 pSS 疾病易感基因的研究采用候选基因的方法。Ⅰ 型干扰素通路上的基因是候选基因研究的焦点，因为与对照组相比，其在 pSS 患者的外周血和涎腺中明显高表达。一个小的队列研究结果显示，编码 IFN 调节因子 5（IFN regulatory factor 5，IRF5）的基因外显子中的一个剪接序列的单核苷酸多态性与 pSS 的患病风险增加相关。IRF5 是 9 个 IRF 之一，它通过 Toll 样受体传递信号，对通过 TLR4、TLR7、TLR9 介导的反应至关重要。由于病毒 RNA 和 DNA 可能的触发作用，在 pSS 的 Ⅰ 型干扰素通路激活中，胞内 TLR7 和 TLR9 通路可能起重要作用。在 IRF5 转录启动子区域的 5-bp 插入 / 缺失多态性（CGGGG 插入 / 缺失）也与 pSS 的发病相关。这一多态性似乎具有功能性意义，因为有此多态性的涎腺上皮细胞受反转录病毒感染后会产生更高水平的 IRF5 转录物。

另外，前期的研究还发现了很多关于 pSS 的易感基因，但这些发现尚未被广泛验证。一项病例对照研究发现信号转导及转录激活因子 4（signal transducers and activator of transcription 4，STAT4）的转录因子单倍型变异增加了 pSS 的患病风险。STAT4 多态性也增加了系统性红斑狼疮和类风湿关节炎的患病风险。STAT4 是 IL-12 和 IL-23 信号转导通路中关键的细胞内信号分子，能促进 Th1 细胞和 Th17 细胞的发育。STAT4 和 IRF5 多态性对 pSS 患病风险的增加作用可能是叠加的。在其他研究中，Nordmark 和同事发现 3 个基因位点会增加 pSS 的患病风险，分别是早期 B 细胞因子 1（early B cell factor 1，EBF1）基因、含有 167 成员 A 相似序列和 B 淋巴细胞酪氨酸激酶的区间涵盖家族（the interval encompassing family with sequence similarity 167 member A and B lymphoid tyrosine kinase，FAM167A-BLK）基因，以及肿瘤坏死因子成员 4（tumor necrosis family member 4，TNFSF4）基因。以上 3 个基因均因涉及 B 细胞的发育而受到关注，因为本病存在 B 细胞高度激活状态。

人类基因组包含保守的具有功能的非编码元件，也包括启动子调节元件和基因的非翻译区。其中，一些保守的非编码元件编码微小 RNA 是一种新的基因表达调控方法。微小 RNA 对固有免疫和适应性免疫都有影响，在晚期 B 细胞分化和发育、B 细胞耐受的形成中起重要作用。早期研究发现，pSS 患者的唇腺活检中微小 RNA 的表达类型与对照组明显不同，提示了微小 RNA 表达异常在慢性炎症反应调控中的病理作用。

3．表观遗传学　表观遗传学研究的是通过不改变 DNA 序列的方式使基因表达发生变化的遗传变异。它的主要机制是通过 DNA 甲基化和组氨酸修饰重建染色质结构。迄今为止，我们对 pSS 的表观遗传学尚无进一步了解。

（二）感染因素

在可能的感染诱发因素中，EB 病毒和巨细胞病毒受到关注，因为它们对 T 细胞免疫有抑制作用并能建立持续感染。在一项研究中，对唇腺活检组织进行免疫化学染色，在腺泡和导管上皮中发现了 EB 病毒的 DNA；然而，现有的证据并不支持 EB 病毒感染在疾病的发病机制中起直接作用。一个 94-bp 的柯萨奇病毒 RNA 片段在 pSS 患者涎腺活检中的表达也与对照组有显著差异，但该结果在此后的一项研究中并未能得到重复验证。至今，如果真有一个触发点病毒存在的话，对该触发点病毒的确认仍存在困难。

（三）性别因素

因为 pSS 的女性患者比例明显高于男性患者，故环境候选因素的探索集中在了雌激素、孕激素的异常调节上。然而，pSS 患者的性激素水平较健康对照组并无明显差异。而且，用作用于雄激素受体的脱氢表雄酮治疗 pSS 的女性患者并无临床效果。因此，性别因素对 SS 的诱发作用尚不清楚。

二、发病机制

（一）T细胞稳态

通过对pSS的患者和动物模型的研究，我们对发病机制已有了许多深入理解。pSS患者唇腺活检研究结果显示，90%的浸润细胞由CD4⁺T细胞和B细胞组成，其他细胞包括浆细胞、CD8⁺T细胞、FOXP3⁺调节性T细胞、CD56⁺自然杀伤细胞（NK细胞）、巨噬细胞，以及髓系树突状细胞和浆细胞状样树突状细胞。浸润的大部分T细胞是记忆T细胞（CD45RO），有限的TCR表型代表在Vβ多家族的几个不同克隆表型。浸润的B细胞比例随炎症损伤程度的增加而增加。

浸润的单个核细胞在导管和血管周围趋于融合，在炎症损伤更严重的部位这些细胞聚集形成生发中心样的结构。生发中心样结构显示边界清楚的单个核细胞浸润，这些细胞包括B细胞、T细胞、Ki-67⁺增殖细胞、CD21/CD35⁺滤泡树突状细胞网络和CD31⁺高内皮细胞小静脉（high endothelial venules，HEVs）。上皮细胞、HEVs，以及生发中心样结构内部表达CXCL13、CXCL12、CCL21，使得涎腺的微环境能募集和固定B细胞。经典抗原提呈细胞——髓系浆细胞和巨噬细胞常靠近导管上皮细胞，并在此分泌TNF-α、IL-6、IL-10、IL-12和IL-18。小涎腺中也有数量较少的浆细胞样树突状细胞，它们是I型干扰素的主要生成细胞。pSS患者的外周血和涎腺都能发现强的I型干扰素信号。浆细胞样树突状细胞分泌I型干扰素时，部分依赖于TLR7和TLR9的信号，是病毒防御的第一道防线。

pSS患者的唇腺活检组织的T细胞细胞因子分析显示Th1和Th17优势的细胞因子反应。唇腺活检组织细胞因子mRNA研究显示，Th1特异的细胞因子IL-2和INF-γ的mRNA上调，Th2特异的细胞因子IL-4、IL-5和IL-13的mRNA下调。分泌IL-17的Th17细胞也存在于小涎腺中，涎腺微环境中也富含促进Th17细胞发育的TGF-β、IL-16和IL-23。此外，涎腺中也有大量的FOXP3⁺调节性T细胞浸润。这些细胞呈抑制作用，然而至今它们在调节慢性炎症损伤中起的作用尚不确定（图9-1）。

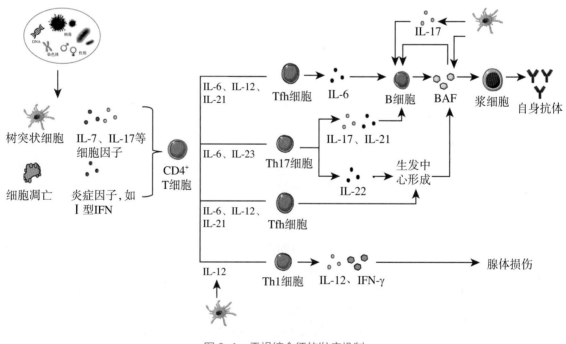

图9-1 干燥综合征的发病机制

（二）B 细胞稳态

pSS 的一些特征提示 B 细胞在疾病发病机制中的作用。B 细胞产生抗体，并可通过抗原提呈作用活化 T 细胞，分泌促炎和抗炎细胞因子，辅助二级和三级淋巴组织的形成。pSS 患者常表现为高球蛋白血症、混合单克隆 IgM 冷球蛋白血症，以及血清自身抗体的出现，均提示 B 细胞处于调节异常状态。涎腺组织中的 B 细胞多数是记忆 B 细胞，表达高度体细胞突变的免疫球蛋白 V 基因，显示 VL 基因应用和 VH 基因重排的 CDR3 长度的优先变化，这些是典型的抗原驱动反应。涎腺 B 细胞显示抗原特异的反应，虽然其接触抗原和活化的部位尚不确定（涎腺或者二级淋巴组织）。一些涎腺活检组织中发现的生发中心样结构为抗原驱动的 B 细胞选择和分化提供了最适宜的环境。pSS 患者的外周血 B 细胞亚群分布不同于健康对照组，CD27⁻ 初始 B 细胞比例增加，CD27⁺ 记忆 B 细胞比例降低。在多种可能性中，外周血的这些改变可能是由 CD27⁺ 记忆 B 细胞异常流通至靶组织或 B 细胞生成偏差导致，或者二者兼有。

在 pSS 患者中发现了几个内在 B 细胞缺陷，包括循环中的类别转换后 CDD27⁺ 记忆 B 细胞中类别转换前的 Ig 转录物异常滞留，以及 BCR 向脂筏移位的动力学异常导致的 B 细胞信号转导增强。而且，研究显示，pSS 患者的外周血和涎腺组织中有较高水平的促进 B 细胞生存的 B 细胞活化因子，涎腺组织中淋巴毒素 -β（lymphotoxin-β，LT-β）mRNA 表达上调。LT-β 是淋巴结的形成和生发中心形成都需要的物质，而 LT-α/LT-β 异二聚体可导致异位生发中心样结构的形成。可溶形式的 LT-α 在 pSS 患者涎腺组织中升高，研究发现，其可诱导干扰素和化学因子的分泌。另外一个 B 细胞生长因子 IL-14 的水平在 pSS 患者的血清和涎腺中也升高。IL-14 转基因小鼠可发展为 Sjögren 样的表型，其中，组织的反应严格依赖 LT-α。在 NOD 小鼠中阻断 LT-β 受体信号可使涎腺中不能形成淋巴组织，并改善涎腺的功能，进一步证明了 LTs 在 pSS 中的重要作用。最后，pSS 是非霍奇金淋巴瘤的易感因素，亦说明 B 细胞行为异常在该病发病中的作用。

（三）抗原表位和自身抗体

自身抗体在 SS 的发病中是否起作用仍有争议，比如抗 SSA 抗体和抗 SSB 抗体，虽然有重要的诊断和预后价值，但是可能不具有致病作用。然而，在唇腺免疫病理损害部位，SSA 和 SSB 蛋白表达确实上调，导致局部出现免疫反应，同时，患者的涎腺中包含抗 SSA 抗体和抗 SSB 抗体。虽然这种发现可以被解释为自身抗体的局部生成，但也可能反映蛋白从血管外渗到炎症部位，对自身的异常反应可能是由自身抗原表达的变化而诱发。

在其他特异性抗体中，毒蕈碱受体（muscarinic receptor，MR）抗体备受关注。MR 家族与乙酰胆碱结合，介导神经节前和神经节后的副交感神经作用，调节唾液的流量，降低导管的功能。3 型毒蕈碱受体（muscarinic type 3 receptor，M3R）是 pSS 毒蕈碱受体抗体的靶抗原，是控制唾液流量的主要亚型。有研究发现，pSS 患者的血清免疫球蛋白能和腺泡细胞膜的 M3R 结合，并抑制涎腺细胞株由乙酰胆碱诱发的 Ca^{2+} 敏感反应，Ca^{2+} 敏感反应由细胞内信号通路严密调控，它可以使细胞膜顶端的 Cl⁻ 通道开放，造成渗透压梯度并使水向导管腔移动。另外，在 pSS 患者中发现的其他自身抗原包括 α- 胞衬蛋白（α-fodrin）、ADP 多核糖聚合酶、碳酸酐酶和 ICA69 蛋白。抗碳酸酐酶抗体、抗 ADP 多核糖聚合酶抗体、抗 SP-1 抗体、抗 SPS 抗体、抗 ICA69 蛋白抗体仅在一小部分 pSS 患者中出现，这些抗体目前仍在研究过程中。

（四）腺体上皮细胞的免疫原性

在 pSS 中，腺体上皮细胞是诱发异常免疫反应的主动参与者（图 9-2）。在涎腺中，单个核细胞常聚集在导管上皮周围，上皮细胞 HLA- Ⅰ和 HLA- Ⅱ分子表达上调；黏附分子如细胞间黏附分子 -1（intercellular adhesion molecule-1，ICAM-1，CD54）、血管细胞黏附分子 -1（vascular cell adhesion molecule-1，VCAM-1，CD106）和 E 选择素表达上调；共刺激分子 CD80 和 CD86 表达上调。上皮细胞还生成高水平的 IL-1、IL-6、IL-12、IL-18、TNF-α 的 mRNAs，以及高水平的 BAF。导管上皮细胞还表达几种不同促炎趋化因子的 mRNA，包括 CXCL13、CCL17、

CCL21 和 CCL22。培养的涎腺上皮细胞还表达有功能的 TLR3 和 TLR7 分子，具有感受病原和组织损伤产生的内源性分子的能力。因此，激活的上皮细胞可驱动异常的固有免疫反应和适应性免疫反应，这种现象不仅在泪腺和涎腺部位存在，也存在于肺、肾及其他外分泌腺部位。

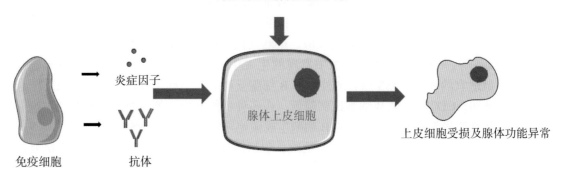

图 9-2　干燥综合征的疾病进程

（五）发病模型假说

目前有两个假说解释 SS 患者腺体功能低下的原因，包括"免疫破坏"和"免疫抑制"。

假说 1　长期暴露于自身抗原或其他环境刺激（如病毒感染）下，导致免疫攻击持续存在，造成了腺体组织破坏、腺泡上皮细胞凋亡，进而导致腺体功能不可逆的丧失。但是，尽管一些细胞凋亡的介质表达上调，如 Fas 分子和 Fas 配体、B 细胞淋巴瘤 2 相关 X 蛋白（B cell lymphoma 2-associated X protein，Bax）表达上调，但涎腺组织的上皮细胞其实很少凋亡。研究发现，通过下调 Fas 分子介导细胞凋亡的抑制物细胞 FLICE 样抑制蛋白（cellular FLICE-like inhibitor protein，cFLIP），在涎腺上皮细胞表达的 CD40 结合配体可以导致 Fas 分子介导的细胞凋亡。然而，目前没有研究显示腺体增殖和破坏失衡真的存在，所以该模型与腺体功能低下的相关性仍不确定。

假说 2　免疫介导机制使腺泡功能受抑制，因此，唾液流量减少是可逆的，而且可能有 M3R 激活受阻参与了其病理过程。在这个过程中，乙酰胆碱释放减少，神经末梢间隙的乙酰胆碱降解增加（例如，乙酰胆碱从其神经末梢释放的部位到细胞受体需要弥散 100 nm），抗体阻断 M3R，从而抑制腺体的分泌。然而，在有炎症的腺体组织中，细胞因子环境可能会干扰腺泡的调控机制。

综上，"免疫破坏"和"免疫抑制"并不互相冲突，可解释不同疾病阶段的腺体功能低下。

三、病理

泪腺和涎腺的慢性单个核细胞浸润是特征性的组织病理表现。

早在 1968 年，Chisholm 和 Mason 提出了唇腺活检的分级系统，该系统采用简单的分级量表（0～4 级），其中 0、1、2 级分别代表无、轻度和中度单个核细胞浸润；3 级代表每 4 mm² 组织中有 1 个淋巴细胞浸润灶（1 个灶是指有 50 个及以上的单个核细胞聚集）；4 级代表每 4 mm² 组织中有 > 1 个淋巴细胞浸润灶。灶性指数是指每 4 mm² 组织内浸润灶的数量。4 级主要出现在 SS 患者，无其他结缔组织病的干燥综合征患者灶性指数最高。

有报道显示，唇腺活检诊断 pSS 的敏感性和特异性分别为 83.5%、81.8%。唇腺活检的解释受判读者的影响很大，结果差异与判读者的经验有关。因此推荐唇腺活检由有经验的病理学家进行判读，或者由精通 SS 病理的其他专家进行判读。

四、临床表现

大多数患者病情呈缓慢和良性进展。患者起病早期可表现为黏膜或非特异性的干燥，经过8～10年逐渐发展为干燥综合征的全部临床表现。

（一）外分泌腺受累表现

1．干燥性角结膜炎

（1）泪腺相关：泪腺的慢性炎症导致泪液分泌减少，严重的患者可能会破坏睑结膜和球结膜上皮细胞。泪液缺乏导致眼干燥症，引起沙砾感或异物感、烧灼感、畏光、眼疲劳。

（2）睑板腺相关：脂质层从睑板腺产生，引导水性泪膜分布在眼球表面，并防止其快速蒸发。睑板腺功能障碍或后睑缘炎导致泪水迅速蒸发，导致眼干，它可能与泪液缺乏并存，是加重患者角结膜干燥的一个因素。睑板腺功能异常与眼红斑痤疮和脂溢性皮炎有关，是在临床实践中常遇到的 2 种导致眼干症状的情况。睑板腺炎症导致的脂质降解可能会产生游离脂肪酸，刺激眼表面并可能导致点状角膜病变。

其他表现包括结膜囊无泪和球结膜血管扩张，在眼睛的内眦也可见厚的黏液。严重的干燥会导致角膜划伤或溃疡。另外，黏蛋白层来源于结膜杯状细胞，如果缺失，会导致泪膜在眼睛表面分布不匀，例如，维生素 A 缺乏和史 - 约综合征（Stevens-Johnson 综合征）是与黏蛋白层异常相关的 2 种情况。

2．口干燥症

（1）口干燥症同唾液质量和流量减少相关：虽然口干燥症在普通人群中较为常见，但在干燥综合征患者中的表现通常更严重，会导致咀嚼和吞咽干性食物的困难增加，味觉改变（呈金属味、咸味或苦味），讲话缓慢。更严重的功能减退症会表现为口腔黏膜干燥、发粘或红斑。

（2）口干燥症并发症相关：口干燥症患者的护理较为重要，尤其对于那些唾液流量严重缺乏者。口干燥症常导致猖獗龋（图9-3）、牙隐裂、填充物松散。另一常见并发症是口腔念珠菌病，典型表现为萎缩性改变，其特征是口腔黏膜出现红斑和萎缩，以及出现舌背部丝状乳头，并伴口角炎；有时，一种薄的、白色渗出物可能会出现在舌表面。除非最近应用过抗生素治疗，否则口腔念珠菌病的"鹅口疮样"改变在口干燥症患者中并不常见。

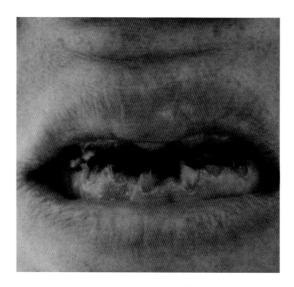

图 9-3　猖獗龋

（3）腺体病变相关：约 1/4 pSS 患者的病程中出现腮腺或颌下腺的肿大。慢性肿胀通常是无痛的，可为单侧或双侧，触之有弥漫感且质硬。急性肿胀导致的短暂疼痛和压痛也可在临床过程中出现。大涎腺的急性肿胀最常由干的黏液阻塞大导管所致，通常保守治疗几日内消退。少数情况下，细菌感染可能会引起急性涎腺肿胀，如果患者有发热或其他全身症状要考虑到这种可能。逐渐增大的非对称腺体肿大伴可扪及的硬结节可能提示发生肿瘤，如淋巴瘤。

3．其他外分泌腺受累　腺功能减退症也可能影响鼻腔（干燥黏液导致鼻道阻塞）、喉部（声音嘶哑）、气管（咳嗽）、阴道（性交疼痛）和皮肤（瘙痒症）产生干燥的症状。该病中几乎所有的外分泌腺都可受累。

（二）腺体外受累表现

腺体外受累很常见，可见于约 3/4 的 pSS 患者，但是，只有约 25% 的患者会发展为中到重度系统受累。

1. 疲劳　是一种复杂的、具有多个层面的现象，发生于约 70% 的 pSS 患者。英国干燥小组已研究出一种称为疲劳和不适部分 - 干燥症状问卷（PROFAD-SSI）的工具，专门用于测量本病躯体（需要休息、始动性差、耐力差、肌力弱）和精神（注意力不集中、记忆力差）疲劳情况。在 pSS 中，疲劳和"生物疾病活动"之间的联系尚不完全清楚。在这种情况下，血清细胞因子，如 IL-6 和 I 型干扰素的增加，以及神经内分泌和自主神经功能紊乱被推测为身体和精神方面疲劳等因素参与的综合结果。

2. 皮肤表现　在皮肤表现中，最常见的是皮肤干燥、口角炎等。此外，许多患者可出现多种其他皮肤表现，包括环形红斑、紫癜、荨麻疹和血管炎。环形红斑有几种形式：一种是面包圈样红斑伴边界突起（I 型）；一种是亚急性皮肤型红斑狼疮样病变，表现为有少许鳞片的多环红斑（II 型）；还有一种是丘疹性昆虫叮咬样红斑（III 型）。在组织病理学上，这些病变的特征是深部血管周围淋巴细胞浸润，而不伴与狼疮有关的表皮变化。在某些情况下，可观测到免疫球蛋白和补体沿着基底膜沉积及皮肤的基底层液化变性。I 型病变似乎为 pSS 的特异性表现，主要发生于亚洲人群而不是西方人群。

皮肤血管炎可表现为多种不同形式，包括可触性紫癜、红斑性丘疹、斑疹和溃疡，病变主要位于下肢。在一项研究中，在出现小血管炎的情况下，分别有 27% 和 50% 的皮肤血管炎伴或不伴冷球蛋白血症出现；21% 被归类为荨麻疹性血管炎。有些患者可表现为网状青斑。这种病变常伴其他腺体外疾病表现，如关节炎、周围神经病、雷诺现象、贫血、红细胞沉降率升高、高 γ 球蛋白血症、血清类风湿因子、血清抗 SSA 抗体和抗 SSB 抗体阳性。雷诺现象在 13% ~ 33% 的 pSS 患者中有报道，指尖溃疡很少发生。

3. 关节表现　pSS 患者经常出现多关节肿痛，不同研究报道不同，患病率为 45% ~ 90%。虽然大多数患者只有多关节痛的主诉，可以有滑膜炎的客观表现，但是这种滑膜炎为非糜烂性、对称性、多关节受累。在近 1/3 的病例中，关节症状可能早于 pSS 诊断。2 个独立研究显示，pSS 患者血清中抗环瓜氨酸肽抗体的阳性率分别是 7.5% 和 9.9%。但是，并没有发现血清抗环瓜氨酸肽抗体阳性与 X 线片显示的破坏或进展与类风湿关节炎相关。

4. 呼吸道表现　pSS 的气道和肺实质受累有多种形式，包括气管干燥和支气管干燥、非特异性间质性肺炎（nonspecific interstitial pneumonia，NSIP）、淋巴细胞性间质性肺炎（lymphocytic interstitial pneumonia，LIP）、普通型间质性肺炎（usual interstitial pneumonia，UIP）、细支气管炎、淋巴瘤。

在有症状的患者中，NSIP 是肺部受累的主要类型。NSIP 患者的肺功能检查（pulmonary function testing，PFT）表现为伴肺一氧化碳弥散量（diffusion capacity for carbon monoxide of lung，DL_{CO}）降低的限制性模式。这种情况下胸部 CT 扫描显示毛玻璃样阴影和网状结节。支气管肺泡灌洗（bronchoalveolar lavage，BAL）通常不是诊断所必须，会显示肺泡炎症证据，表现为嗜中性粒细胞或淋巴细胞计数升高，或两者都升高。

LIP 肺功能检查也显示限制性模式。胸部 CT 表现为毛玻璃样阴影和薄壁囊，伴小叶中心结节、小叶间隔增厚，以及支气管血管束增粗。在显微镜下，LIP 患者肺活检显示有弥漫的间质淋巴细胞、浆细胞、组织细胞浸润，这扩大了小叶间和肺泡腔空间。

UIP 患者的肺功能检查也显示为限制性模式。胸部 CT 表现为下叶纤维化、蜂窝样和牵拉性支气管扩张。在组织病理学检查中，滤泡性细支气管炎的特征是结节性淋巴细胞浸润，其中有环绕呼吸性细支气管的生发中心样结构。

毛细支气管炎患者的肺功能检查可显示限制性或阻塞性功能缺陷。胸部 CT 检查通常显示网状结节浸润，但轻症病例胸部 CT 检查可能无明显异常。

肺活检不仅可作为揭示弥漫性实质性肺疾病的证据，还可作为揭示其他的病理过程，如低级淋巴瘤或淀粉样变性的证据。Ito 和同事对 33 例患者进行肺活检，证实其中 20 例为 NSIP（61%）、4 例为非霍奇金淋巴瘤（12%）、4 例为弥漫性泛细支气管炎（12%）、2 例为淀粉样蛋白（6%）；肺功能检查显示，19 例（58%）患者为限制性改变、3 例（9%）患者为阻塞性改变；本组有 28 例患者的肺泡灌洗液分析可见异常，18 例（64%）显示淋巴细胞计数升高、19 例（68%）显示中性粒细胞计数升高；对 31 例患者行胸部 CT 检查，结果显示，14 例（45%）为 NSIP 型、4 例（13%）为 UIP 型、3 例（10%）为机化性肺炎。另外，Parambil 和同事对 18 例患者进行肺活检发现，5 例（28%）为 NSIP、4 例（22%）为机化性肺炎、3 例（17%）为 UIP、3 例（17%）为 LIP、2 例（11%）为淋巴瘤、1 例（6%）为淀粉样变性。

5. 泌尿系统表现　肾疾病在 pSS 的临床表现中不常见。肾小管间质性肾炎、Ⅰ型肾小管酸中毒（renal tubular acidosis，RTA）、肾小球肾炎和肾性尿崩症均与 SS 相关。肾小管间质性肾炎以管周淋巴细胞浸润和纤维化为组织病理特征，很少进展至终末期肾病。重型的Ⅰ型 RTA 导致的严重钾流失可引起肌肉麻痹。肾小球受累疾病少见，包括膜性、膜增生性、系膜增生性和局灶性新月体性肾小球肾炎。

6. 消化系统表现　pSS 患者消化道症状的发病率较一般人群比例增加。最常见的主诉是吞咽困难和胃灼热，这可能是因为唾液流量受损或食管蠕动障碍，或由两者共同导致。约 1/3 患者有不同程度的食管功能障碍。一项研究结果表明，pSS 患者没有原发性食管动力紊乱，食管酸的清除缺陷导致食管内层暴露于过量酸性环境中，从而产生形态学变化和继发性运动障碍。其他的研究结果表明，副交感神经功能障碍可能是食管异常的根源。有个案报道，一例 pSS 患者因感觉共济失调神经病变出现食管失弛缓症，并由此破坏了肌间神经丛而导致食管运动异常。此外，有报道称少数 pSS 患者可出现慢性萎缩性胃炎导致的消化不良。

pSS 患者可由于多种原因发生肝酶异常，最常见的原因有丙型肝炎病毒感染、自身免疫性肝炎、原发性胆汁性肝硬化或一种非特异性肝炎。患者常发生肠道症状如腹痛和便秘，但其病因不清。

7. 神经系统表现　pSS 的神经系统受累可分为外周神经系统和中枢神经系统受累 2 种形式。

中枢神经系统受累比较少见，直接归因于 pSS 中枢神经系统受累的患病率很可能在 1% ~ 2%。但是，如果将情绪障碍和轻微的认知、情感障碍也纳入到中枢神经系统受累的定义中时，这一比例就升高了。约有 1/3 的 pSS 患者会出现神经精神症状，如抑郁症和轻微认知功能障碍，但其非特异性，而且罕见严重的认知功能障碍。有个案报道，患者可以出现局灶性中枢神经系统异常，包括视神经病变、偏瘫、运动障碍、小脑综合征、复发性短暂性脑缺血发作和运动神经元综合征。类似多发性硬化病的脊髓综合征，如横贯性脊髓炎和进展性脊髓病在 pSS 中也有报道。血清抗水通道蛋白 4 抗体相关的视神经脊髓炎在 pSS 患者中也有报道。

周围神经系统受累较为常见，占 25% ~ 30%，包括运动神经病变、感觉神经病变、感觉运动神经病变等。而其他周围神经系统病变，如颅神经病变、自主神经病变和多发单神经病变也有报道。多数周围神经病变患者以感官症状为主，通常不会进展到运动无力。

8. 血管炎　pSS 患者的血管炎常累及小或中等大小的血管，最常见的临床表现是紫癜、反复的荨麻疹、皮肤溃疡、肾小球肾炎和多发性单神经炎。患者可出现由丙型肝炎病毒感染引发的小血管炎和冷球蛋白血症，及以从多发性单神经病变到缺血性肠病为表现的中等血管血管炎。

9. 淋巴瘤　非霍奇金淋巴瘤是 pSS 具有重要预后意义的并发症。在最近的研究中，非霍奇金淋巴瘤在本病的患病率为 4.3%，从 pSS 的诊断发展至非霍奇金淋巴瘤的中位时间是 7.5 年。与 pSS 相关的非霍奇金淋巴瘤的几种病理类型包括皮肤边缘区 B 细胞淋巴瘤、滤泡细胞淋巴瘤、弥漫大 B 细胞淋巴瘤、淋巴浆细胞性淋巴瘤。皮肤边缘区 B 细胞淋巴瘤是一个低等级 B 细胞淋巴瘤家族，是迄今为止与慢性自身免疫性疾病相关非霍奇金淋巴瘤的主要类型。

黏膜相关淋巴组织（mucosal-associated lymphoid tissue，MALT）淋巴瘤是皮肤边缘区 B 细胞淋巴瘤的一种，多发生于慢性自身免疫性疾病患者，如 pSS 患者。它在黏膜或腺上皮相关的结外部位，如泪腺和涎腺、肺、胃肠道和皮肤发展。MALT 淋巴瘤最早的组织病理学特征是环绕上皮细胞的单核细胞样 B 细胞的发现。这些病变的免疫化学染色可以显示其克隆性，表现为 Igκ 或 Ig λ 轻链的单体性浸润。随着疾病的进展，这些病变表现为肿瘤细胞增殖、反应性滤泡替代和导管扩张。在 pSS 中，MALT 淋巴瘤最常发生在涎腺，但也可能发生在其他结外部位，特别是肺和胃肠道。pSS 患者的淋巴瘤患病风险增加 5 倍，可能与腮腺肿大、脾大、淋巴结肿大、白细胞减少、冷球蛋白血症或低 C4 相关。

10．相关疾病　pSS 发展为其他自身免疫性疾病，包括甲状腺疾病、自身免疫性肝炎、原发性胆汁性肝硬化和乳糜泻的风险更高。虽然最初的研究发现 pSS 患者较对照组有更高的甲状腺疾病患病率，一个近期的、更大的研究却未能显示 2 组间甲状腺疾病患病率有显著的统计学差异。自身免疫性肝炎和原发性胆汁性肝硬化发生率小于 5% 的 pSS 患者，由于缺少针对这一问题的好的对照研究，其患病率更精确的估算尚不可知。一项匈牙利的研究显示，pSS 患者的乳糜泻患病率是健康对照组的 10 倍。

五、实验室及辅助检查

（一）血清学检查

pSS 患者血清中分子标志物的检查有助于诊断。

1．自身抗体

（1）ANA：多数 pSS 患者血清中 ANA 呈阳性。西班牙的一项大规模研究显示，85% 的 pSS 患者血清中 ANA 呈阳性。

（2）类风湿因子：是血清中针对 IgG Fc 片段抗原表位的自身抗体，它可以分为 IgM、IgA、IgG 及 IgE 四型。临床上最常检测的是 IgM 型 RF，其阳性率报道为 60% ~ 90%。

（3）可提取核抗原（extractable nuclear antigen，ENA）抗体：大约 1/2 患者的抗 SSA 抗体呈阳性，1/3 患者的抗 SSB 抗体呈阳性，50% 患者的类风湿因子呈阳性。

抗 SSA 抗体和抗 SSB 抗体通常在确诊时检出，并且与疾病的早期起病、长期的病程、涎腺腺体肿大和小涎腺更严重的淋巴细胞浸润相关。

（4）其他：不同的自身抗体可导致疾病的不同临床表现。抗着丝点抗体呈阳性的患者具有局限性硬皮病的临床表型。抗线粒体抗体可以以原发性胆汁性肝硬化的形式导致肝受累。近期研究发现，近 20% 的患者抗 21 羟化酶抗体呈阳性，该抗体的出现与肾上腺反应迟钝有关。有些肌炎的病例报导与抗水通道蛋白 4 抗体有关。

2．新型血清标志分子

（1）α- 胞衬蛋白。

（2）3 型毒蕈碱受体抗体。

（3）抗碳酸酐酶抗体、抗 ADP 多核糖聚合酶抗体、抗 ICA69 蛋白抗体、抗 SP-1 抗体，抗 PSP 抗体。

3．急性时相反应物　5% ~ 10% 的 pSS 患者血清 C3 和 C4 水平降低。有差不多相同比例的 pSS 患者有 Ⅱ 型或者 Ⅲ 型冷球蛋白血症，或者单克隆球蛋白病。在 Ⅱ 型冷球蛋白血症中，西方或欧洲国家的患者常出现有类风湿因子活性的 IgMκ 单克隆球蛋白，日裔患者常出现高比例的 IgA 和 IgG 单克隆球蛋白。

4．血常规　5% ~ 15% 的 pSS 患者可出现血液系统异常，包括低白细胞血症和血小板减少症。

（二）眼干检查

1. 希尔默试验（Schirmer test）（图 9-4） Schirmer-I 试验是把一条灭菌滤纸放在下眼睑中外 1/3 的部位，测量 5 分钟内泪液浸湿滤纸的距离。通常，距离 ≤ 5 mm 是泪液产生异常的界值。尽管 Schirmer-I 试验有大概 20% 的假阴性率，在有眼部异物感时，泪液流量正常提示睑腺炎等其他的诊断。

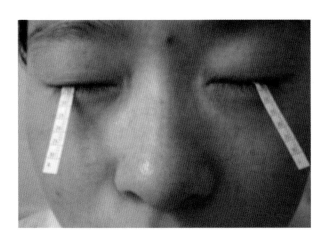

图 9-4 希尔默试验（Schirmer-I 试验）

2. 角膜染色 有中、重度眼干燥症的患者经常被推荐至眼科医生做裂隙灯检查。在裂隙灯下，眼科医生可以仔细地检查眼表层，评估所有的损伤。在眼表面滴丽丝胺绿和荧光素可以显示结膜和角膜表面的完整性。丽丝胺绿可使缺乏黏蛋白的上皮表面着色，而荧光素可使角膜的细胞损坏部位着色（图 9-5）。玫瑰红（孟加拉红）可以使凋亡和变性的细胞着色，但因其具有角膜毒性已不再用于眼表层评估。

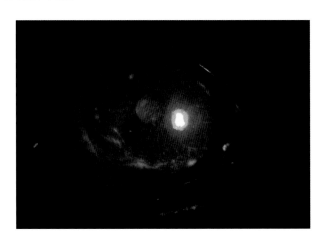

图 9-5 角膜色素染色

（三）口干检查

1. 唾液流量计 用于测量唾液流量损伤，是指测量单个腺体（腮腺、颌下腺和舌下腺），或者测量口腔整体的唾液流量。根据欧洲 - 美国协作组分类标准，未受刺激的全涎腺流量 ≤ 1.5 ml/15 min 即符合口干燥症的标准。收集操作时，患者保持头部前倾，吞咽一次清除口中剩余的唾液。此时，15 min 的收集过程开始，然后受试者按需吐出唾液，用预先称重的 50 cm³ 的冷冻管收集唾液。标本用分析天平称重，然后得出唾液的体积（1 g=1 ml）。

2. 影像学检查 超声（图 9-6）和 MRI 检查也被用于观察 pSS 患者的涎腺解剖异常。与健康人相比，超声观测到 pSS 患者有 2 个或更多大涎腺的实质回声不均，该方法对诊断的敏感性是 63%，特异性是 99%。这种技术需要用合适的疾病对照研究做更深入的验证和研究。包含涎腺造影的 MRI 比超声发现腺体结构变化更敏感，同样需要更深入的研究验证。

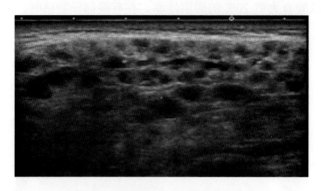

图 9-6　干燥综合征患者的涎腺超声

3.唇腺病理　唇腺活检被认为是诊断 pSS 的金标准。然而，在临床实践中，它被保留用于通过彻底的临床和实验室评估诊断仍不明确的患者。最小的手术需要从唇内侧切取一块至少包含 4 个腺泡的组织。唇腺活检阳性是指组织病理分析显示每 4 mm^2 组织灶性指数 ≥ 1（图 9-7）。以灶性指数 ≥ 1 作为界值。有报道显示，唇腺活检诊断 pSS 的敏感性和特异性分别为 83.5%、81.8%。

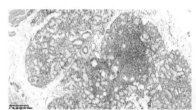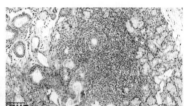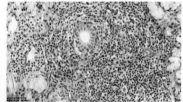

图 9-7　干燥综合征唇腺活检病理

六、分类标准

（一）分类标准

目前，2002 年制订的干燥综合征国际分类标准是应用较多的分类标准之一（表 9-1）。

表 9-1　干燥综合征国际分类标准（2002）

Ⅰ.口腔症状：3 项中有 1 项或 1 项以上

　1.每日感口干，持续 3 个月以上

　2.腮腺反复或持续肿大

　3.吞咽干性食物时须以水送服

Ⅱ.眼部症状：3 项中有 1 项或 1 项以上

　1.每日感到不能忍受的眼干，持续 3 个月以上

　2.有反复的砂子进眼或眼部磨砂感

　3.每日须使用人工泪液 3 次以上

Ⅲ．眼部体征：下列检查有 1 项或 1 项以上阳性

  1．希尔默试验（Schirmer-Ⅰ试验）≤ 5 mm/5 min

  2．角膜染色 Van Bijsterveld 评分≥ 4

Ⅳ．组织学检查：颌下腺病理提示淋巴细胞浸润灶≥ 1（4 mm² 组织内至少有 50 个淋巴细胞浸润）

Ⅴ．涎腺受累：下列检查有 1 项或 1 项以上为阳性

  1．涎腺流量≤ 1.5 ml/15 min

  2．腮腺造影（+）

  3．涎腺同位素检查（+）

Ⅵ．自身抗体：抗 SSA 抗体或抗 SSB 抗体呈阳性（双扩散法）

1．原发性干燥综合征　无任何潜在疾病，满足下列 2 条则可诊断

  （1）符合上表中 4 条或 4 条以上，但必须包含第Ⅳ和（或）Ⅵ条

  （2）Ⅲ、Ⅳ、Ⅴ、Ⅵ中任 3 条或 3 条以上为阳性

2．继发性干燥综合征　患者有潜在疾病（如任何一种结缔组织病），且符合表中第Ⅰ、Ⅱ条的任 1 条，同时符合Ⅲ、Ⅳ、Ⅴ中任 2 条

3．应除外头颈部放疗史、活动性丙型肝炎病毒感染、艾滋病、结节病、淀粉样变性、淋巴瘤、移植物抗宿主病、IgG4 相关性疾病、抗乙酰胆碱类药物的应用

上述分类标准的敏感性为 93.5%，特异性为 94%。其次，2012 年 ACR 的干燥综合征分类标准（表 9-2）更为简化，摒弃了主观症状，以客观标准化的口腔科检查、眼科检查、自身抗体检测为主，去除了主观因素及药物的影响。

表 9-2　2012 年修订的美国风湿病学会干燥综合征分类（诊断）标准（ACR，2012）

表现
唇腺病理提示淋巴细胞浸润灶≥ 1 个 /4 mm²（4 mm² 组织内至少有 50 个淋巴细胞浸润）
抗 SSA 抗体或抗 SSB 抗体呈阳性，或者类风湿因子呈阳性、ANA 滴度≥ 1∶320
角膜染色评分（ocular staining score，OSS）≥ 3

满足以上 2 项或 2 项以上，且除外头颈部放疗史、HCV 感染、HIV 感染、结节病、淀粉样变性、移植物抗宿主病（graft versus host disease，GVHD）、IgG4 相关性疾病即可归类为干燥综合征。该标准的敏感性为 92.5%，特异性为 95.4%。不主张分为原发性和继发性 SS。

此外，美国风湿病学会及欧洲抗风湿病联盟在 2016 年联合制订了新干燥综合征的分类标准（表 9-3）。

表 9-3　干燥综合征的分类标准（ACR/EULAR，2016）

表现	得分
唇腺病理提示淋巴细胞浸润灶 ≥ 1 个 /4 mm^2（4 mm^2 组织内至少有 50 个淋巴细胞浸润）	3
抗 SSA 抗体呈阳性	3
OSS ≥ 5，或 Van Bijsterveld 评分 ≥ 4	1
希尔默试验（Schirmer-I 试验）≤ 5 mm/5 min	1
自然唾液流量 ≤ 0.1 ml/min	1

注：入选标准为患者有口干或眼干症状，或者在 EULAR 干燥综合征患者疾病活动度指数（EULAR Sjögren syndrome disease activity index，ESSDAI）评分中至少有一个系统受累。当评分 ≥ 4 分，并除外其他疾病时，则可归类为原发性干燥综合征。

该标准对每个分类条目进行打分，不同的条目给予不同的权重，且血清中抗 SSB 抗体不再作为 pSS 的分类条目。该分类标准同样应除外下列情况：头颈部放疗史、活动性丙型肝炎病毒感染、HIV 感染、结节病、淀粉样变性、移植物抗宿主病、IgG4 相关性疾病。该标准的敏感性为 96%，特异性为 95%。

（二）病情评估

目前常用的指标有 ESSDAI、EULAR 对干燥综合征患者报告指数（EULAR Sjögren syndrome patient reported index，ESSPRI），以此对干燥综合征的疾病活动度进行评估。

（三）缓解标准

目前，干燥综合征的治疗缓解标准仍然存在争议，临床研究多用 ESSDAI 和 ESSPRI 来评估药物治疗中病情是否缓解。在 ESSDAI 中，临床或生物学表现分布在 12 个域，每个域可根据病情评估为低（1 分）、中（2 分）或高（3 分）级别。将每个域的最高活动级别的值乘以域的权重（1 ~ 6），然后相加，即可得到 ESSDAI 得分。ESSDAI 理论最高得分为 123 分，临床改善的定义为 ESSDAI 评分至少降低 3 分。在 ESSPRI 中，患者可接受的症状状态为 < 5 分（满分为 10 分），临床改善的定义为至少降低 1 分或整体评分降低 15%。

二维码9-1　常用干燥综合征疾病活动度及缓解指标

七、鉴别诊断

（一）类风湿关节炎

该病多起病缓慢，常表现为对称性多关节肿痛，类风湿因子呈阳性，这与 SS 相似，但类风湿关节炎患者抗 SSA 抗体和抗 SSB 抗体呈阴性，影像学显示滑膜炎及骨侵蚀突出，SS 的关节痛症状一般不重。

（二）系统性红斑狼疮

系统性红斑狼疮常表现为多系统受累，多种自身抗体呈阳性，SLE 常继发 SS 或与 SS 合并存在，但该病无明显口干、眼干、腮腺肿大、猖獗龋等症状，且好发于育龄期女性，常有典型皮疹、脱发等症状，可检测到低水平补体、抗 dsDNA 抗体、抗 Sm 抗体等特征性抗体呈阳性。临床应注意鉴别 SLE 是否合并 SS。

（三）IgG4 相关性疾病

IgG4 相关性疾病常表现为脏器肿大，如颌下腺肿大、米库利兹综合征（Mikulicz syndrome），可有自身免疫性胰腺炎、硬化性胆管炎、硬化性涎腺炎、间质性肾炎等表现，与 SS 表现相似，但该病类风湿因子、抗 SSA 抗体和抗 SSB 抗体呈阳性，特异表现为血清中 IgG4 水平升高，病理组织中可见 IgG4$^+$ 浆细胞比例升高、闭塞性静脉炎、细纹状纤维化等特点。SS 的分类标准中强调注意与该病相鉴别。

（四）口干燥症、眼干燥症

口干燥症常见于老年人，部分正常人涎腺、泪腺腺体萎缩。病毒感染、糖尿病、尿崩症患者，使用利尿剂、抗乙酰胆碱药等药物，佩戴义齿、有头面部放疗史、长时间用眼、有眼部局部病变的患者，常有非特异性的口干、眼干等症状，可通过检测外周血中自身抗体、唇腺病理组织检查等进行鉴别。

（五）其他疾病

SS 多起病缓慢、表现多样，易误诊、漏诊，在临床上要特别注意与丙型肝炎病毒、获得性免疫缺陷综合征、淋巴瘤、结节病、淀粉样变性、移植物抗宿主病等疾病相鉴别。

此外，SS 临床表现多样，当患者以某一器官受损为主要表现时，应与相关系统的疾病相鉴别，如肝功能异常，须注意与病毒性肝炎、脂肪肝、肝硬化等疾病相鉴别；双侧腮腺肿大时，须注意与腮腺炎、EB 病毒、柯萨奇 A 病毒、HIV、HCV 等腮腺肿瘤及病毒感染相鉴别；如患者出现全血细胞减少，须注意与再生障碍性贫血等血液系统疾病相鉴别。

八、治疗

p 干燥综合征的治疗目的是改善口干、眼干症状，控制和阻止组织器官受损，保护脏器功能，延缓疾病进展。

（一）对症治疗

1. 口干燥症　缓解口干症状较为困难，应戒烟、戒酒，避免使用可能导致口腔干燥症状的相关药物，如阿托品等。轻度口干患者可通过咀嚼无糖的糖果或口香糖来刺激唾液的分泌。中、重度口干患者可通过直接使用唾液替代品或刺激残余的唾涎分泌唾液来减轻局部干燥症状，比如口腔喷雾剂、口腔凝胶、各种含羟甲纤维素或甲基纤维素的非处方人工唾液，但因其作用持续时间较短，故作用效果有限。口腔凝胶样制剂可用于缓解夜间口腔干燥症状。

口干燥症易导致龋齿，建议日常使用牙线进行清洁，使用含氟漱口液勤漱口，保持口腔清洁。同时，口干燥症易导致口腔继发感染，特别是口腔念珠菌病，可以应用制霉菌素、克霉唑、氟康唑进行治疗。此外，克霉唑乳霜可用于治疗局部口角炎，口角炎常伴随口腔念珠菌病出现。

2. 眼干燥症　患者可选用人工泪液、眼凝胶或药物滴眼液来缓解眼干症状。低黏滞度的人工泪液能提供长时间的润滑效果，推荐在睡眠期间应用。含有防腐剂成分的人工泪液因对眼表面有毒性作用，因此需要频繁滴眼的患者建议应用不含防腐剂成分的人工泪液。严重眼干患者可使用含免疫抑制剂的滴眼液或血清滴眼液。0.05% 的环孢素滴眼液（丽眼达滴眼液）可明显提高泪液流量、改善眼干燥症的症状，可用于治疗干燥性角结膜炎，但其有烧灼感，许多患者难以耐受。自体或异体血清滴眼液可缓解眼干症状在一些研究中得到证实，但仍需大规模临床试验进行验证。

应用人工泪液后仍无法改善的持续性严重眼干燥症患者可采用泪小点封闭术进行干预，封闭泪小点、阻塞鼻泪管、保存泪液，改善干眼症状。睑板腺炎的患者可采用局部热敷、睑板清洁等治疗方法。日常可以使用加湿器增加空气湿度，使用特制的含水眼罩、热敷等有助于保持眼睛湿润。

3. 刺激外分泌腺分泌的促分泌剂　毛果芸香碱（pilocarpine）能特异性作用于毒蕈碱胆碱能 M3 受体，刺激涎腺、泪腺分泌唾液、泪液，治疗剂量为 5 mg tid 或 qid po。西维美林（cevimeline）同样能通过激动 M3 受体，促进外分泌腺分泌功能，改善口干、眼干的症状。其常见的副作用是多汗、胃肠不耐受。虹膜炎、闭角型青光眼、中到重度的哮喘患者禁用。

4. 关节痛　部分 SS 患者常出现关节肌肉疼痛，可采用非甾体抗炎药，如洛索洛芬、双氯芬酸、塞来昔布等。

5. 肾小管酸中毒　SS 患者如合并肾受累、肾小管酸中毒常表现为低血钾，建议口服补钾，如出现低血钾性周期性麻痹，则需静脉补钾。补钾优先选择枸橼酸钾。同时，须口服碳酸氢钠 3 ～ 12 g/d。

6. 慢性神经痛　对于合并神经系统受累的患者，可予加巴喷丁、普瑞巴林等药物进行治疗。

7. 其他　患者常会出现皮肤、鼻腔干燥，可用润肤霜、维生素 E 乳、盐水喷鼻剂来保持湿润。阴道干燥患者可局部应用保湿剂、雌激素软膏、阴道润滑剂等改善症状。

（二）系统治疗

1. 糖皮质激素　若 SS 患者出现系统受累，如关节炎、肌炎、血管炎、间质性肺炎、肝功能损害、肾小管酸中毒、肾小球肾炎、神经系统损害、血细胞减少、高免疫球蛋白血症等，应予糖皮质激素进行治疗，根据病情决定糖皮质激素的用量。如病情较重，出现脏器功能衰竭，可行短期糖皮质激素冲击治疗。

2. 免疫抑制和免疫调节治疗

（1）羟氯喹：用量为 200 ～ 400 mg/d，可降低患者免疫球蛋白水平。一些研究提示，HCQ 可能在一定程度上改善口干、眼干，缓解乏力、疲劳、关节肌肉疼痛的症状。但其疗效尚未被临床随机对照试验结果证实。羟氯喹的用量应避免超过 6.5 mg/（kg·d）。长期用药可能出现视网膜病变，建议定期进行眼科检查。

（2）其他免疫抑制剂：对于合并重要脏器受累的 SS 患者，可予激素联合免疫抑制剂，如环磷酰胺 50 ～ 150 mg/d 或 400 ～ 800 mg/2 w、环孢素 A 2.5 ～ 5 mg/（kg·d）、硫唑嘌呤 50 ～ 100 mg/d、来氟米特 10 ～ 20 mg/d、吗替麦考酚酯 0.75 ～ 2 g/d、甲氨蝶呤 7.5 ～ 15 mg/w 等。除外不良反应，目前没有证据证实哪种免疫抑制剂治疗效果更好。

SS 患者出现血小板减少或神经系统损害时，建议予大剂量激素冲击联合环磷酰胺进行治疗，同时可予以静脉注射免疫球蛋白 0.4 g/（kg·d），连用 3 ～ 5 天，必要时可重复使用。对于合并原发性胆汁性胆管炎的患者，可予糖皮质激素 0.5 ～ 1 mg/（kg·d），联合免疫抑制剂如硫唑嘌呤 2 mg/（kg·d），同时应口服熊去氧胆酸进行治疗。对于正规治疗无效或持续高免疫球蛋白血症患者，可予激素联合环磷酰胺等免疫抑制剂进行治疗，同时可予免疫吸附、血浆置换等免疫净化治疗。

（3）生物制剂：SS 患者合并严重系统损害、常规治疗效果欠佳时，可考虑应用生物制剂治疗。目前，小规模的临床试验证实抗 CD20 单克隆抗体（利妥昔单抗）、抗 CD22 单克隆抗体（依帕珠单抗，epratuzumab）及低剂量 IL-2 可改善活动性 SS 的病情。TNF-α 抑制剂，如英夫利昔单抗和依那西普对 pSS 的疗效尚待进一步研究。

九、预后

与普通人群相比，pSS 的总体死亡率并没有增加，但出现腺体外受累的 pSS 患者的致残率及死亡风险均增加。

知识拓展

干燥综合征与妊娠

研究表明，干燥综合征母体的抗核抗体、抗SSA抗体、抗SSB抗体等IgG能够通过胎盘进入胎儿体内，导致胎儿的生长、发育异常。一方面，母体自身免疫可能使胎儿窦房结、房室结及房室束发生纤维化和钙化等组织损伤，另一方面，母体内抗SSA抗体和（或）抗SSB抗体同新生儿先天性心脏传导阻滞、新生儿狼疮综合征、新生儿血色病等密切相关。因此，加强育龄期女性妊娠前、妊娠中、妊娠后的治疗及监测至关重要。建议SS患者在妊娠前维持固定治疗方案2～3个月，确保疾病处于缓解状态后再妊娠。对于母亲、胎儿和产后新生儿，尤其是抗SSA抗体、抗SSB抗体阳性的患者，应积极监测胎心，定期完善多普勒超声心动图检查，注意胎儿心脏传导阻滞的问题；另外，应加强产前检查，注意胎儿是否有骨骼发育不良、生长受限、胎儿窘迫等情况。高危妊娠患者可以通过包括风湿科医生、儿科医生、产科医生在内的多学科团队管理得到最佳的治疗效果。

整合思考题

（1～2题共用题干）

女性，52岁，眼部不适及干涩10年，严重口干2年，进食困难且夜间须饮水，手指、手腕有疲劳和疼痛感，反复腮腺肿胀2年，体格检查发现口干，腿部可触及紫癜，手指关节及腕关节肿胀，腮腺双侧肿胀。

1. 患者最可能的诊断是

   A. 系统性红斑狼疮　　　　B. 干燥综合征　　　　C. 强直性脊柱炎

   D. 类风湿关节炎　　　　　E. IgG4相关性疾病

2. 下面最支持上述诊断的实验室结果是

   A. 低C4水平　　　　　　　　　　　　B. 类风湿因子呈阳性

   C. 抗SSA抗体/抗SSB抗体呈阳性　　　D. 白细胞减少　　　　E. 血小板减少

   答案：1. B；2. C

   本题考查：（1）干燥综合征的临床特点（口干、眼干、腮腺肿大、皮肤紫癜、关节炎）。

   　　　　　（2）干燥综合征的实验室特异性抗体（抗SSA抗体、抗SSB抗体）。

   　　　　　（3）干燥综合征与IgG4相关性疾病的鉴别。

（3～5题共用题干）

女性，65岁，双下肢皮肤紫癜1个月入院。伴有低热，双手小关节、双膝关节、双踝关节疼痛，无关节肿胀，晨僵约10 min，查体见口腔多个龋齿，无关节畸形、肿胀及压痛。实验室检查示血小板减少，ANA（呈阳性）1：160，类风湿因子（呈阳性）1：320，抗SSA抗体呈阳性，余自身抗体均呈阴性。

3. 该患者最可能的诊断是

    A. 过敏性紫癜   B. 类风湿关节炎   C. 原发性干燥综合征

    D. 骨关节炎   E. 系统性红斑狼疮

4. 该患者的首选治疗方案为

    A. 糖皮质激素＋中药＋对症治疗   B. 双氯芬酸＋来氟米特＋对症治疗

    C. 塞来昔布＋甲氨蝶呤＋对症治疗   D. 糖皮质激素＋环磷酰胺＋对症治疗

    E. 糖皮质激素＋甲氨蝶呤＋对症治疗

5. 患者诊断为上述疾病8年后出现多个无痛性淋巴结肿大，间断发热，体重下降，最可能合并的疾病是

    A. 淋巴结炎   B. 淋巴瘤   C. 急性白血病

    D. 结节病   E. IgG4 相关性疾病

    答案：3. C；4. D；5. B

    本题考查：(1) 干燥综合征的临床特点（口干、眼干、皮肤紫癜、关节炎）。

                (2) 干燥综合征的实验室特点（抗SSA抗体呈阳性、血小板减少）。

                (3) 干燥综合征的治疗。

                (4) 干燥综合征易合并的疾病。

参考文献

[1] Theander E，Henriksson G，Ljungberg O，et al. Lymphoma and other malignancies in primary Sjögren's syndrome：a cohort study on cancer incidence and lymphoma predictors. Ann Rheum Dis，2006，65（6）：796-803.

[2] Miceli-Richard C，Comets E，Loiseau P，et al. Association of an IRF5 gene functional polymorphism with Sjögren's syndrome. Arthritis Rheum，2007，56（12）：3989-3994.

[3] Miceli-Richard C，Gestermann N，Ittah M，et al. The CGGGG insertion/deletion polymorphism of the IRF5 promoter is a strong risk factor for primary Sjögren's syndrome. Arthritis Rheum，2009，60（7）：796-803.

[4] Nordmark G，Kristjansdottir G，Theander E，et al. Additive effects of the major risk alleles of IRF5 and STAT4 in primary Sjögren's syndrome. Genes Immun，2009，10（1）：68-76.

[5] Nordmark G，Kristjansdottir G，Theander E，et al. Association of EBF1，FAM167A （C8orf13）-BLK and TNFSF4 gene variants with primary Sjögren's syndrome. Genes Immun，2011，12（2）：100-109.

[6] Croia C，Astorri E，Murray-Brown W，et al. Implication of Epstein-Barr virus infection in disease-specific autoreactive B cell activation in ectopic lymphoid structures of Sjögren's syndrome. Arthritis Rheumatol，2014，66（9）：2545-2557.

[7] Ito I，Nagai S，Kitaichi M，et al. Pulmonary manifestations of primary Sjogren's syndrome：a clinical，radiologic，and pathologic study. Am J Respir Crit Care Med，2005，171（6）：

632-638.

[8] Parambil JG，Myers JL，Lindell RM，et al. Interstitial lung disease in primary Sjögren syndrome. Chest，2006，130（5）：1489-1495.

[9] Szodoray P，Barta Z，Lakos G，et al. Coeliac disease in Sjögren's syndrome—a study of 111 Hungarian patients. Rheumatol Int，2004，24（5）：278-282.

（何　菁）

第十章
血 管 炎

第一节 总 论

血管炎（vasculitis）是一组异质性炎性自身免疫性疾病，主要的病理特征是发生血管壁炎症，造成管腔狭窄或闭塞，限制血流，最终导致组织和器官损伤。根据发病原因可分为原发性血管炎和继发性血管炎。原发性血管炎是指不合并已确诊疾病的血管炎；继发性血管炎是指继发于其他确诊疾病的血管炎，如继发于感染、肿瘤、弥漫性结缔组织病等的血管炎。根据受影响血管的大小可分为大血管炎、中血管炎和小血管炎（图 10-1）。

一、分类

目前的血管炎命名和分类方案包含了近 30 种原发性血管炎及几种主要类型的继发性血管炎。Chapel Hill 共识会议（Chapel Hill consensus conference，CHCC）于 2012 年制订的血管炎分类是目前被广泛接受的一种血管炎分类方法（表 10-1）。

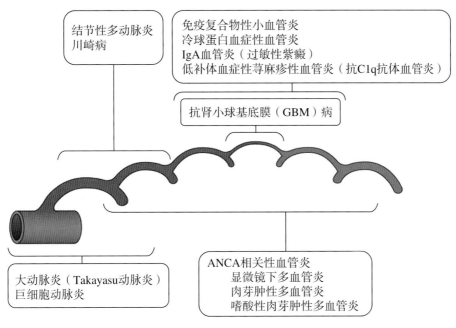

图 10-1　按照血管大小分类的血管炎

表 10-1　2012 年 Chapel Hill 共识会议制订的血管炎分类

累及大血管的系统性血管炎：大动脉炎（Takayasu arteritis，TA）、巨细胞动脉炎（giant cell arteritis，GCA）

累及中血管的系统性血管炎：结节性多动脉炎（polyarteritis nodosa，PAN）、川崎病

累及小血管的系统性血管炎
　ANCA 相关性血管炎
　　显微镜下多血管炎（microscopic polyangiitis，MPA）
　　肉芽肿性多血管炎（granulomatosis with polyangiitis，GPA）
　　嗜酸性肉芽肿性多血管炎（eosinophilic granulomatosis with polyangiitis，EGPA）
　免疫复合物性小血管炎
　　冷球蛋白血症性血管炎
　　IgA 血管炎（过敏性紫癜）
　　低补体血症性荨麻疹性血管炎（抗 Clq 抗体血管炎）
　　抗肾小球基底膜病

变异性血管炎：贝赫切特综合征（白塞病）、间质角膜炎 - 眩晕 - 神经性耳聋综合征（Cogan 综合征）

单器官血管炎
　皮肤白细胞破碎性血管炎
　皮肤动脉炎
　原发性中枢神经系统血管炎
　孤立性主动脉炎

系统性疾病相关血管炎
　狼疮血管炎
　类风湿血管炎
　结节病相关血管炎
　其他（如 IgG4 相关性主动脉炎）

与可能病因相关的血管炎
　丙型肝炎病毒相关冷球蛋白血症性血管炎
　乙型肝炎病毒相关血管炎
　梅毒相关主动脉炎
　血清病相关免疫复合物性血管炎
　药物相关免疫复合物性血管炎
　药物相关 ANCA 相关性血管炎
　肿瘤相关血管炎
　其他

二、流行病学

总体而言，原发性血管炎的发病率为 2000～4000/100 万人年。血管炎的流行病学特征存在明显的地理分布差异。这种差异反映了遗传背景、环境暴露因素差异，以及其他疾病危险因素的流行情况。例如，贝赫切特综合征（白塞病）在古代丝绸之路周边的国家发病率明显高于北美。在欧美国家，巨细胞动脉炎是原发性血管炎中最常见的类型，而在亚洲国家，巨细胞动脉炎的发病率相对较低。大动脉炎和川崎病的发病率在亚洲人群中更高。此外，年龄、性别和种族也是血管炎流行病学特征中需要考虑的重要因素。川崎病主要见于小于 5 岁的儿童，巨细胞动脉炎主要见于 50 岁以上的人群。大动脉炎在女性中的发病率明显高于男性。贝赫切特综合征（白塞病）在男性中往往病情较重，更易出现眼部表现。巨细胞动脉炎和肉芽肿性多血管炎在白种人中更常见。

三、病因

目前关于血管炎的病因尚不完全清楚，一般认为与遗传、感染和环境因素有关。

（一）遗传因素

遗传因素可能是一些类型血管炎的重要易感因素，但家族聚集病例并不多见，提示在这类疾病的发病中，遗传因素可能是由多基因参与，并且具有复杂性。在近几十年，针对血管炎的遗传学研究取得了重要进展。随着全基因组关联分析和免疫芯片研究的发展，人们对血管炎遗传背景的了解也在不断增加。人类白细胞抗原区域代表了血管炎中最强的关联，研究发现，*HLA-DRB1*01*、*HLA-DRB1*04* 与巨细胞动脉炎的易感性相关；*HLA-DRB52*01* 与大动脉炎的易感性相关；*HLA-DP*、*HLA-DQ* 与 ANCA 相关性血管炎的易感性相关；*HLA-B51* 与贝赫切特综合征（白塞病）具有相关性。除此之外，多个位于 HLA 外的位点在这些疾病的遗传易感性中也发挥重要作用。识别血管炎中参与调控的基因和分子途径对于更好地理解疾病的病因和开发更有效的治疗方法至关重要。

二维码10-1 血管炎遗传学研究中关键事件的时间轴

（二）感染因素

感染因素与血管炎的发病密切相关。大约 10% 的结节性多动脉炎患者伴有乙型肝炎病毒感染；丙型肝炎病毒感染与混合型冷球蛋白血症相关；结核分枝杆菌感染与大动脉炎和贝赫切特综合征（白塞病）的发病相关；肉芽肿性多血管炎患者多为金黄色葡萄球菌和大肠埃希菌带菌者；川崎病的发生可能与金黄色葡萄球菌和链球菌感染有关。此外，人类免疫缺陷病毒、巨细胞病毒感染也可以出现血管炎的表现。

感染与血管炎之间的关系涉及多种机制，包括分子拟态、超抗原、Toll 样受体激活细胞，以及针对中性粒细胞胞外捕获网的抗独特型反应等。此外，一些感染可以导致继发性血管炎，细菌、螺旋体、立克次体、真菌、病毒、寄生虫等均与此有关，推测其机制包括病原体直接经血管入侵、免疫复合物沉积和 T 淋巴细胞的激活。

（三）环境因素

多种环境与职业暴露因素与血管炎的发病具有相关性。目前已明确某些药物可以诱发血管炎，例如，青霉素和头孢菌素可引起过敏性血管炎。一些药物，如丙硫氧嘧啶、肼屈嗪和可卡因可通过诱导 ANCA 的产生而引起血管炎。吸烟可增加 RA 患者出现严重并发症，如类风湿血管炎的危险。有报道称，吸入二氧化硅粉尘与某些类型的寡免疫性血管炎可能相关。但是，精准定义环境因素与血管炎之间的相关性是非常困难的。

四、发病机制

目前，血管炎的发病机制尚未阐明，是由遗传、感染、固有免疫系统和适应性免疫系统异常等多种因素共同参与的自身免疫性疾病。具有一定遗传易感性的患者在感染或药物等因素的促发下，会引起机体针对这些外来抗原或物质的异常免疫反应，损伤血管壁，最终导致血管壁内发生破坏性炎症，出现血管炎的相关临床表现。多种免疫细胞，包括中性粒细胞、巨噬细胞、淋巴细胞、内皮细胞等，以及多种细胞因子、自身抗体和补体等均参与了血管炎的发病。不同类型的血管炎受累的血管范围、血管壁炎症的类型有所不同（图 10-2）。

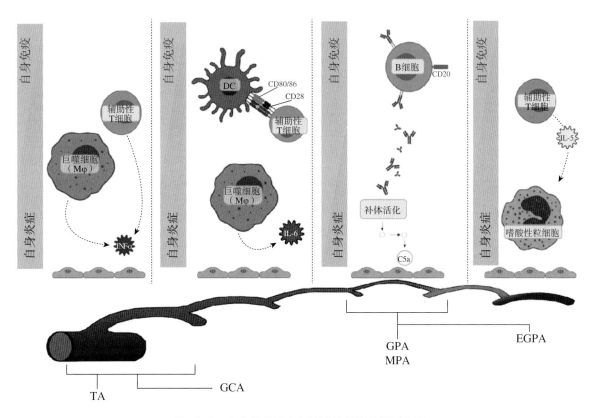

图 10-2　大血管炎和小血管炎的免疫学机制分类

图的上半部分展示了中心免疫细胞在血管炎亚型病理中的作用，以及对自身炎症 - 自身免疫疾病机制的估计权重；下半部分代表了目前根据血管大小对血管炎的分类

内皮细胞在血管炎的炎症过程和发病机制中起到积极的作用。在血管炎患者中，细胞因子介导的黏附分子表达和功能的改变，以及白细胞和内皮细胞的不恰当激活是影响血管损伤程度和部位的主要因素。发病机制研究主要包括致病性免疫复合物的形成和沉积（混合冷球蛋白血症、PAN）、抗中性粒细胞胞浆抗体的产生（GPA、MPA 和 EGPA）、致病性 T 淋巴细胞反应和肉芽肿的形成。

五、临床表现

血管炎的临床表现复杂多样，主要取决于血管的大小、类型，以及受累的器官。常见的临床表现主要包括两方面。一方面为炎症引起的全身非特异性症状，包括发热、乏力、肌肉酸痛等；另一方面主要为受累器官的炎症、缺血性改变和功能损害，例如，皮肤受累可出现紫癜、溃疡等多种皮肤损害，眼部受累可出现结膜炎、巩膜炎、视网膜血管炎等，肾受累可出现血尿、蛋白尿、高血压及肾功能不全，心脏受累可出现心肌炎、心包积液、心力衰竭，肺受累可出现咳嗽、咳痰、咯血、呼吸困难，神经系统受累可出现头痛、头晕、意识障碍、脑卒中、周围神经病等。表 10-2 列出了常见血管炎的器官受累情况和主要表现。

表 10-2 常见血管炎的临床表现

疾病	眼	皮肤	耳、鼻和喉	肺	心脏	胃肠道	肾	周围神经系统 (PNS)	中枢神经系统 (SNS)
				器官受累					
TA	0%～30%，主要是由于低灌注造成的视力障碍和高血压视网膜病变	28%，多为结节性红斑和坏疽性脓皮病	—	50%～86%，最常见的是肺动脉受累，可导致 PH	5%～55%，见的是主动脉瓣反流	7%～19%，出现恶心、呕吐、腹泻和腹痛	多达 50%，与肾动脉狭窄有关，也可发生新月体肾炎	—	0%～33%，有头痛、头晕，少数可发生缺血性事件
GCA	20%～50%，其中 90% 是由于眼部缺血性视神经病变所致	<5%，为头皮坏死	高达 50% 者出现下颌跛行，可发生颞颌前庭功能障碍和声音嘶哑	10%，发生咳嗽，可能与咳嗽受体缺血有关	0%～10%，可有心脏杂音、缺血性心脏病和心包积液	如果累及腹主动脉可以出现局部缺血相关的症状	如果累及及肾动脉可发生缺血相关症状	0%～14%，有外周单神经病变或多神经炎	90% 者发生头痛，是最常见的症状，卒中发生率为 7%
PAN	10%～20%，最常与视网膜血管炎和供应视网膜的动脉有关	8%～27%，出现皮肤或皮下结节，坏死性紫癜等	—		10%～40%，出现充血性心力衰竭	40%～60%，更常发生在与 HBV 相关的 PAN；与 ANCA 相关血管炎相似	30%～50%，有肾血管病变（缺血性病变、高血压），无肾小球疾病	50%～75%，通常为多发性单神经炎	罕见（0%～1%），多为缺血性特征（卒中、颅神经麻痹等）
GPA	28%～58%，可出现角膜炎、结膜炎、巩膜炎、葡萄膜炎、视神经炎、眼眶内肉芽肿等	10%～50%，下肢可触性紫癜最为常见	75%～98%，本病最典型的表现是鼻窦炎、慢性鼻窦炎等，可有中耳炎性发生听力丧失	52%～94%，常见双肺实质结节，可发生肺泡出血	0%～12%，有冠状动脉血管炎和心肌炎	5%～11%，出现腹痛、出血和腹泻	40%～100%，有坏死性新月体性肾小球肾炎	15%～41%，有多发性单神经经炎或对称性多神经病	6%～13%，有硬脑膜炎、脑血管炎也可发生
MPA	28%～30%，可出现眼眶炎症、视网膜炎、视网膜棉绒状斑、视网膜血管炎和（或）脉络膜炎等，无眶内肉芽肿	35%～60%，下肢可触性紫癜最为常见	20%～30%，出现非肉芽肿性、非侵蚀性和非特异性鼻窦炎	25%～55%，弥漫性肺泡出血是最经典的表现，ILD 也很常见	9%～18%，心力衰竭和（或）心包积液的表现	30%～56%，出现腹痛、出血和腹泻	高达 100%，坏死性新月体性肾小球肾炎为疾病的特征性表现	14%～58%，有多发性单神经经炎或对称性多神经病	0%～40%，有脑血管炎、所神经病等（脑神经源性卒中等）
EGPA	0%～10%，可出现葡萄膜炎、视网膜血管炎、巩膜炎、结膜炎等	51%～69%，多为紫癜及皮下结节	高达 80% 的过敏性鼻炎、鼻窦炎、鼻息肉（非破坏性）	0%～100，哮喘为疾病的特征性表现	28%～49%，细胞炎/心肌炎常见	8%～59%，出现腹痛、出血、腹泻	16%～27%，无法与其他 ANCA 相关性血管炎区分，但不严重	65%～76%，通常为多发性单神经炎	9%～11%，有脑血管炎、卒中等

六、实验室及辅助检查

（一）实验室检查

1. 常规实验室检查　多数血管炎患者可出现白细胞升高、血小板升高和慢性病性贫血。在疾病活动期可出现 C 反应蛋白和红细胞沉降率升高，白蛋白降低。肾受累可出现血尿、蛋白尿、红细胞管型、血肌酐和尿素氮升高等。

2. 自身抗体检查

（1）ANCA：对于诊断 ANCA 相关性血管炎具有重要参考价值。目前，ANCA 的检测方法主要有 2 种，一种为间接免疫荧光法，另一种为酶联免疫吸附试验（enzyme-linked immunosorbent assay，ELISA）。间接免疫荧光法检测以中性粒细胞为底物，根据荧光染色的部分可分为胞浆型（c-ANCA）和核周型（p-ANCA）阳性（图 10-3）。ELISA 法检测主要分为 PR3-ANCA 和 MPO-ANCA，分别对应间接免疫荧光法的 c-ANCA 和 p-ANCA。c-ANCA 与 GPA 相关，p-ANCA 与 MPA 和 EGPA 相关。而 ANCA 在其他血管炎中极少出现阳性。因此，将 GPA、MPA 和 EGPA 统称为 ANCA 相关性血管炎。ANCA 的滴度与 ANCA 相关性血管炎的疾病活动度往往平行，疾病缓解后 ANCA 可以转阴，ANCA 由阴性转为阳性常提示有疾病复发的可能。

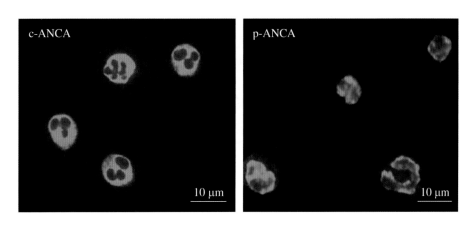

图 10-3　间接免疫荧光法检测 ANCA

（2）抗内皮细胞抗体（anti-endothelial cell antibody，AECA）：AECA 可出现在多种累及血管的疾病，包括血管炎、感染性疾病和其他自身免疫性疾病等。AECA 可以通过可变区域特异性的相互作用与内皮细胞相结合。AECA 的结合和功能效应可能取决于内皮细胞的来源和特性。体外和体内研究表明，AECA 在血管炎中发挥致病性作用，主要作用为激活内皮细胞和诱导细胞凋亡。由于 AECA 的敏感性和特异性较低，以及检测方法受限，在临床实践中一般不将其作为诊断指标。在许多血管炎中，AECA 的存在和滴度与疾病活动度密切相关，但其不能预测疾病的复发或进展。

3. 其他实验室检查　包括病毒性肝炎（PAN 中的乙型肝炎）血清学、血清冷球蛋白、补体水平（与混合冷球蛋白血症相关的低补体水平）、免疫电泳（丙型肝炎相关血管炎可发生单克隆抗体病）检查，须排除模拟血管炎表现的其他疾病。

（二）病理检查

病理检查是确诊血管炎的"金标准"。血管炎的基本病理改变是血管壁的炎症和坏死。支持血管炎诊断的主要病理表现有：血管壁炎症细胞浸润、血管壁纤维素样坏死、肉芽肿形成、管腔狭窄、管腔闭塞、血栓形成等。其中，血管壁纤维素样坏死是血管炎最具特征性的病理改变。不同类型的血管炎在病理上会有不同的特点。GCA 的组织病理学检查显示以 T 淋巴细胞和巨噬细胞为主的单核细胞浸润，炎症浸润贯穿动脉壁全层。浸润可呈肉芽肿性，有组织细胞和多核巨细胞（multinucleated giant cell, MGC）的聚集。MGC 的存在与缺血性并发症的风险增加相关。动脉壁重塑导致与 GCA 相关的血管并发症。而血管壁纤维素样坏死是 ANCA 相关性血管炎的标志。ANCA 相关性血管炎的肾活检显示肾小球毛细血管襻节段性坏死、基底膜破裂、纤维蛋白样物质堆积。EGPA 通常表现为小动脉和静脉的肉芽肿性血管炎，并伴有嗜酸性粒细胞浸润。

需要注意的是，由于血管炎的病变可呈节段性，活体组织检查未见到典型血管炎的改变并不能排除血管炎的诊断，还需要结合患者的临床表现，以及其他辅助检查结果进行综合判断。

（三）影像学检查

影像学检查包括血管造影、血管彩色多普勒超声检查、CT、MRI 和正电子发射计算机体层显像等，对于大、中血管炎的诊断和判断疾病的活动度具有参考价值。血管造影是了解病变范围最可靠的方法。血管炎患者血管造影可以表现为血管管腔狭窄和血管扩张，可出现动脉瘤，少数可见血栓形成。血管彩色多普勒超声适宜检查较大的、较浅表的血管管壁、管腔和狭窄情况，因操作简单且无创，适宜作疾病的随访监测，但结果的准确性受到检查者经验的影响。CT 和 MRI 可用于观察大血管的管壁与管腔情况，并且 MRI 可以反映血管壁炎症情况。各种影像学检查技术用于检查血管炎的优势和劣势参见表 10-3。

表 10-3 血管炎的影像学诊断技术对比

技术	优势	劣势
常规血管造影	成像质量是"金标准"，允许检测中心动脉压，同时可做血管成形术	有创，有电离辐射，不能观察血管壁厚度
磁共振血管成像	影像质量好，非有创，无电离辐射，可以观察血管壁厚度	成像质量不是"金标准"，植入起搏器患者不能做，不能检测中心动脉压
超声	无创，无电离辐射，可见血管壁水肿	成像质量不是"金标准"，并受肥胖的影响，依赖于操作者的经验，不能检测中心动脉压
CT 血管造影	成像质量很好	有电离辐射，不能检测中心动脉压，需要静脉注射造影剂
正电子断层扫描	能检测血管炎症的强度	有电离辐射，不能观察血管的解剖结构，不能检测中心动脉压，需要静脉注射造影剂

影像学检查对于评估器官受累情况也非常重要。对于有呼吸系统症状的患者，须进行影像学评估，如胸部 X 线或高分辨率 CT（high resolution CT，HRCT）。对于怀疑有 GPA 的患者，可进行鼻窦 CT 检查。有中枢神经系统受累的患者可进行头颅 MRI 检查，怀疑心肌受累的患者应进行心脏核磁检查。

七、诊断

血管炎的临床表现复杂，异质性强，诊断困难。迄今为止，对于大多数血管炎尚无单一的症状检测和特定的诊断标准，需要综合患者的临床表现、实验室检查、影像学检查和病理活检结果进行判断，诊断时可以参考各类型血管炎的分类标准。

在出现全身性症状或出现全身性症状并伴有单器官或多器官功能障碍的患者中，应考虑血管炎可能性。临床上提示可能为血管炎的情况包括发热、不明原因的体重减轻、鼻出血、上呼吸道疾病、眼部炎症、急性足下垂或手腕下垂、四肢跛行、不明原因的咯血、血尿和肝炎史等。体格检查可疑血管炎的体征包括感觉或运动神经病变、可触性紫癜、鼻中隔穿孔、脉搏消失、脉搏减弱、血管压痛、血管杂音和血压差异。单独或联合出现的特殊临床异常应提示血管炎的诊断，包括可触性紫癜、肺浸润和镜下血尿、慢性炎症性鼻窦炎、多发性单神经炎、不明原因的缺血事件，以及有多系统疾病证据的肾小球肾炎等。

八、鉴别诊断

血管炎需要与一些可以模拟血管炎表现的疾病进行鉴别（表 10-4）。包括感染性心内膜炎、恶性肿瘤、动脉粥样硬化、遗传性疾病、肌纤维发育不良和非血管炎性栓塞等。主要根据患者症状和体征、实验室检查结果以及影像学表现加以鉴别。

表 10-4　需要与血管炎进行鉴别的疾病

模拟血管炎表现的疾病	
感染性疾病	感染性心内膜炎、真菌性动脉瘤合并败血症、结核病、梅毒、麻风病、HIV、HCV、疱疹病毒感染
恶性肿瘤	淋巴瘤、白血病
动脉粥样硬化	脑卒中、心肌梗死
先天性疾病	主动脉缩窄、中主动脉综合征
遗传性疾病	埃勒斯 - 当洛斯（Ehlers-Danlos）综合征（Ⅳ型和Ⅴ型）、马方综合征、神经纤维瘤病
肌纤维性发育不良	
医源性	放射治疗或手术后
药物诱发	可卡因引起的中线破坏性病变，左旋咪唑、丙硫氧嘧啶、肼屈嗪、抗肿瘤坏死因子、柳氮磺吡啶、米诺环素诱发
高凝状态	血栓性血小板减少性紫癜、抗磷脂综合征
其他多系统炎症性疾病	结节病、Susac's 综合征、系统性红斑狼疮、混合性结缔组织病、硬皮病
血管痉挛疾病	可逆性脑血管收缩综合征
卒中样综合征	CADASIL、Sneddon's 综合征、线粒体疾病、镰状细胞病、法布里（Fabry）病
白质脑病	进行性多灶性白质脑病、可逆性后部白质脑病综合征

注：CADASIL 为伴有皮质下梗死和白质脑病的常染色体显性遗传性脑动脉病（cerebral autosomal dominant arteriopathy with subcortical infarcts and leukoencephalopathy，CADASIL）。

九、病情评估

血管炎的病情评估较为复杂，目前尚无单一的指标可用于全面评估血管炎病情，多须应用复合性评估方法，包括疾病活动度评估、器官损伤评估、预后评估和功能 / 生活质量评估等。表 10-5 列出了目前可用于血管炎病情评估的各种评估工具。

表 10-5　大血管炎和中 / 小血管炎的评估工具总结

项目	大血管炎	中 / 小血管炎
活动度	伯明翰血管炎活动评分（BVAS v 1 ～ 3）	伯明翰血管炎活动评分（BVAS v 1 ～ 3）
	疾病程度指数 -Takayasu（DEI-TA）	BVAS/ 韦格纳肉芽肿病（BVAS/WG）
	印度 Takayasu 活动评分（ITAS 2010）	疾病程度指数（DEI）
	加尔各答 TA 超声评分系统	格罗宁根指数
	国家卫生研究所的 TA 标准	儿童血管炎活动评分（PVAS）
	医生对病情的整体评估（PGA）	医生对病情的整体评估（PGA）
		血管炎活动指数（VAI）

项目	大血管炎	中/小血管炎
器官损伤	综合动脉炎损伤评分（CARDS） 疾病程度指数-Takayasu（DEI-TA） 大血管炎损伤指数（LVVID） Takayasu损伤评分（TADS） 血管炎损伤指数（VDI）	ANCA相关性血管炎损伤指数（AVID） 复合损伤评估（CDA） 儿童血管炎损伤指数（PVDI） 系统性坏死性血管炎损伤指数（SNVDI） 血管炎损伤指数（VDI）
预后	血管炎损伤指数（VDI）	五因素评分（FFS） 日本血管炎活动评分（JVAS） 血管炎损伤指数（VDI）
功能/生活质量	简明生活质量评分量表SF-36（其他较少使用的工具有FACIT、HADS、PtGA、HAQ等）	AAV患者报告的结果（AAV-PRO/PROMIS） 简明生活质量评分量表SF-36（其他较少使用的工具有FACIT、HADS、PtGA、HAQ等）

十、治疗

血管炎的治疗原则是早期诊断、早期治疗，尽量避免发生不可逆的脏器受累。糖皮质激素和免疫抑制剂，如环磷酰胺、甲氨蝶呤、吗替麦考酚酯（霉酚酸酯）、硫唑嘌呤、钙调磷酸酶抑制剂（环孢素和他克莫司）是治疗血管炎的核心药物，这些药物对固有免疫和适应性免疫或主要对淋巴细胞功能有广泛影响。糖皮质激素的剂量及用法根据病变部位及严重程度来决定，一般是以醋酸泼尼松 0.5 ~ 1.0 mg/kg·d 为起始，对于有危及生命的重要脏器受累的患者，可给予大剂量激素冲击治疗。有急进性肾、肺部损害和病情危重者可联合进行血浆置换、IVIG 等治疗。

对于一线治疗效果不佳，或者疾病复发的患者，还可以尝试针对特异性的细胞因子和细胞的靶向药物。这类药物已成功应用于风湿免疫病和其他领域，目前在血管炎治疗领域的应用也逐渐增多，疗效也被证实。针对生物靶向药物治疗血管炎的研究结果提示不同类型的血管炎须给予不同生物制剂，提示血管炎具有免疫异质性。例如，利妥昔单抗对于 ANCA 相关性血管炎具有较好的疗效。TNF-α 抑制剂对于大动脉炎有一定疗效。IL-6R 拮抗剂对于巨细胞动脉炎和大动脉炎的疗效也已被证实。IL-5 拮抗剂可用于治疗 EGPA。

十一、预后

血管炎的预后与血管炎的类型、部位，以及受累血管的大小有关。整体而言，血管炎的预后不佳。重要器官的小动脉或微动脉受累者预后差、死亡率高。早期诊断、早期治疗是改善预后的关键。

整合思考题

（1 ~ 2 题共用题干）

男性，75 岁，发热、乏力、肌肉酸痛 2 个月，近 2 周出现咳嗽、咳痰，痰中带血丝，活动后呼吸困难，右下肢麻木。查体：四肢肌肉压痛，双肺呼吸音清，双下肺可闻及湿啰音，右下肢针刺觉减退。

1. 患者最可能的诊断是

　　A. 肺炎　　　　　　　　B. 系统性血管炎　　　　　　C. 结缔组织病

　　D. 心力衰竭　　　　　　E. 肺栓塞

2. 为了明确诊断，需要进行的实验室检查为（多选题）

    A. 红细胞沉降率   B. C反应蛋白   C. 胸部CT

    D. ANCA   E. 尿常规

答案：1. B；2. ABCDE

本题考查：(1) 系统性血管炎的临床特点（包括全身症状，如发热、乏力、肌肉酸痛，以及多系统受累表现）。

               (2) 系统性血管炎的实验室检查（常规检查、炎症指标、自身抗体、影像学检查）。

参考文献

[1] Gary S Firestein，Ralph C Budd，Sherine E Gabriel，et al. KELLEY & FIRESTEIN'S Textbook of Rheumatology. 10th ed. Philadelphia：ELSEVIER，2017.

[2] 葛均波，徐永健，王辰. 内科学. 9版. 北京：人民卫生出版社，2018.

[3] Torp CK，Brüner M，Keller KK，et al. Vasculitis therapy refines vasculitis mechanistic classification. Autoimmun Rev，2021，20（6）：1028-1029.

[4] Csernok E. The Diagnostic and Clinical Utility of Autoantibodies in Systemic Vasculitis. Antibodies（Basel），2019，8（2）：31.

[5] Ponte C，Águeda AF，Luqmani RA. Clinical features and structured clinical evaluation of vasculitis. Best Pract Res Clin Rheumatol，2018，32（1）：31-35.

（赵金霞）

第二节 大动脉炎

学习目标

- **基本目标**

    1. 理解大动脉炎的临床特点。

    2. 概括大动脉炎的实验室检查和影像学检查特点。

- **发展目标**

    1. 理解大动脉炎的发病机制。

    2. 拓展治疗大动脉炎的药物。

大动脉炎（Takayasu arteritis，TA）也称Takayasu动脉炎，是一种主要累及主动脉及其主要分支的慢性肉芽肿性全层动脉炎，可以导致受累动脉狭窄或闭塞，造成供血器官缺血，少数可引起动脉扩张或动脉瘤。该病最早由日本的眼科医生 Takayasu 在 1908 年报道，因此该病以 Takayasu 的名字命名。他描述了一例由大血管发生血管炎引起的视网膜缺血，并导致特有的视网膜动、静脉吻合的年轻女性患者。

一、流行病学

全世界 TA 的发病率为 1.11/100 万人年（95% CI 0.70 ~ 1.76），各人群之间的发病率有很大的差异。TA 在日本、中国、印度和东南亚地区的患病率高于其他国家和地区。TA 在日本的发病率达 150/100 万人年，而在欧洲和北美的发病率仅为 0.2 ~ 2.6/100 万人年。该病主要见于年轻女性，女性的发病率是男性的 4 ~ 9 倍。TA 确诊的中位年龄为 26 岁，约 25% 的患者在 20 岁以前发病，10% ~ 20% 的患者在 40 岁以后发病。

二、病因

TA 的确切病因尚未阐明，可能是在遗传、感染、性激素和免疫等多因素的共同参与下导致发病。

（一）遗传因素

免疫遗传学研究显示，在日本人群中，TA 与某些 HLA 相关，特别是 HLA-Bw52、Dw12、DR2 和 DQw1，而在北美患者中并未发现 TA 与 HLA 的相关性。其他相关基因包括免疫调节基因（RPS9/LILRB3、LILRA3 和 IL38 位点）和炎症细胞因子（IL6 和 IL12B 位点）。

（二）感染因素

流行病学研究显示，在一些国家，TA 与较高的结核暴露相关。研究发现，TA 患者的 T 细胞对人热激蛋白 60（hHSP-60）和结核分枝杆菌热激蛋白 65（mHSP-65）的反应增强，针对这些抗原的循环 IgG 抗体增加，提示结核分枝杆菌感染可能通过分子模拟机制参与了 TA 的发展。此外，有研究利用疱疹病毒感染血管中膜层的平滑肌细胞在小鼠中建立了 TA 的动物模型。以上研究提示感染因素可能在促进 TA 发病中发挥重要作用。

（三）性激素

TA 多发生于年轻女性，这使得人们猜测雌激素可能在促进 TA 发生的过程中起到一定作用，但是具体机制尚不清楚。

（四）免疫因素

TA 病变使血管内有大量的吞噬细胞和淋巴细胞浸润，此外，部分患者体内可以检测到抗内皮细胞抗体等，提示固有免疫和适应性免疫均参与了 TA 的发病。

三、发病机制及病理表现

（一）发病机制

TA 被认为是一种针对大弹力动脉的自身免疫过程的结果（图 10-4）。以全层动脉炎为特征，包括树突状细胞、巨细胞、淋巴细胞（包括 αβ、γδ、细胞毒性 T 细胞，以及 B 细胞）、自然杀伤细胞的浸润。血管外膜的树突状细胞识别抗原，目前免疫反应的靶抗原尚未确定，但有研究证据表明局部存在血管源性抗原，启动并维持了在血管壁的免疫反应。主动脉组织中 65kd 热激蛋白的表达可能参与了树突状细胞的活化。这些细胞分泌促炎细胞因子（如 IL-18）和趋化因子，将 T 细胞募集到血管壁并启动异常 T 细胞反应。在与树突状细胞相互作用后，具有 Th1 表型的 CD4$^+$T 细胞释放细胞因子，如 IFN-γ 和 TNF-α，这些细胞因子可诱导巨噬细胞分化和功能增强，也可诱导多核巨细胞聚集，从而促进肉芽肿的形成。具有诱导 Th17 表型的 T 细胞释放 IL-17，其吸引并激活血管壁中的中性粒细胞。巨噬细胞释放 IL-1 和 IL-6、MMP 和活性氧

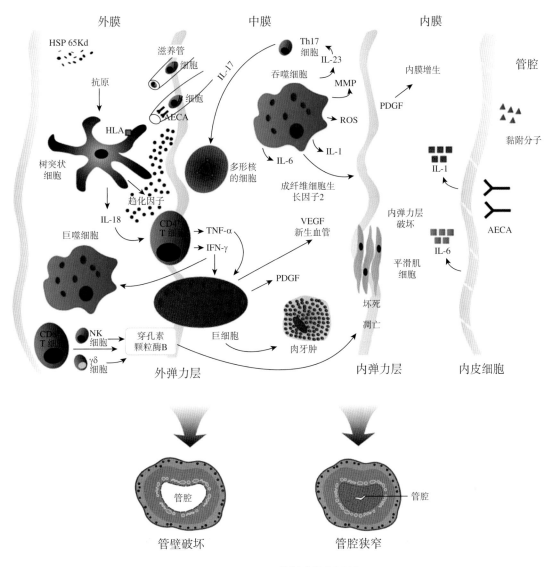

图 10-4 TA 的发病机制模型

（ROS，诱导氧化损伤、中膜和内膜层降解，以及弹性层破坏）、血管内皮生长因子（vascular endothelial growth factror，VEGF，导致细胞凋亡和新生血管生成）、成纤维细胞生长因子（FGF）和血小板源性生长因子（platelet derived growth factor，PDGF），导致内膜增生。这些现象导致主动脉壁结构损伤。IFN-γ、TNF-α、IL-6、IL-8、IL-17A 和 IL-18 可能在血管壁损伤和血管疾病的全身特征中发挥作用。CD8⁺T 细胞、γδT 细胞和自然杀伤细胞（NK 细胞）释放穿孔素和颗粒酶 B，导致平滑肌细胞凋亡、坏死和内膜损伤。抗内皮细胞抗体可通过诱导内皮炎性细胞因子、黏附分子的产生，诱导补体介导和细胞介导的细胞毒性而造成血管损伤。中膜和外膜退行性改变，以及内膜纤维细胞增生最终导致肌层变弱、管壁破坏、动脉瘤形成、血管狭窄或闭塞、血栓形成，进而引起相应器官损害的临床表现。

（二）病理表现

TA 的血管病变可以是连续性或节段性的。病理改变通常可分为 3 期：第一期为急性期，炎症始于位于动脉中膜、外膜交界的血管滋养管，逐渐累及外膜、中膜与内膜。受累动脉管壁出现炎症细胞浸润、片状坏死，形成巨细胞肉芽肿，中膜弹力纤维断裂、平滑肌消失，内膜出现反应性纤维化和基质成分增加。第二期为慢性期，管壁膜纤维化，可见瘢痕形成，血管增生，伴有散在的炎症反应。第三期为瘢痕期，出现动脉壁全层纤维化、管壁增厚，造成血管狭窄、闭塞；内膜增生叠加动脉粥样硬化，可因弹力纤维断裂、平滑肌损伤严重导致管壁变薄、血管扩张，最终形成动脉瘤（图 10-5）。

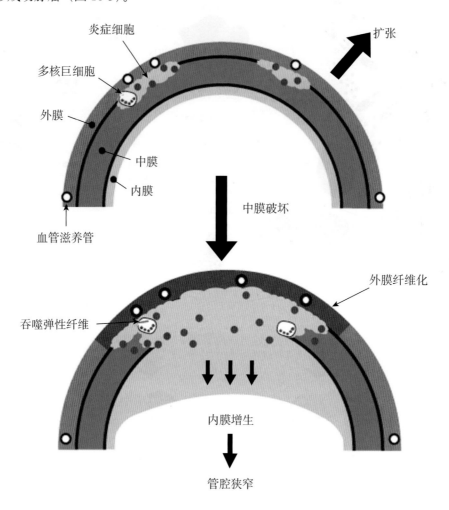

图 10-5 TA 的病理改变模式图

四、临床表现

TA 的临床表现多样，主要表现为血管功能不良和系统性炎症。TA 早期主要为炎症期，逐渐出现血管狭窄、闭塞，晚期出现血管壁纤维化、钙化等病变，可导致心、脑、肾等重要靶器官出现功能障碍及缺血性梗死，因而具有较高的致残、致死风险。全身症状主要由系统性炎症所致，包括发热、全身不适、体重减轻、盗汗等，部分患者可出现多关节痛或关节炎。血管炎症可导致患者出现颈部疼痛症状，部分患者有严重的背痛，可能由主动脉炎症刺激神经纤维所致。血管狭窄、闭塞或血管瘤可导致血管功能不良的相关表现。血管慢性闭塞可能形成动脉侧支循环，这会导致部分患者症状隐匿，甚至无临床症状。

TA 的各种临床表现如表 10-6 所示。最常见的血管症状为跛行、脉搏减弱或消失、颈动脉血管杂音、高血压、颈动脉疼痛和双臂血压不对称。除了这些症状，临床上无症状的疾病进展并不少见。在体格检查时，外周脉搏可能减弱或消失。血管杂音是 TA 最常见的体征，可见于80% 的患者。通常在颈动脉区最常见，也可以在锁骨上、锁骨下、腋窝、肋部、胸部、腹部和股动脉听诊区闻及血管杂音。TA 患者需要进行全面的血管检查，同时要触诊颈动脉有无压痛。

表 10-6 TA 的受累部位及主要临床表现

受累部位	症状/体征
全身症状	乏力、体重下降、低热、盗汗
肌肉骨骼	关节痛、肌痛、滑膜炎
皮肤	结节性红斑、坏疽性脓皮病
血管	脉搏减弱或消失、血管杂音
主动脉	动脉瘤、主动脉扩张导致的主动脉瓣反流、主动脉狭窄
颈总动脉	卒中/短暂性脑缺血发作、晕厥、直立性低血压、头痛、癫痫、颈痛、视觉丧失、头晕
椎动脉	锁骨下动脉窃血综合征
锁骨下动脉	上肢跛行、肢端缺血/坏疽、双臂血压不对称（> 10 mmHg）
冠状动脉（少见，病变通常位于开口部位）	心绞痛、心力衰竭、心肌梗死
肺动脉	胸痛、呼吸困难、咯血、肺动脉高压
肠系膜动脉	腹痛、食欲缺乏、腹泻、消化道出血
肾动脉	肾血管性高血压（肾动脉狭窄或肾以上主动脉狭窄导致）
髂动脉	下肢跛行
小血管	雷诺现象（不常见）

约 1/3 的患者可出现心脏受累。20% 的患者由于主动脉根部扩张而导致主动脉瓣反流。主动脉瓣反流可逐渐进展最终导致左心室扩张、继发性二尖瓣反流，以及充血性心力衰竭。冠状动脉受累会导致心绞痛。TA 通常造成冠状动脉开口部位损害，也可以导致冠状动脉的弥漫性血管炎或血管瘤。TA 患者可发生心肌炎，导致充血性心力衰竭。TA 还可以累及肺动脉，表现为咳嗽、胸壁疼痛、呼吸困难或咯血。肺动脉受累可导致肺动脉高压、心功能不全和肺实质病变，预后较差。

TA 的神经系统受累可出现严重头痛、认知功能障碍、卒中、脑膜炎、脑炎和癫痫。胃肠道受累主要表现为肠系膜缺血症状，包括腹痛、恶心、呕吐、食欲缺乏、便血和腹泻等，少数患者可表现为门静脉高压。眼部症状多见于疾病的晚期，由颈动脉闭塞或严重狭窄所致。视力障碍可表现为一过性、持续性或进展性。可以发生结膜和巩膜血管扩张，但视网膜异常最为突出，表现为视网膜静脉扭曲和扩张，动静脉分流和微动脉瘤。视力丧失可继发于虹膜睫状体炎、囊状黄斑病变或缺血性视神经病变。肾动脉受累可出现肾血管性高血压，而肾本身受累少见，少数患者可出现继发于肾小球肾炎的蛋白尿、显微镜下血尿、肾小球滤过率降低、肾病综合征、IgA 肾病等。TA 常见的皮肤表现为结节性红斑和坏疽性脓皮病。

TA 的血管分型主要基于血管造影表现，目前广泛认可的是 Numano 提出的 TA 血管分型（图 10-6），包括 I 型（病变累及主动脉弓及其分支）、IIa 型（病变局限于升主动脉、主动脉弓及其分支）、IIb 型（病变累及升主动脉、主动脉弓及其分支和胸降主动脉）、III 型（病变累及降主动脉、腹主动脉和/或肾动脉）、IV 型（病变仅累及腹主动脉和/或双肾动脉）、和 V 型（病变累及主动脉全程及其一级分支）。

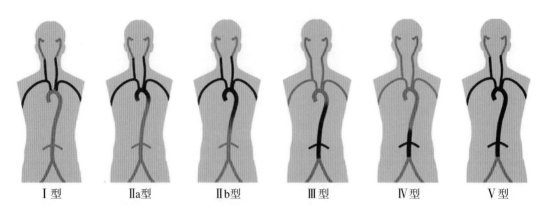

| I 型 | IIa 型 | IIb 型 | III 型 | IV 型 | V 型 |

图 10-6　TA 的血管分型

五、实验室检查和影像学检查

1. 实验室检查　TA 活动期可以出现红细胞沉降率、C 反应蛋白升高，以及轻度贫血和高丙种球蛋白血症。白细胞计数一般为正常或轻度升高。部分患者可出现血小板计数升高。肾功能异常通常继发于高血压。除了 ESR 和 CRP，一些新的分子标志物可能与 TA 的病情活动有关，包括 IL-6、血清淀粉样蛋白 A、纤维蛋白原、补体分裂片段、B 细胞激活因子、IL-2、金属蛋白酶 9 和正五聚蛋白 3（pentraxin 3，PTX3），但这些指标的临床应用尚未确定。

2. 影像学检查　TA 的血管病变可通过传统的血管造影、磁共振血管成像（magnetic resonance angiography，MRA）、CT 血管造影、超声和 PET/CT 等方法显像。TA 早期主要表现为血管壁增厚，可通过 MRI、超声和 CT 检测到。血管造影对发现血管壁增厚的敏感性最低，但可以发现血管狭窄、闭塞和血管瘤等 TA 晚期特征性表现。MRA 可以提供与血管造影相近的细节图像。由于 MRA 为非侵入性检查且无电离辐射，目前已成为在早期和随访阶段首选的评价血管受累范围和破坏程度的影像学检查手段。2018 年，欧洲抗风湿病联盟推出了关于影像学在大血管炎临床实践中应用的推荐意见。该推荐意见中指出，对于疑似 TA 的患者，首选 MRI 对血管壁炎症和（或）腔内变化进行评估。PET/CT 和（或）超声也可作为影像学检查的选择。超声对评估胸主动脉存在一定局限性。因为已经被影像学检查方法所取代，故传统的血管造影术不推荐用于 TA 的诊断。对怀疑病情复发的 TA 患者，影像学检查可能有助于确认或排除，但影像学检查并不常规推荐用于已经临床和实验室缓解的患者。对于 TA 患者，MRA、CT 血管成像（computed tomography angiography，CTA）和（或）超声可用于长期随访观察血管结构破坏，复查的频率及所选择的影像学方法应根据患者个人情况决定。

TA 最常见的血管损害部位是主动脉和左锁骨下动脉。血管损害可以表现为血管壁增厚、狭窄、闭塞、扩张或血管瘤（图 10-7、图 10-8）。

二维码10-2　EULAR 关于影像学在大血管炎临床实践中应用的推荐意见

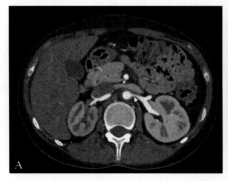
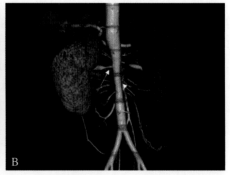

图 10-7　CTA 显示双侧肾动脉狭窄及腹主动脉狭窄

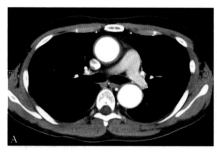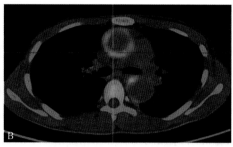

图 10-8 CTA 和 PET/CT 显示主动脉病变

A：CTA 显示升主动脉管壁增厚、管腔增宽；B：18F-FDG-CT-PET 扫描显示升主动脉和胸主动脉管壁放射性摄取增高

六、诊断及鉴别诊断

1. 诊断 TA 的诊断可以参照 1990 年 ACR 制订的 TA 分类标准（表 10-7）。在临床实践中，TA 的诊断主要基于患者的症状、体征和影像学检查，影像学检查可以发现主动脉及其主要分支的特征性病变，具体诊断流程见图 10-9。对于年龄小于 40 岁的有不明原因发热（fever of unknown origin，FUO）、主动脉瓣关闭不全、高血压 / 脉搏不对称 / 脉搏消失的患者要考虑到 TA 的可能性，及时进行血管的影像学检查，以免延误诊断。

表 10-7 美国风湿病学会制订的 TA 分类标准（1990）

1. 发病年龄在 40 岁以下
2. 四肢间歇性跛行：活动时 1 个或多个肢体发生疲劳和不适，尤其是上肢
3. 一侧或双侧臂动脉搏动减弱
4. 双臂收缩压差 > 10 mmHg
5. 单侧或双侧锁骨下或腹主动脉有血管杂音
6. 血管造影：整个主动脉及其主要分支，或者上、下肢近端大动脉变窄或阻塞，排除动脉硬化和肌纤维发育不良（通常为阶段性和局限性）

有 3 项或 3 项以上符合可确诊。诊断敏感性为 90.5%，特异性为 97.8%

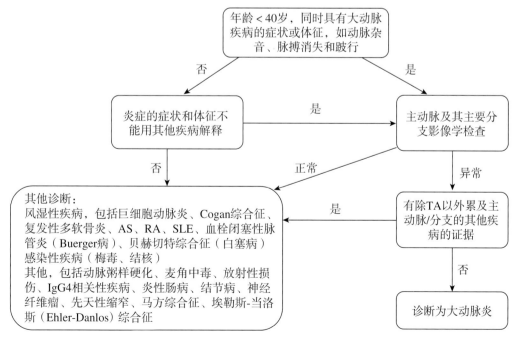

图 10-9 TA 的诊断流程图

2．鉴别诊断　大动脉炎需要与能够累及主动脉及其一级分支的其他疾病进行鉴别，主要包括下列疾病。

（1）先天性主动脉缩窄：在动脉导管闭合的过程中，导管壁的平滑肌及纤维组织收缩，波及峡部主动脉壁引起缩窄。管壁缩窄呈"楔"状，管壁通常不增厚且没有炎症表现。

（2）肾动脉肌纤维发育不良：多见于年轻女性，肾动脉呈多发的狭窄与扩张，形成特征性的"串珠"样改变，缺乏炎症的证据。主动脉很少受累。

（3）动脉粥样硬化：患者年龄多超过 50 岁，以男性多见，一般具有动脉粥样硬化的危险因素，比如高血压、高脂血症等，血管影像学检查可见动脉粥样硬化病变，缺乏动脉壁炎症的证据。

（4）埃勒斯 - 当洛斯（Ehlers-Danlos）综合征：又称先天性结缔组织发育不全综合征，是由 Ehlers 与 Danlos 提出、具有主要三大主症的一组遗传性疾病，即皮肤及血管脆弱；皮肤弹性过强，可牵引出很长的皮襞，皮肤变薄；关节活动度过大，可做主动、被动的关节过度伸屈。常继发感染，有时可合并先天性心脏病。

（5）Cogan 综合征：是一种累及眼、听觉 - 前庭系统的疾病，主要表现为基质性角膜炎、前庭功能障碍、突发听力下降，以及系统性血管炎。

（6）巨细胞动脉炎：见于老年人，主要累及颞动脉及颈外动脉的分支，也可以累及大动脉及其分支，肾血管性高血压少见，与大动脉炎的比较见表 10-8。

表 10-8　巨细胞动脉炎和大动脉炎的比较

临床表现	巨细胞动脉炎	大动脉炎
男女比例	2：1	8：1
年龄范围	50 岁以上	小于 40 岁
平均发病年龄	72 岁	25 岁
视觉丧失	10% ~ 30%	很少
累及主动脉或其主要分支	25%	100%
病理	肉芽肿性动脉炎	肉芽肿性动脉炎
肺动脉受累	无	可能
肾性高血压	很少	普遍
跛行	少见	常见
高发人群	斯堪的纳维亚人	亚洲人
糖皮质激素治疗反应	有效	有效
血管杂音	少见	多见
需要手术干预	罕见	常见

七、病情评估

TA 的病情活动度评估可以依据 2009 年 NIH 标准，具体如下：① 系统性症状，如发热、多关节痛、多肌痛等，并排除其他病因所致；② ESR 增快；③动脉缺血或有炎症表现，如肢体运动障碍、间隙性跛行、动脉搏动减弱或消失、血管杂音、血管疼痛（颈动脉痛等）、双上肢或双下肢血压不对称；④动脉造影异常。新发或加重 ≥ 2 项则可判定疾病处于活动期。

八、治疗

(一)药物治疗

1. 糖皮质激素 是治疗活动期 TA 的基础用药。疾病活动期一般口服泼尼松,每日 0.5 ～ 1 mg/kg,初始治疗维持 3 ～ 4 周后逐渐减量至 5 ～ 10 mg。在应用激素治疗的同时,需要积极预防骨质疏松,应补充钙剂、维生素 D,并且进行负重锻炼。对于无生育要求的患者,根据 FRAX 评估工具,若为骨折中高风险的患者,可以加用双磷酸盐类药物。

2. 免疫抑制剂 也被称为激素助减剂,联合激素治疗有助于控制疾病的复发。目前治疗 TA 的免疫抑制剂尚缺乏双盲、对照试验。根据开放性试验和小样本的研究,MTX、吗替麦考酚酯(霉酚酸酯)、硫唑嘌呤、环磷酰胺等均可以减少糖皮质激素的用量,降低 TA 的复发风险。

3. 生物制剂 对于部分难治性 TA,还可以考虑应用生物制剂。基于 TA 病理特征和发病机制的基础研究进展,近年来有越来越多的研究将不同靶点的生物制剂,以及口服小分子靶向药物用于 TA 的治疗(图 10-10),包括 IL-6 受体拮抗剂、TNF-α 拮抗剂、CTLA4-Fc 融合蛋白、JAK 抑制剂等,为难治性 TA 的治疗提供了更多的选择。

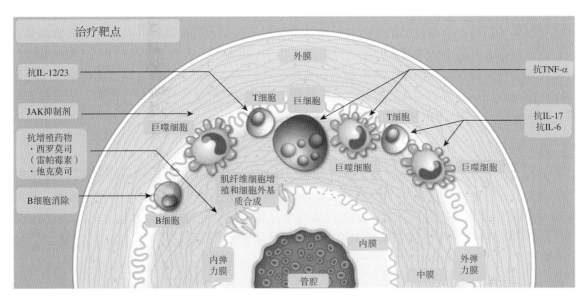

图 10-10 大动脉炎治疗靶点示意图

(二)手术治疗

TA 进行手术治疗的指征包括临床缺血症状,如肾血管性高血压、肢体缺血、颅内血管缺血等;动脉狭窄程度大于 50%;病情处于非活动期。

TA 常呈活动和缓解相互交替的过程,血管狭窄不一定表明血管有活动性病变,使用药物治疗并不能逆转狭窄性病变。治疗血管狭窄或动脉瘤可能需要实行血管旁路移植术、主动脉瓣置换术或经皮腔内血管成形术。手术治疗的一般原则是尽量在病情缓解期进行。仅有狭窄不一定须采取血管干预治疗。例如,肠道有丰富的侧支循环,即使发生了腹腔动脉和肠系膜上、下动脉的狭窄,也常无症状,一般无需手术治疗。许多上臂跛行的患者单纯应用药物治疗,经过一定时间都会建立侧支循环,症状明显改善,可不必进行手术干预。对于 TA 患者,血管旁路移植术的效果多优于经皮腔内血管成形术。血管旁路移植术采取自体血管效果优于人工植入物。虽然经皮腔内血管成形术的短期疗效很好,但除狭窄血管段非常短外,长期疗效多不理想。常规支架治疗的疗效最不理想,血管再狭窄率高。

（三）其他治疗

除了针对 TA 本身的治疗，还应该针对动脉硬化的危险因素进行干预，包括控制高血压、糖尿病和高脂血症，戒烟和多运动等。

二维码10-3　EULAR 关于大动脉炎管理的推荐意见

2019 年，EULAR 推出了大血管血管炎（large-vessel vasculitis，LVV）管理的推荐意见，其中针对 TA 的具体推荐建议包括：①所有出现提示 TA 症状和体征的患者都应转诊到专家团队，进一步进行多学科的诊断与治疗。②对于疑似 TA 的患者，应通过影像学（主动脉 / 颅外动脉超声、CT、PET/CT 或 MRI）检查证实。③对于活动期 TA 患者，需要立即使用大剂量糖皮质激素来诱导缓解，糖皮质激素起始剂量为泼尼松（强的松）40 ~ 60 mg/d（或相当剂量）；一旦疾病得到控制，推荐糖皮质激素逐渐减量，在 2 ~ 3 个月逐渐减量至 15 ~ 20 mg/d，一年后糖皮质激素逐渐减量至 ≤ 10 mg/d。对于所有 TA 患者，都应该使用糖皮质激素联合非生物制剂病情改善药物（DMARDs）。对于经传统 DMARDs 治疗复发的或难治性患者，可以考虑使用托珠单抗或 TNF-α 抑制剂。对于重症复发（出现缺血或进行性血管炎症状和体征）患者，推荐重新使用糖皮质激素，或按照新发疾病来增加糖皮质激素的剂量；对于轻症复发，推荐将糖皮质激素剂量增加至至少前次有效的剂量，对于出现反复复发的患者，应开始使用或调整其他辅助治疗。除了因需要使用抗血小板或抗凝治疗的其他原因（冠心病或脑血管疾病等）外，在 TA 治疗中不需要常规使用抗血小板或抗凝治疗。在一些特殊情况下，如血管性缺血并发症或心血管高危疾病，应该根据患者的个体情况来考虑治疗措施。在 TA 患者中，若患者的病情在稳定的缓解期，可以择期进行血管内介入治疗。若出现动脉夹层或关键的血管缺血表现，则需要将患者紧急转诊至血管处置团队。推荐对 TA 患者定期进行随访并对疾病的活动性应进行监测，主要根据症状、临床发现和 ESR/CRP 水平进行判断。

九、预后

大约 20% 的大动脉炎患者呈自限性。其余呈现复发 - 缓解，或者持续进展过程，须长期应用激素和（或）免疫抑制剂进行治疗。TA 的 10 年生存率超过 90%，15 年生存率为 85%。发病年龄大于 35 岁、具有主要并发症（如视网膜病变、高血压、主动脉反流和动脉瘤）、病变呈进展性的患者死亡风险高。充血性心力衰竭和肾衰竭是最常见的死因。

整合思考题

（1 ~ 3 题共用题干）

女性，25 岁，发热伴颈部疼痛 1 个月，伴有多关节痛，查体：颈部可闻及血管杂音。

1. 患者最可能的诊断是

A. 大动脉炎　　　　　　　　B. 系统性红斑狼疮　　　　　　C. 病毒感染

D. 巨细胞动脉炎　　　　　　E. 类风湿关节炎

2. 为了明确诊断，需要进行的实验室检查包括（多选题）

A. 红细胞沉降率　　　　　　B. C 反应蛋白　　　　　　　　C. 颈动脉超声

D. 颈部血管 MRI　　　　　　E. 类风湿因子

3. 该患者首选的治疗方案为

A. 激素 + 中药　　　　　　　B. 激素 +MTX　　　　　　　　C. 激素 +CTX

D. 激素 + 生物制剂　　　　　E. 生物制剂

答案：1. A；2. ABCD；3. B

本题考查：（1）大动脉炎的临床特点（全身症状，包括发热，血管炎症表现可以为颈部血管疼痛）。

（2）大动脉炎的实验室检查（病情活动期可出现 ESR 和 CRP 升高）；大动脉炎的影像学检查。

（3）大动脉炎的治疗（激素和免疫抑制剂的应用，不同免疫抑制剂的不良反应，生物制剂主要用于难治性患者）。

参考文献

[1] W P Arend l，B A Michel，D A Bloch，et al. The American College of Rheumatology 1990 criteria for the classification of Takayasu arteritis. Arthritis Rheum，1990，33（8）：1129-1134.

[2] Gary S Firestein，Ralph C Budd，Sherine E Gabriel，et al. KELLEY & FIRESTEIN'S Textbook of Rheumatology . 10th ed. Philadelphia：ELSEVIER，2017.

[3] 葛均波，徐永健，王辰 . 内科学 . 9 版 . 北京：人民卫生出版社，2018.

[4] Hata A，Noda M，Moriwaki R，et al. Angiographic findings of Takayasu arteritis：new classification. Int J Cardiol，1996，54（Supp-S2）：S155.

[5] Christian D，Sofia R，Christina D，et al. EULAR recommendations for the use of imaging in large vessel vasculitis in clinical practice. Ann Rheum Dis，2018，0：1-8.

[6] Hellmich B，Agueda A，Monti S，et al. 2018 Update of the EULAR recommendations for the management of large vessel vasculitis. Ann Rheum Dis，2020，79（1）：19-30.

（赵金霞）

第三节　巨细胞动脉炎

学习目标

- **基本目标**

  1. 理解巨细胞动脉炎的临床特点，并与其他血管炎相鉴别。

  2. 概括巨细胞动脉炎的实验室及影像学检查特点。

  3. 初步学会运用巨细胞动脉炎的分类标准。

  4. 初步熟悉巨细胞动脉炎的药物治疗。

- **发展目标**

  1. 理解巨细胞动脉炎的发病机制。

  2. 拓展治疗巨细胞动脉炎的新型药物。

巨细胞动脉炎（giant cell arteritis，GCA）是西方成年人最常见的系统性血管炎。尽管也可累及中等大小的血管，但是由于其主要累及主动脉及其主要分支，因此被归类为大血管血管炎。1932 年，梅奥诊所报告颞浅动脉肉芽肿性炎症病例后，这种血管炎最初被描述为"颞动脉炎"。然而，颞动脉的炎症在 GCA 中既不普遍、也不特异，颞动脉炎并不能和巨细胞动脉炎划等号。越来越多的尸体解剖和影像学研究阐明，GCA 是一种可累及颞动脉、眼动脉、枕动脉、椎动脉、睫状体后动脉、主动脉及其近端分支，尤其是上肢的系统性血管炎，其病理特点是含有多核巨细胞的肉芽肿性血管炎。因此，巨细胞性动脉炎是更优选的术语。

一、流行病学

GCA 的发病率因种族和地理区域而异，北欧国家发病率最高。在美国，GCA 优先影响斯堪的纳维亚裔白人，在非裔美国人中很少见。在明尼苏达州的奥尔姆斯特德县，每年约每 10 万名 50 岁以上的人中有 17 人患病，估计女性的终生患病风险为 1%，男性为 0.5%。GCA 的平均发病年龄在 70 岁的中后期，新发几乎从未发生于 50 岁前人群。女性更易患 GCA，约占总病例的 75%。

二、病因

1. 遗传因素　研究表明，GCA 与主要组织相容性复合体，尤其是 *HLA-DRB1*04：04*、*HLA-DQA1*03：01* 和 *HLA-DQB1*03：02* 相关。一项全基因组关联分析表明，除 MHC 外，血管生成及血管生物学相关基因、Th1、Th17 及调节性 T 细胞功能相关基因多态性也是 GCA 的易感因素。

2. 感染因素　一些微生物，包括肺炎衣原体、肺炎支原体、伯克霍尔德菌、人类细小病毒 B19、单纯疱疹病毒和埃布斯坦 - 巴尔病毒，可能是疾病的诱因。水痘 - 带状疱疹病毒（varicella-zoster virus，VZV）是近年发现的潜在相关病因。

三、发病机制

感染诱导的自身免疫通过分子模拟、旁观者 T 细胞活化和抗原表位扩展机制导致自身耐受性丧失是可能的发病机制，但均缺乏直接证据。

1. T 淋巴系统和巨噬细胞活化　在 GCA 中，正常动脉外膜中的树突状细胞通过 Toll 样受体被激活，并产生能够吸引并使树突状细胞、淋巴细胞及巨噬细胞驻留的趋化因子。在 GCA 病灶中可检测到 T 细胞寡克隆扩增，说明抗原的特异性适应性免疫应答参与了发病机制。T 细胞被激活后，Th1 和 Th17 的分化途径均对血管炎症的发生有促进作用。一方面，树突状细胞生成的 IL-12 和 IL-18 刺激 Th1 的分化和 IFN-γ 的生成。IFN-γ 在 GCA 受累动脉中的表达显著增高，其对巨噬细胞的激活和肉芽肿的形成有重要作用。另一方面，IL-1β、IL-6 和 IL-21 可促进 Th17 分化，并导致 IL-17A 的表达。

GCA 病变浸润的巨噬细胞大多是 M1 型促炎性巨噬细胞，可产生多种细胞因子，包括 IL-1-β、TNF-α、IL-33 及 IL-6，这些细胞因子的表达与 GCA 的典型炎症病变有关。它们及其他细胞因子诱导趋化因子的生成和内皮细胞黏附分子的表达，从而进一步募集淋巴细胞和单核细胞，促进血管炎症发展。

2. 血管的损伤与重塑　炎症细胞侵及炎性动脉的内层，导致血管平滑肌细胞（vascular smooth muscle cell，VSMC）大量丢失。细胞毒性 CD8⁺ 淋巴浸润局部，可能诱导 VSMC 凋亡。巨噬细胞可产生活性氧导致氧化损伤，也可能促发血管壁损伤。基质金属蛋白酶 MMP9 和 MMP2 在 GCA 病灶中的表达增多，而它们的天然抑制剂金属蛋白酶组织抑制物（tissue inhibitor of metalloproteinase，TIMP）1 和 TIMP2 减少，导致 GCA 血管内弹力膜破坏，这可能会诱发主动脉瘤。被激活的巨噬细胞和受损的 VSMC 可生成促进肌成纤维细胞分化的其他因子。肌成纤维细胞迁移至内膜，并生成细胞外基质蛋白，从而导致内膜增生和动脉闭塞。GCA 中有数种因子参与该过程，包括内皮素 -1、血小板源性生长因子、转化生长因子 -β1（TGF-β1）及神经营养因子。

四、病理

GCA 的主要病理改变为动脉全层炎，往往中膜受累最明显，动脉壁炎症细胞浸润，主要为 CD4⁺ 淋巴细胞和巨噬细胞浸润，可形成炎性肉芽肿，其内可见多核巨细胞浸润，随疾病进展分期不同，可见不同程度的管腔狭窄或闭锁；可见血管弹性纤维层损伤（图 10-11）。

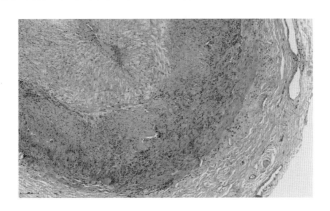

图 10-11　GCA 的病理改变图

苏木精 - 伊红染色（HE 染色）：动脉内膜明显增厚、管腔狭窄；动脉中膜可见多量多核巨细胞及肉芽肿结构，伴有淋巴细胞、单核细胞浸润；动脉外膜少量炎症细胞浸润

五、临床表现

GCA 主要分为 2 种亚型，分别是颅 GCA（cranial-GCA，C-GCA）和大血管 GCA（large-vessel-GCA，LV-GCA），前者是 GCA 的经典型和常见表型，后者相对少见。这 2 种亚型可重叠出现。此外，GCA 是一种全身性疾病，经常出现低热、盗汗、体重减轻、疲劳和不适等全身症状（图 10-12）。

C-GCA 主要累及颈外动脉（包括颞动脉）的分支。C-GCA 的症状通常包括头痛、下颌跛行、视力丧失，以及相对少见脑血管缺血所致的神经症状。大约三分之二的 GCA 患者有头痛，典型的头痛为新发的、持续性颞动脉区域的头痛。当然，不同患者症状差别很大。颞动脉的体检可能会显示肿胀、压痛、硬结、结节和搏动减弱或缺失。血管闭塞罕见，在此情况下可导致头皮坏死或舌溃疡、坏死。

大约四分之一的 GCA 患者有视觉症状，包括视物模糊、复视或视力丧失。视力丧失可以是暂时性的（即黑矇）或永久性的，典型表现是无痛性和突然发作，是最严重和最可怕的并发症之一。动脉炎性前部缺血性神经病变（anterior ischemic optic neuropathy，AION）是 GCA 中最常见的眼科缺血性病变，占视力丧失病例的 80% ～ 90%。视网膜中央动脉阻塞、睫状视网膜动脉阻塞和（或）动脉炎性后缺血性视神经病变并不常见。缺血性视力丧失通常是不可逆的，因此，早期诊断和治疗至关重要，通常建议行大剂量糖皮质激素冲击治疗。

脑血管意外或短暂性脑缺血发作是 GCA 的少见并发症，仅见于 3% ～ 10% 的患者，通常发生于椎基底动脉区域。与普通人群相比，GCA 患者卒中的风险大约是普通人群的 2 倍，GCA 确诊后第一年的卒中风险最高。

LV-GCA 主要累及主动脉和主动脉弓分支。LV-GCA 患者更常表现为躯体症状、风湿性多肌痛样症状和肢体跛行等血管症状。LV-GCA 患者缺乏典型的头颅症状可能导致诊断延迟，因

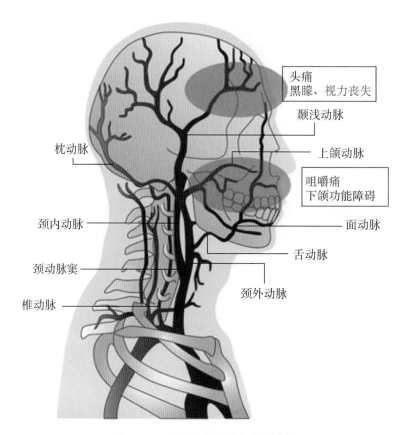

头痛
黑矇、视力丧失

颞浅动脉

枕动脉

上颌动脉

咀嚼痛
下颌功能障碍

颈内动脉

面动脉

舌动脉

颈动脉窦

颈外动脉

椎动脉

图 10-12　巨细胞动脉炎与受累血管

此，对于全身炎症过程中的血管症状，如不明原因的发热，应警惕 LVV-GCA 的可能性。PMR 是一种炎症性关节和关节周围疾病，其特征是疼痛和晨僵时间延长，累及颈部、肩部、臀部和近端肢体。40% ~ 60% 的 GCA 患者合并 PMR，此类患者常有肩部和臀部疼痛且活动受限，而关节肿胀通常不明显。由于 15% ~ 20% 的 PMR 患者在随访中出现 GCA，因此，应警惕提示其进展为 GCA 的征象，如新发头痛、视觉症状等。详细询问病史和全面的体格检查通常足以诊断出 GCA，如果常规手段不足以诊断，可以考虑进一步检查，尤其是大血管成像，有助于 GCA 的诊断。

GCA 患者，尤其是 LV-GCA 患者，主动脉弓的主要分支受累，动脉狭窄闭塞性疾病可能持续发展并导致跛行。因此，医生在评估患者 GCA 时应全面评估动脉，体格检查时应注意触诊动脉（颞动脉、颈动脉、桡动脉、股动脉和足背动脉）搏动，动脉搏动可能减弱或消失。体格检查时应听诊颈动脉、锁骨下动脉和股动脉，可能有血管杂音。首次评估时应该测量双侧上、下肢血压，如果双上肢血压差值≥ 10/mmHg 提示应该进一步评估动脉功能不全。

六、诊断

GCA 诊断策略的演变反映了对该病的认识水平在提高。颞动脉活检（temporal artery biopsy, TAB）标本的组织学检查仍是诊断的金标准；然而，无创性血管成像越来越多地用于 GCA 的诊断。

1. 实验室检查　GCA 显著的实验室检查特点包括炎症指标（ESR 和 CRP）升高，以及慢性病贫血和血小板升高。ESR 和 CRP 正常对 GCA 有较高阴性预测值，如果 ESR 和 CRP 均正常，不利于 GCA 的诊断；但是，若临床高度怀疑 GCA，如存在新发头痛、下颌跛行、急性或亚急性视力丧失，即使 ESR 和 CRP 正常，仍应进一步行颞动脉活检或大动脉影像学检查来明确诊断。在一项回顾性队列研究中，4% 经 TAB 确诊的 GCA 患者在诊断时炎症标志物正常。包括 IL-6 在内的多种细胞因子等其他诊断性分子标志物均未显示有临床诊断价值，因此，对于怀疑 GCA 的患者，不推荐进行细胞因子等分子标志物的检查。对于确诊 GCA 的患者，应进行包括肾功能、肝功能、慢性病毒性肝炎血清学和结核病筛查在内的实验室检查，以评估患者是否可行长期免疫抑制治疗。

2．颞动脉活检　TAB 标本的组织病理学检查仍然是诊断有头颅症状 GCA 的金标准。研究表明，颌骨跛行症状可预测颞动脉活检阳性结果（阳性似然比为 4.2，95% 可信区间为 2.8 ～ 6.2）。在接受糖皮质激素治疗的患者中，由于组织病理学改变不会立即消失，仍然可以进行 TAB。GCA 患者即使经过数月糖皮质激素治疗，TAB 标本中仍可见持续性炎症。当然，长期使用糖皮质激素后，TAB 标本病理的阳性率确实下降；因此，一般建议在糖皮质激素治疗启动后 2 周内获得 TAB。因为 GCA 的血管炎性病变并非连续性分布，因此，为获得最佳诊断率，固定后的颞动脉活检标本长度至少应为 1 cm，否则可能导致假阴性结果。由于 TAB 标本动脉长度在固定过程中会"缩水"20% ～ 30%，因此，TAB 时动脉长度应≥ 1.5 cm。一般来说，TAB 时应选择有症状（如头痛或下颌跛行）或临床异常（如颞动脉压痛）的一侧；如果一侧颞动脉活检为阴性，而临床仍高度怀疑 GCA，则应考虑做对侧活检，对侧 TAB 病理阳性率约为 3% ～ 15%。有的医院如 Mayo 诊所，当患者仍在手术室时，病理学家对第一次活检标本进行冰冻切片检查，以便术中决定是否进行对侧活检。

3．大血管影像学检查　影像学是 GCA 诊断的重要工具。可用的影像学检查包括彩色多普勒超声（CDS）、计算机断层血管成像、磁共振血管成像和氟脱氧葡萄糖 - 正电子发射断层扫描（fluorodeoxyglucose-positron emission tomography，FDG-PET）。影像检查方法的选择应体现个体化，考虑患者的体征、症状和共病，检查的成本、可及性，以及当地专业知识和潜在风险（如辐射和造影剂暴露）。2018 年，欧洲抗风湿病联盟 EULAR 发布了大血管炎影像学检查指南，其中包括对 GCA 影像学检查的推荐，建议尽早行影像学检查，以补充 GCA 诊断的临床标准；对于临床高度怀疑 GCA 且影像学检查呈阳性的患者，无须额外检查（TAB 或进一步影像学检查）即可诊断为 GCA；疑似颅血管炎患者建议首先完善颞 ± 腋动脉超声，超声检查中不可压缩的"晕征（halo sign）"高度提示 GCA；如超声检查无法完成或未得出结论，高分辨 MRI 检查颅内动脉炎症可以作为 GCA 诊断的替代方法；超声、PET、MRI 和（或）CT 可用于检测颅外动脉壁炎症和（或）腔内变化，用于 LV-GCA 的诊断；传统血管造影不推荐用于 GCA 诊断，因为它已经被前面提到的影像学方法所取代；对于大血管炎（GCA 或大动脉炎）患者，MRA、CTA 和（或）超声可用于结构损伤的长期监测，特别是用于检测狭窄、闭塞、扩张和（或）动脉瘤；筛查的频率及应用的成像方法应个体化。

（1）彩色多普勒超声检查：对于有颅内症状的患者，可通过 CDS 评估颞动脉。正如 2018 年 EULAR 指南所述，CDS 是颅血管受累患者首选的无创性检查方法，也是 CTA、MRA、FDG-PET 等存在禁忌证或不耐受、不可及时的替代方法。GCA 颞动脉受累的典型 CDS 表现是颞动脉狭窄、闭塞，内膜中层增厚，血管腔周围存在低回声区（晕征，图 10-13）；通过超声探头对颞动脉施加压力（压迫征），水肿血管不可压缩。晕征和压迫征是 GCA 最重要的 CDS 征象。晕征阳性诊断 GCA 的敏感性为 68%，特异性为 81%。CDS 诊断 GCA 的优势在于无创、无电离辐射、成本相对低廉且可及性高于其他影像学检查方法。其缺陷是高度依赖于操作者的经验和水平，不适于深部血管，如胸主动脉等。而且，与 TAB 不同，CDS 对 GCA 的敏感性在糖皮质激素治疗开始后迅速降低，因此，高度怀疑 GCA 的患者最好在糖皮质激素开始后的 0 ～ 4 天进行 CDS 检查。

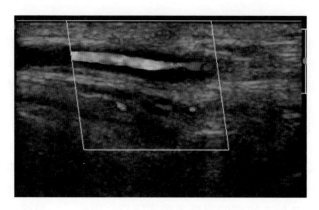

图 10-13   CDS 晕征

（2）大血管的其他影像学检查：主动脉及其主要分支的大血管炎通常通过 CTA、MRA 或 FDG-PET 进行检查。提示 LV-GCA 的影像学表现包括血管壁增厚 ≥ 2 mm（CTA、MRA）、延迟强化（CTA）、血管壁钆摄取（MRA）、血管壁水肿（MRA）、动脉高代谢（FDG-PET），以及非动脉硬化性血管狭窄、闭塞（CTA、MRA）或血管扩张、动脉瘤（CTA、MRA），其中主动脉壁增厚是最常见的表现（图 10-14、图 10-15）。CTA 诊断 LV-GCA 的敏感性和特异性分别为 73.3% 和 77.8%。尽管 MRA 和 CTA 都可以评估大动脉的结构性损伤，但 MRA 在血管壁水肿（提示活动期血管炎症）的检出率上优于 CTA（已归因于活动期炎症）。FDG-PET 用于其他检查未能明确诊断、临床高度怀疑癌症等血管炎类似疾病、肾功能不佳不能使用 CTA/MRA 所需造影剂时。2018 年，EULAR 大血管炎影像学指南指出，PET 不推荐用于评估颅内动脉炎症；PET 可用于检测颅外动脉壁炎症和（或）腔内变化，用于 LV-GCA 诊断。荟萃分析表明，FDG-PET 诊断 GCA 的敏感性和特异性分别为 90% 和 98%。

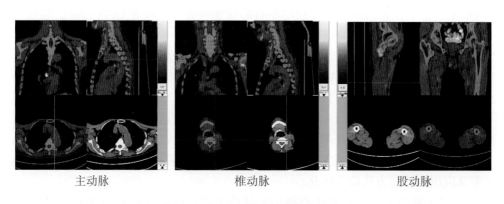

主动脉   椎动脉   股动脉

图 10-14   GCA 的血管影像学检查
可见主动脉、椎动脉、股动脉血管壁摄取增加

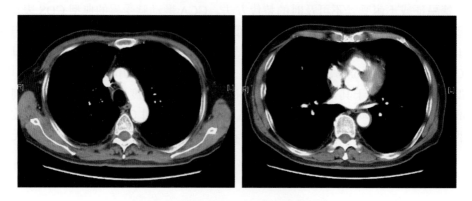

图 10-15   主动脉弓和腹主动脉血管壁增厚强化提示大血管受累

4. GCA 的分类标准　2019 年，EULAR 大血管炎管理指南建议：对于疑似 LVV 的患者，应通过影像学检查（颞动脉超声或其他颅动脉 MRI、主动脉 / 颅外动脉超声、CT、PET/CT 或 MRI）或颞动脉活检的组织学检查证实。

1990 年，ACR 制订了 GCA 的分类标准，并于近期进行了修订（表 10-9）。

表 10-9　GCA 的分类标准

ACR 分类标准（1990）	修订的 ACR 分类标准
大于或等于 50 岁出现症状或疾病表现	年龄 ≥ 50 岁
新发或新类型局限性头痛	病史中 ESR ≥ 50 mm/h（或如无法获得 ESR 数据，则需 CRP ≥ 24.5 mg/L）
与颈动脉硬化无关的颞动脉触痛或搏动减弱 Westergren 法 ESR ≥ 50 mm/h	再加上至少以下一项：①有明确的 GCA 头颅症状（新发头痛、头皮或颞动脉触痛、缺血、视力丧失或咀嚼时无法解释的口腔 / 下颌疼痛）；②有明确的 PMR 症状，定义为与炎性僵硬相关的肩和（或）骨盆带疼痛
动脉活检标本显示血管炎，其特征是以单核细胞浸润或肉芽肿性炎症为主，通常伴有多核巨细胞	再加上至少以下一项：①颞动脉活检显示有 GCA 特点；②血管造影（MRA 或 CTA）或 FDG-PET 存在大血管炎的证据

ACR 标准（1990）比修订标准更灵敏（93.1% vs 72.4%），但是修订标准特异性更高（94.0% vs 28.4%）。与 C-GCA 相比，修订标准对有全身症状的 LV-GCA 表型敏感性更高（p = 0.08）。

如果患者的表现更符合 LV-GCA 的特征（如肢体跛行、全身症状），则血管成像应该是首选诊断方法，如果影像学检查提示血管炎，则无需 TAB。基线大血管影像（胸部 CTA 或 MRA）检查也适用于经 TAB 或 CDS 诊断的 C-GCA 患者。进行基线影像检查的基本原因是：①评估是否存在主动脉炎，这可能预示着有进行性主动脉扩张风险；②评估基线是否存在主动脉扩张的证据，这可能需要更密切的随访；③确定基线时是否存在主动脉分支血管受累。胸部检查通常选择 CTA 或 MRA；其他血管区域（颈部、腹部、骨盆）也可以根据患者的表现选择影像学方法。

一般来说，我们强烈主张通过组织病理学或影像学检查证实、诊断 GCA。具体的诊断推荐流程见图 10-16。

七、鉴别诊断

GCA 的鉴别诊断需要考虑以下疾病。

1. 大动脉炎　大动脉炎也可表现为不明原因的发热、贫血或其他全身症状和体征，以及急性时相蛋白增高（如 ESR 和 CRP 增高）。这两种疾病的鉴别依据主要是患者发病年龄的差异：GCA 几乎从不累及 50 岁以下的患者，而多发性大动脉炎通常在 40 岁之前起病（往往非常年轻）。此外，这两种疾病的临床表现也不尽相同。例如，肾动脉狭窄引起的肾血管性高血压不会在 GCA 中发生，而前部缺血性视神经病变导致的视力丧失在多发性大动脉炎中不常见。

2. 原发性中枢神经系统血管炎　尽管原发性中枢神经系统血管炎的组织病理结果和 GCA 难以区分，但 GCA 的脑缺血性事件仅在少数情况下才与颅内血管炎相关。

3. 特发性主动脉炎　病因不明的主动脉炎可以累及升主动脉，其组织病理学表现与 GCA 和多发性大动脉炎相似，但缺乏这些疾病的临床特征。主动脉炎几乎总是意外发现，通常在手

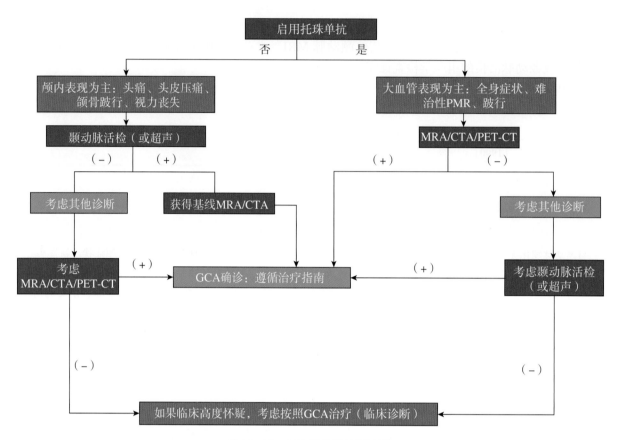

图 10-16　GCA 的推荐诊断流程

术切除主动脉瘤后的组织病理检查中才发现，主动脉炎也可作为各种感染、结节病、Cogan 综合征和其他系统性风湿免疫性疾病的并发症；这些风湿免疫性疾病包括多发性大动脉炎、复发性多软骨炎、脊柱关节病、贝赫切特综合征（白塞病）、IgG4 相关性疾病。

4．非动脉炎性前部缺血性视神经病变（nonarteritic anterior ischemic optic neuropathy，NAAION）　表现为突发性单眼视力丧失，当发生于老年人时，应考虑潜在的 GCA。NAAION 的危险因素包括高血压、糖尿病及使用某些药物，如西地那非。主要异常表现是小且拥挤的视神经乳头和小视盘生理凹陷，从而导致杯盘比减小。如果视盘水肿，这些发现可能很难辨别，但可以通过对侧眼来评估。GCA 的其他临床表现和实验室炎症标志物，如 ESR 和（或）CRP 升高，在 NAAION 中通常不存在。在可疑病例中，若高场（3T）MRI 上未见视盘强化（"中央亮点征"），则不支持动脉炎性前部缺血性视神经病变的诊断。

5．感染　出现发热必须考虑感染的可能性。心内膜炎和其他感染性疾病与 GCA 相似，可伴有肌痛、关节痛、头痛，以及 ESR 和 CRP 升高。在这些情况下均应考虑做血培养。

八、治疗

随着靶向生物制剂的发展，GCA 的治疗策略也在发生重大变化，以减少对糖皮质激素（GC）的依赖。糖皮质激素是主要的治疗手段，已经有 70 多年的历史。白细胞介素 6 受体的单克隆抗体（托珠单抗）最近被用于 GCA 的治疗，其他免疫抑制药物也在研究中。欧洲抗风湿病联盟于 2019 年更新了 GCA 整体管理的指南。

1．治疗指南

（1）2019 年 EULAR 的大血管血管炎管理原则

a．应在 LVV 患者、风湿科医生共同参与的基础上考虑治疗的疗效、安全性与费用，制订最佳的治疗方案。

b．患者应该有途径了解到相关 LVV 对患者造成的影响方面的健康宣教资料，了解有关 LVV 的警示性症状与治疗（包括治疗相关并发症）。

c．应对 LVV 患者治疗相关的心血管疾病，以及并存的心血管疾病进行筛查。推荐采取相应的预防措施与生活方式建议来减少发生心血管疾病的危险与治疗相关并发症。

（2）2019 年 EULAR 的大血管炎管理指南

所有出现提示 GCA 症状和体征的患者都应紧急转诊到专家团队，进一步进行多学科的诊断与治疗。GCA 患者的治疗可分为 3 个主要阶段：诱导缓解，其中快速抑制炎症反应是必要的；维持缓解，即治疗缓慢减少，以维持、控制疾病，同时尽量减少治疗风险；长期随访，对患者进行疾病复发和晚期并发症的监测。

2019 年 EULAR 的大血管炎治疗指南建议，对于活动期 GCA 患者，需要立即使用大剂量糖皮质激素来诱导缓解，糖皮质激素的起始剂量为泼尼松（强的松）40 ～ 60 mg/d（或相当剂量的其他药物）；一旦疾病得到控制，推荐糖皮质激素逐渐减量，在 2 ～ 3 个月逐渐减量至 15 ～ 20 mg/d，1 年后 GCA 患者的糖皮质激素逐渐减量至 ≤ 5 mg/d。建议的治疗方法如图 10-17 所示。

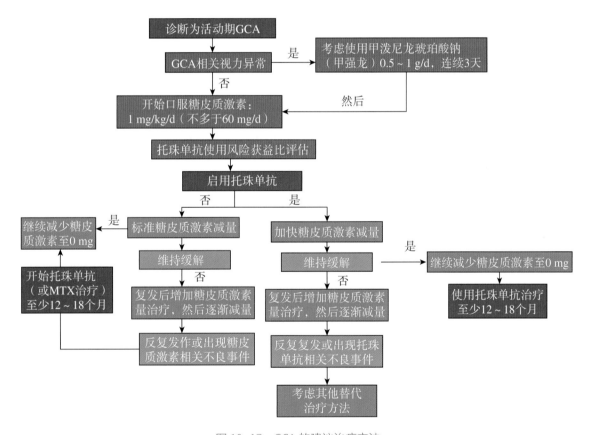

图 10-17 GCA 的建议治疗方法

2．诱导缓解 如果临床强烈怀疑 GCA，则应该立即开始糖皮质激素治疗，以防止缺血性并发症，特别是视力丧失的发生。GCA 的诊断评估应在治疗开始时迅速完成。

（1）糖皮质激素：自 20 世纪 40 年代梅奥诊所首次使用 GC 以来，GC 一直是 GCA 的标准诱导缓解治疗方法。如果患者出现视神经缺血相关症状（复视、黑蒙、视力丧失），应立即给予静脉注射甲泼尼龙（甲基强的松龙）治疗，通常每日 0.5 ～ 1 g，连续 3 天，然后口服泼尼松（强的松）1 mg/kg/d。对于无视觉缺血症状的患者，开始每日口服泼尼松（强的松）1 mg/kg/d，通常为 40 ~ 60 mg/d。

开始 GC 治疗后，应随访患者评估治疗反应。GCA 症状通常在开始 GC 治疗的前几周内有显著改善，炎症标志物 ESR 和 CRP 通常在治疗开始后约 4 周恢复正常或接近正常。如果病情得到缓解，则在严密监测下逐步减少泼尼松（强的松）剂量。对于同时接受托珠单抗治疗的患者，激素减量速度可以加倍。对于临床诊断为 GCA（即未经活体标本检查或影像学检查证实）的患者，应密切关注治疗反应，如果治疗反应不符合预期，则应重新考虑 GCA 之外的其他诊断。

考虑到糖皮质激素可能产生严重不良反应，GCA 患者诱导缓解阶段的患者管理应包括减轻 GC 毒性的步骤，如使用磺胺药预防肺孢子虫病，使用钙剂和维生素 D、双磷酸盐预防骨质疏松等。由于 GCA 的 GC 治疗会出现相关并发症，所有患者都应该接受激素减停剂治疗，目前的指南建议使用托珠单抗或甲氨蝶呤作为激素减停剂。此外，一些队列研究观察到，LV-GCA 患者和女性患者复发的可能性更高。因此，有必要在这些人群中尽早使用类固醇减停剂。

（2）托珠单抗：IL-6 是一种参与急性时相反应的细胞因子。在 GCA 患者的外周血和动脉标本中，IL-6 的表达水平增高，提示 IL-6 参与了 GCA 的发病机制。由于在两项 GCA 临床试验中显示出对 GCA 的治疗效果，托珠单抗成为第一个获得美国食品和药物管理局（food and drug administration，FDA）批准用于 GCA 治疗的生物制剂。在疾病的初始阶段，托珠单抗与 GC 的加速减量一起使用。如果 GC 成功停药并维持缓解，托珠单抗通常作为单一疗法继续使用。在 GiACTA 试验的 2 年延长研究中，每周使用托珠单抗后持续缓解的患者在停用托珠单抗 2 年后有 42% 仍然保持无治疗缓解。尽管此研究表明，经 52 周托珠单抗治疗的患者有可能延长无治疗缓解期，但停药后复发的病例仍然不少。因此，可能需要长期使用来维持无治疗缓解。在临床实践中，常将托珠单抗的治疗期延长到 18 ~ 24 个月。如果病情持续缓解，GC 成功停药，则可考虑在完全停药前的 6 ~ 12 个月内减少托珠单抗的剂量（例如，每隔 1 周经皮下给药一次）。2019 年 EULAR 大血管炎管理指南建议，对于一些 GCA 患者（如难治性或复发患者）、出现 GC 相关的不良反应或并发症患者，或者 GC 相关的不良反应或并发症发生风险增加的患者，须辅以托珠单抗治疗，甲氨蝶呤可以作为另一个可选药物。同时应警惕托珠单抗诱发感染的风险。

（3）甲氨蝶呤：甲氨蝶呤对 GCA 的治疗作用似乎不大。3 个小的随机对照试验评估了甲氨蝶呤在新诊断 GCA 患者中的疗效，试验结果相互矛盾，甲氨蝶呤仅在其中 1 项研究中显著有效。对这 3 个试验中的 84 名随机接受甲氨蝶呤治疗患者进行的荟萃分析显示，甲氨蝶呤可以减少 GCA 复发，减少患者累积 GC 暴露量，提高 GC 持续停药的概率。

（4）阿司匹林：GCA 患者服用阿司匹林是有争议的。以前的研究和指南推荐低剂量阿司匹林可预防缺血性事件。然而，最近的证据对阿司匹林对 GCA 的益处提出了质疑，并强调了阿司匹林在 GCA 患者群中的风险。目前，根据动脉粥样硬化疾病的现行指南，应使用低剂量阿司匹林。2019 年 EULAR 大血管炎管理指南建议，除非因其他原因（冠心病或脑血管疾病等）需要使用抗血小板或抗凝治疗外，在 LVV 治疗中不需要常规使用抗血小板或抗凝治疗。在一些特殊情况下，如出现血管缺血并发症或心血管高危疾病，应该根据患者的个体情况来考虑治疗措施。

3．维持缓解　诱导缓解后，治疗的重点是维持缓解。一般来说，我们建议患者在治疗的前 2 年每 3 个月进行一次随访，在随后的几年中随访间隔时间可以适当延长。在就诊期间，应注意 GCA 的体征和症状，包括仔细检查血管和测量双臂血压。实验室检查通常包括炎症标志物、全血细胞计数，以及药物毒性监测所需的检测，如肾功能和肝功能检测。临床医生须警惕 GCA 复发，并监测治疗的潜在不良反应。

GCA 患者一般需要长期使用 GC 以控制疾病。随着 GC 剂量逐渐减少，GCA 通常会复发。

在复发期间，患者通常会出现与 GCA 表现相似的症状，最常见的是头颅症状或 PMR 表现。幸运的是，开始治疗后视力丧失的风险迅速降低，复发患者很少发生视力丧失。炎症标志物复发时常升高，但并不总会升高。由于托珠单抗可直接抑制急性时相反应物，因此炎症标志物并非评估这种生物制剂治疗患者疾病活动性的可靠指标。在没有 GCA 症状的情况下，炎症标志物升高并不一定构成复发，但可能是提示需要密切观察疾病的一个预兆。当然，临床医生也应警惕全身免疫激活的其他原因，特别是感染。炎症标志物正常、泼尼松剂量小于 5 mg/d 的患者或最近停用类固醇的患者出现肌痛、关节痛或疲劳，应考虑继发性肾上腺功能不全（类似 GCA 复发）的可能性。

当对复发的评估结论模棱两可时，可以考虑采用进一步影像学方法来评估主动脉和（或）主要分支的炎症，最好采用胸部 MRA。

复发可以通过增加免疫抑制进行治疗。对于严重的复发，如新发的主动脉炎、肢体跛行或缺血性视力损害，通常需要恢复诱导 GC 剂量。对于轻微复发（如 PMR 复发或轻度头痛等），GC 剂量最初可增加至最后一次可控制疾病的剂量。如果 GC 剂量已经很高（通常 ≥ 20 mg/d），则应考虑开始使用类固醇减停剂。复发和长期使用 GC 的患者应考虑使用类固醇减停剂。2019年 EULAR 大血管炎管理指南建议，对于重症复发（出现缺血或进行性血管炎症状和体征）的患者，推荐重新使用 GC，或者按照新发疾病来增加 GC 的剂量；对于轻症复发患者，推荐将 GC 的剂量增加至至少前次有效的剂量，对于出现反复复发的患者，应开始使用或调整其他辅助治疗。

4. 长期随访　诱导缓解和维持缓解之后，第 3 阶段是长期监测并发症。GCA 患者发生主动脉主动脉瘤和主动脉夹层的风险增加。在基于人群的 GCA 患者队列研究中，有 10% ~ 19% 的患者发生主动脉瘤或主动脉夹层，约 11% 的患者发生大动脉狭窄。主动脉结构性改变的发生率随着随访期的延长而增加，随访 10 年时最终可能见于大约三分之一的患者。在 GCA 相关主动脉病变大样本队列研究中，主动脉瘤以平均每年 1.5 mm 的速度增长；而进展到主动脉夹层的患者，主动脉瘤的增长速度更快，高达每年 4.5 mm。此外，在 39% 发生主动脉夹层的患者中，主动脉瘤的最大宽度小于 50 mm。这表明在 GCA 人群中，考虑进行外科治疗的主动脉扩张和主动脉瘤阈值低于一般人群。

如前所述，我们建议所有确诊为 GCA 的患者均通过 CTA 或胸部 MRA 获得大血管的基线影像；确诊后对患者进行主动脉扩张的随访监测。当然，最佳影像检查策略和频率仍未确定。如果初次检查结果不正常，那么复查时机取决于检测到的特定病理。例如，如果检测到主动脉扩张 / 动脉瘤，则应根据观察到的初始直径和患者共病随访影像学检查。应与血管外科和心血管或胸外科专家合作确定影像检查的频率和模式。如果基线影像检查无明显异常，且无大血管受累的新发症状或体征，一般建议初次扫描后 3 ~ 5 年复查影像学。

5. 研究的热点和未来治疗方向　除了抑制 IL-6 信号的托珠单抗，还有一些其他靶点的靶向制剂在 GCA 中进行了临床试验或正在进行临床试验。阿巴西普是一种抑制 T 细胞活化所需的共刺激信号抑制剂，最近的一项随机对照试验为其治疗 GCA 的疗效提供了初步证据。对 149 例新发或复发的 GCA 患者采用标准化剂量的泼尼松（强的松）加阿巴西普进行诱导治疗。在第 12 周时，这些患者中有 41 人病情缓解，因此被随机分为两组，一组是继续服用阿巴西普，另一组是使用安慰剂。12 个月时，阿巴西普组与安慰剂组的无复发率分别为 48% 和 31%（P=0.049）。治疗组的中位缓解时间为 9.9 个月，而安慰剂组为 3.9 个月（P=0.023）。虽然这些结果提示阿巴西普在 GCA 治疗中是个有前景的药物，但是仍需要更多的研究。乌司奴单抗是一种 IL-12 和 IL-23 的抑制剂，两项开放标签试验结果相反。目前正在评估 GCA 的其他治疗药物，包括粒细胞 - 吞噬细胞集落刺激因子信号传导抑制剂（玛弗利木单抗，mavrilimumab）、IL-17 抑制剂（司库奇尤单抗，secukinumab）、Janus 激酶 / 信号转导和转录激活途径抑制剂（巴瑞替尼、乌帕替尼)。

在评估疑似 GCA 的过程中，及时开始治疗是至关重要的。应加快诊断评估，以保持 TAB 和影像学的敏感性。我们主张基线对主动脉及其主要分支进行影像学检查，以确定潜在的大动脉受累。GC 是治疗 GCA 的一线药物，托珠单抗已成为 GCA 的主要 GC 减停剂。使用托珠单抗对疾病复发和（或）GC 毒性高风险的患者尤其有利。即使有一些局限性，如不良事件风险、可及性低和高费用，临床医师必须考虑托珠单抗在 GCA 治疗中的益处。甲氨蝶呤通常用于有托珠单抗禁忌证或已导致不可接受毒性的情况。GC 毒性必须小心管理。疾病复发在激素减量期很常见。大血管成像应是所有患者疾病监测的一部分，频率应根据基线和后续监测扫描的结果确定。

九、预后

总的来说，尽管 GCA 疾病本身及其治疗可导致并发症，但 GCA 患者往往预后良好。来自不同国家的大量研究表明，GCA 患者与普通人群的生存率相似，并得到荟萃分析的支持。然而，最近的数据表明，GCA 的死亡率实际上可能会增加。研究已经确定诊断后的前 2 年是死亡率较高的潜在时期。此外，合并主动脉瘤或主动脉夹层的 GCA 患者的亚组出现过早死亡的风险特别高。在一项以人群为基础的 GCA 和主动脉瘤 / 主动脉夹层患者队列中，与没有主动脉并发症的患者相比，其死亡率高出 3 倍以上。

整合思考题

（1 ~ 3 题共用题干）

女性，70 岁，周身痛 1 个月、头痛 3 日、视力丧失 1 小时来诊。既往有糖尿病、高血压、高脂血症，一直在规律服用降糖药、降压药和降脂药，血糖、血压及血脂控制良好。实验室检查：红细胞沉降率为 90 mm/h，C 反应蛋白为 6.50 mg/dl，ANCA 呈阳性，ANA 呈阴性。

1. 该患者最可能的诊断是

    A. 大动脉炎　　　　　　　　B. 巨细胞动脉炎

    C. 动脉粥样硬化　　　　　　D. 高血压视网膜病变　　　　　E. 糖尿病视网膜病变

2. 该患者首选的无创影像学检查方法是

    A. MRI　　　　　　　　　　B. CT

    C. 颞动脉多普勒超声　　　　D. PET/CT　　　　　　　　　E. MRA

3. 针对患者的视力丧失，应首选的治疗方法为

    A. 以糖皮质激素（0.5~1 g/d）行冲击治疗，连续 3 天

    B. 给予泼尼松（强的松）60 mg qd

    C. 给予环磷酰胺 100 mg qd

    D. 给予甲氨蝶呤 15 mg，每周一次

    E. 给予托珠单抗 125 mg ih，每周一次

    答案：1. B；2. C；3. A

本题考查:(1)巨细胞动脉炎的临床特点(头痛、风湿性多肌痛样表现、炎症指标升高和视力障碍)。

(2)巨细胞动脉炎除了颞动脉活检外,在无创的影像学检查方法中,多普勒超声因价格便宜、可及性好、特征性晕征诊断价值高而成为 EULAR 指南推荐的首选影像学检查方法。

(3)视力丧失是巨细胞动脉炎最严重的并发症,需要迅速诊断,立即以糖皮质激素行冲击治疗;其他治疗均不能用作急性期治疗。

参考文献

[1] Bloch DA,Michel BA,Hunder GG,et al. The American College of Rheumatology 1990 criteria for the classification of vasculitis:patients and methods. Arthritis Rheum,2010,33(8):1068-1073.

[2] 栗占国译. 凯利风湿病学. 9 版. 北京:北京大学医学出版社,2015.

[3] Thomas D Garvey,Matthew J Koster,Kenneth J Warrington. My Treatment Approach to Giant Cell Arteritis. Mayo Clin Proc,2021,96(6):1530-1545.

[4] L Pfenninger,A Horst,G Stuckmann,et al. Comparison of histopathological findings with duplex sonography of the temporal arteries in suspected giant cell arteritis. KlinMonblAugenheilkd,2012,229(4):369-373.

[5] Koster MJ,Matteson EL,Warrington KJ. Large-vessel Giant Cell Arteritis:Diagnosis,Monitoring and Management. Rheumatology(Oxford),2018:ii32-ii42.

(翟佳羽 姚中强)

第四节 结节性多动脉炎

学习目标

- **基本目标**
  1. 理解结节性多动脉炎的临床特点,并与其他血管炎相鉴别。
  2. 了解结节性多动脉炎的实验室及影像学检查特点。
  3. 了解结节性多动脉炎的分类标准。

- **发展目标**
  1. 理解结节性多动脉炎的发病机制。
  2. 拓展了解结节性多动脉炎的治疗方案。

结节性多动脉炎（polyarteritis nodosa，PAN）在 1866 年由 Kussmaul 和 Maier 首次描述，血管炎（包括 PAN）的定义于 1994 年在 Chapel Hill 共识会议上发布，并于 2013 年更新。这是一种影响中、小肌性动脉的多系统、坏死性血管炎，其特征为累及肾和内脏动脉。尽管可以累及支气管血管，但 PAN 不累及肺动脉；该病不伴有肉芽肿、显著的嗜酸性粒细胞增生及过敏性表现。PAN 准确的发病率很难统计。根据不同形式血管炎（包括 PAN、显微镜下多血管炎及其他相关血管炎）患者的发病率和生存率报道，预计 PAN 患者的发病率约为每年百万分之 0.9。根据目前的定义，PAN 是一种罕见的疾病。PAN 可以发生于任何年龄，但 40 ~ 60 岁的患者最常见。儿童时期发病的 PAN 比成年时期发病的 PAN 少见，且死亡风险低，但容易发生严重的并发症，包括高血压和颅神经麻痹。目前研究表明，PAN 在发病率方面没有明显的地域差异，男女发病率比例约为 1.5∶1。

一、病因

目前参与 PAN 发病的病因尚不完全清楚，一般认为感染、遗传、肿瘤等因素的共同作用是导致 PAN 发病的主要原因。其中，乙型肝炎病毒感染在发病过程中起到重要作用。

（一）感染因素与 PAN

1. 乙型肝炎病毒　PAN 的发生常与 HBV 相关，乙型肝炎患者发生 PAN 的风险是其他人群的 1000 倍，1% ~ 5% 的乙型肝炎患者可发生 PAN。HBV 复制或免疫复合物沉积直接损伤血管导致疾病的发生，免疫复合物的沉积导致补体级联反应的激活，导致炎症反应和随后的血管内皮损伤。PAN 通常发生在 HBV 感染后的最初几个月内，并且可能是 HBV 感染的第一个临床表现。通过进行针对 HBV 的抗病毒治疗和血浆置换去除免疫复合物的 PAN 患者无需长期应用免疫抑制剂，强烈提示了 HBV 和免疫复合物的致病性。

2. 丙型肝炎病毒　丙型肝炎患者也可出现 PAN。与其他 HCV 相关的血管炎患者相比，HCV 相关的 PAN 患者出现发热、体重减轻、严重高血压、胃肠道受累、严重的急性感觉运动多灶性单神经病、肾和肝微动脉瘤、C 反应蛋白升高更为频繁。

（二）遗传因素与 PAN

通过对家族性聚集性发病的患者基因外显子测序发现，腺苷脱氨酶 -2 的隐性功能丧失突变可能与 PAN 的发病有关。

（三）肿瘤因素与 PAN

毛细胞白血病与 PAN 有一定的关系，但其发病机制还不明了。大多数毛细胞白血病合并PAN 的患者在疾病发展到 PAN 阶段前都进行了脾切除术。毛细胞白血病和 PAN 之间关联的潜在机制包括肿瘤细胞与内皮之间的抗体交叉反应、肿瘤细胞对血管内皮的直接损伤，以及局部产生的促炎性细胞因子触发的血管壁损伤。

二、发病机制

PAN 的血管病变是中、小肌性动脉的坏死性炎症，病变呈节段性，易于累及血管的分叉处，病变可能向周围扩展并累及邻近静脉，却不累及小静脉。免疫复合物的作用机制尚不清楚，但若其沉积在血管内皮细胞，会导致内皮功能障碍、炎症细胞因子增加和黏附分子表达增加，导致中、小动脉出现局灶性、节段性坏死性炎症，继而血管内皮细胞增殖并随后形成血栓，导致这些动脉供血的器官或组织缺血或梗死。在疾病的急性期，多形核中性粒细胞浸润血管壁全层及血管周围区域，导致内膜增生和血管壁变性。当疾病病程进展至亚急性和慢性期，单核细胞会浸润上述区域。随后血管的纤维素样坏死会引起血管腔变窄、血栓形成、受累血管灌注组织的梗死，部分病例甚至可以出现出血。病变愈合后，会出现胶原沉积，进一步导致血管管腔闭塞。沿受累血管分布的直径达 1 cm 的动脉瘤性扩张为 PAN 的特征性表现（图 10-18）。

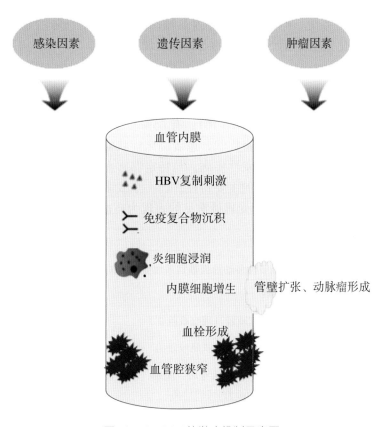

图 10-18　PAN 的发病机制示意图

三、病理

中等大小动脉的活体标本检查显示局灶性和节段性透壁坏死性炎症（图 10-19）。血管分叉处的炎症很常见。不同阶段的炎症、瘢痕形成和正常血管壁并存是 PAN 患者的典型病理特征。急性炎症区域通常会有淋巴细胞、中性粒细胞、吞噬细胞和嗜酸性粒细胞的多形性细胞浸润。动脉瘤可能发生在活动病变部位，这种形态学外观导致了"结节"一词的出现。其他区域增生性瘢痕可能导致血管狭窄。

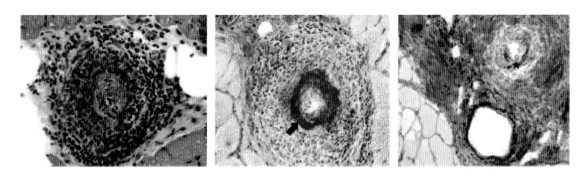

图 10-19　PAN 患者肌活检病理（×200）

a．HE 染色；b．Picro-Mallory 染色；c．Van Gieson-Weigert 染色。可见中等血管炎症，炎细胞浸润伴纤维蛋白样坏死（黑色箭头）、弹力纤维破坏（星号）、骨骼肌动脉壁内炎细胞浸润

PAN病累及多器官系统，但其一般不会累及肺动脉，支气管动脉的累及也不常见。经典PAN患者的肾病理变化是不伴肾小球肾炎的动脉炎表现。对于伴有严重高血压的患者，可能会见到肾小球硬化的典型病理特征，身体的其他部位也可能会出现高血压的继发性病理表现。

四、临床表现

PAN缺乏特异性的症状和体征（表10-10）。有65%～80%的PAN病例会出现发热、体重减轻、关节和肌肉疼痛等非特异性全身症状，患者临床症状常很不确定，可包括乏力、头痛及腹痛等。这些症状可能迅速进展为暴发性疾病。与特定器官血管受累相关的特异性主诉也可能是该病的首发临床表现及整个病程中的主要特征。而一个或多个器官系统的缺血症状提示全身血管炎的可能性。在PAN患者中，肾受累最常见的表现为高血压、肾功能不全或由于微动脉瘤导致的出血。

表 10-10　结节性多动脉炎器官系统受累相关的临床表现

器官系统	发生率	临床表现
一般情况	>90%	发热、体重减轻（现症或既往）
肌肉骨骼	24%～80%	关节炎、关节痛、肌痛或乏力
皮肤	44%～50%	紫癜、结节、网状青斑、溃疡、大疱性或水疱性皮疹、节段性皮肤水肿（图10-20、图10-21）
心血管	35%	心肌缺血、心肌病、充血性心力衰竭、心包炎、高血压
耳、鼻、喉	–	无受累；若出现鼻窦炎或听力下降提示可能为肉芽肿性多血管炎
呼吸系统	–	PAN暂无肺受累表现；异常的呼吸道表现提示其他疾病可能
消化系统	33%～36%	腹痛是肠系膜动脉受累的早期特征；进行性受累可能导致肠梗死、肝和脾梗死，以及肠穿孔或动脉瘤破裂出血；较少见的表现包括阑尾炎、胰腺炎，由缺血或梗死引起的胆囊炎；应评估是否有腹部压痛、腹膜炎和直肠失血
泌尿生殖系统	11%～66%	许多病例中存在累及肾动脉的血管炎，可表现为肾功能损害、肾梗死或肾动脉瘤破裂；肾小球缺血可导致轻度蛋白尿或血尿，但不存在细胞管型，因为肾小球炎症不是特征性病变；如果存在肾小球炎症的证据，则必须考虑其他诊断，如显微镜下多血管炎或肉芽肿性多血管炎；高血压是肾缺血引起肾素-血管紧张素系统被激活的一种表现
神经系统	55%～79%	多发性单神经炎，运动障碍前有感觉异常；中枢神经系统受累较少见，可表现为脑卒中、癫痫
眼	少见	视力障碍、视网膜出血、视神经缺血
其他	少见	乳房或子宫受累很少见；缺血性睾丸炎引起的睾丸疼痛是特征性表现，但临床少见

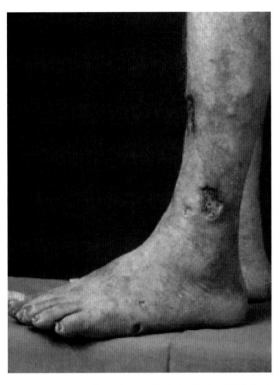

图 10-20　PAN 患者小腿网状青斑破裂、继发皮肤溃疡形成

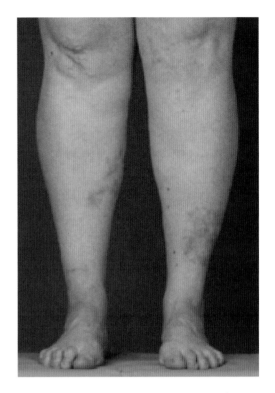

图 10-21　PAN 患者皮肤青斑和溃疡

五、实验室及影像学检查

PAN 缺乏特异性的实验室检查，但有些检测可能有助于支持诊断、识别可能受影响的器官及组织并排除其他诊断（表 10-11）。在多于 75% 的患者中，白细胞计数升高，主要为中性粒细胞增多，很少见到嗜酸性粒细胞增多，如果出现嗜酸性粒细胞计数显著上升则提示嗜酸性肉芽肿性血管炎的诊断。还可能见到慢性病贫血、高 γ 球蛋白血症，以及几乎都会出现的 ESR 升高。PAN 患者中很少出现抗中性粒细胞胞浆抗体呈阳性的情况。所有的患者均须筛查乙型肝炎病毒和丙型肝炎病毒。

传统的动脉导管造影是历来首选的成像方式，其敏感性和特异性可分别达到 89% 和 90%，但动脉导管造影结果会受到狭窄片段和闭塞血管的限制。CTA 或 MRA 是传统血管造影的替代方法，侵入性更小、安全性更高，但在显示微动脉瘤方面的敏感性要低很多，不过 CTA 和 MRA 能够显示肾或其他存在潜在疾病的区域。在高度怀疑 PAN 且 CTA 或 MRA 结果正常的情况下，仍须进行常规血管造影检查。多普勒超声可识别与 PAN 相关的肝或肾动脉瘤。影像学典型的表现是中等血管中的多个小动脉瘤、血管扩张或局灶性闭塞病变、继发血栓形成（图 10-22、图 10-23、图 10-24），特别是肾动脉和肠系膜动脉。胸部 X 线片可能有助于排除其他疾病，特别是排除感染。

表 10-11 对疑似 PAN 患者的检验结果判读

检验结果	支持 PAN 诊断	支持其他诊断	临床意义
CRP 升高	+		支持系统炎症，无特异性
ESR 升高	+		支持系统炎症，无特异性
血肌酐升高	±	±	通常无血尿或蛋白尿，提示肾缺血或肾梗死；若有显著的蛋白尿或血尿（尤其是红细胞管型），则提示肾小球肾炎
肝功能异常	+		提示肝炎，筛查 HBV 或 PAN 影响肝动脉的缺血性肝炎
HBV 血清学阳性	+		见于 HBV 相关的 PAN
贫血	+		慢性炎症或胃肠道失血
ANCA 阳性		+	考虑其他类型血管炎，如 MPA 或 GPA
CK 升高	±	±	肌肉受累，正常或轻度升高
血培养		+	除外心内膜炎或其他模拟血管炎表现的感染性疾病
HCV 血清学阳性及冷球蛋白血症		+	HCV 感染可出现类似 PAN 的皮肤局限性表现，通常与冷球蛋白血症所致的小血管炎相关
RF 及 ACPA 阳性		+	排除类风湿关节炎，特别是以关节炎为突出表现的患者
ANA 阳性		+	排除包括系统性红斑狼疮等结缔组织病
HIV 阳性		+	

注：CK（creatine kinase）为肌酸激酶。

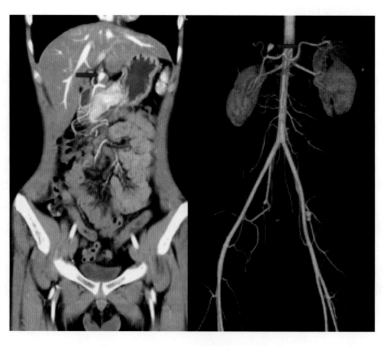

图 10-22 PAN 患者腹部动脉 CTA（1）
冠状面及重建显示肝左动脉动脉瘤（红色箭头所指）

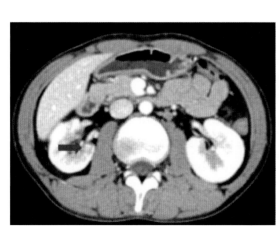
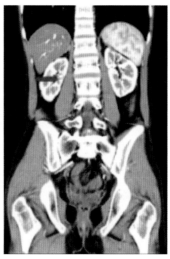

图 10-23　PAN 患者腹部动脉 CTA（2）
横断面及冠状面显示右肾动脉瘤样改变及附壁血栓形成（红色箭头所指）

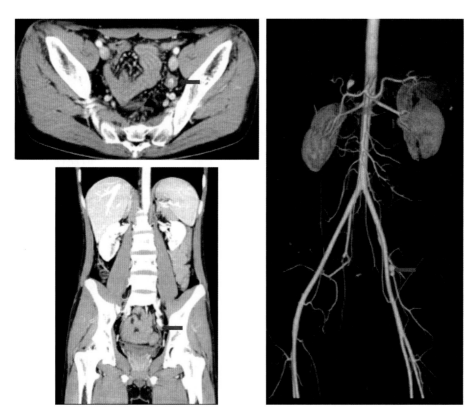

图 10-24　PAN 患者腹部动脉 CTA（3）
横断面及冠状面显示左侧髂内动脉多发动脉瘤及附壁血栓形成，重建可见左侧髂内动脉多发动脉瘤（红色箭头所指）

六、诊断及分类标准

目前，临床上多采用 1990 年美国风湿病学会的分类标准和 2020 年日本标准。2 种分类标准的敏感性和特异性均较高（表 10-12）。

表 10-12　1992 年 ACR 分类标准与 2020 年日本标准比较

1992 年 ACR 分类标准	2020 年日本标准
体重减轻 ≥ 4 kg	发热或体重减轻 ≥ 4 kg
网状青斑	胃肠道受累
睾丸痛或压痛	尿蛋白 < 2+
肌痛、乏力或腿部压痛	多发性单神经病
单神经病或多神经病	p-ANCA/MPO-ANCA 阴性
舒张压 > 90 mmHg	动脉造影 /CTA/MRA 异常
血尿素氮或肌酐升高	中、小动脉壁有粒细胞或混合白细胞浸润
HBV 感染	
动脉造影异常	
中、小动脉活检病理可见中性粒细胞浸润	
* ≥ 3 条可诊断，敏感性为 82.2%，特异性为 86.6%	* ≥ 4 条可诊断，敏感性为 92.3%，特异性为 91.7%

在有不明原因的发热、腹痛、肾衰竭或高血压时，或者当疑似肾炎或心脏病患者伴有嗜酸性粒细胞增多或不能解释的关节痛、肌肉压痛与肌无力、皮下结节、皮肤紫癜、腹部或四肢疼痛，抑或有迅速发展的高血压时，应考虑 PAN 的可能性。全身性疾病伴不明原因的对称或不对称地累及主要神经干，如桡神经、腓神经、坐骨神经的周围神经炎（通常为多发性，即多发性单神经炎）时，亦应警惕 PAN。

因为 PAN 无特异性血清反应，所以只能根据典型的坏死性动脉炎的病理改变，或对中等血管行血管造影时显示的典型动脉瘤作出诊断。由于病变具有局灶性，活体标本检查有时可能不能得到阳性结果。在缺乏临床症状时，肌肉盲检阳性率不足 50%，肌电图（electromygram, EMG）与神经传导测定可有助于选择肌肉或神经的活体标本检查取材部位。对有症状器官，如结节性病变皮肤、疼痛的睾丸及神经（肌肉）进行活体标本检查可以获得最高的诊断阳性率。如其他部位不能提供诊断所需的标本，应提倡做睾丸活检（镜下损害以此处多见）。对有肾炎者做肾活检、对严重肝功能异常者做肝活检是可取的。如果很难获得活体标本检查组织，受累血管造影证实，尤其是在肾、肝和内脏血管的中、小动脉发现有动脉瘤形成也足以作出诊断。

二维码10-4　结节性多动脉炎诊断流程图

七、鉴别诊断

本病临床表现复杂、变化多样，须与各种感染性疾病，如感染性心内膜炎、腹膜炎、胰腺炎、内脏穿孔、消化性溃疡、出血、肾小球肾炎、冠心病、多神经炎、恶性肿瘤及结缔组织病继发的血管炎相鉴别。典型的 PAN 还应注意与显微镜下多血管炎、肉芽肿性多血管炎和冷球蛋白血症等相鉴别。

（一）显微镜下多血管炎

本病以小血管（毛细血管、小静脉、小动脉）受累为主，可出现急剧进行性肾炎、肺毛细血管炎和肺出血，周围神经受累较少（占 10% ~ 20%），p-ANCA 阳性率较高（占 50% ~ 80%），与 HBV 感染无关，治疗后复发率较高，血管造影无异常。可依靠病理诊断。

（二）肉芽肿性多血管炎

本病病变可累及中、小口径的肌性动脉，也可累及小动脉、小静脉，肺血管受累多见，血管内和血管外有肉芽肿形成，外周血嗜酸性粒细胞增多，病变组织嗜酸性粒细胞浸润，既往有支气管哮喘和（或）慢性呼吸道疾病病史，如有肾受累则以坏死性肾小球肾炎为特征，约 2/3 患者 ANCA 呈阳性。

（三）冷球蛋白血症

冷球蛋白指 37 ℃以下时沉淀、升温时再溶解的血清免疫球蛋白。冷球蛋白血症 / 冷球蛋白血症血管炎是一种全身性炎症反应综合征，通常与含冷球蛋白的免疫复合物引起的中、小血管炎有关。冷球蛋白血症常因慢性免疫刺激和（或）淋巴细胞增殖、免疫复合物（或抗原抗体复合物）的形成增加、免疫复合物的清除缺陷和（或）不足，继而蓄积并介导疾病。若出现下肢红斑和紫癜性丘疹（90% ~ 95%）、皮肤溃疡、关节痛、肾小球肾炎和周围神经病变，且皮疹因低温而加重，须高度怀疑。血液病（如多发性骨髓瘤、Waldenström 巨球蛋白血症）、病毒感染（如 HCV、HBV 感染）或结缔组织病（如 SLE、pSS 或 RA）可以伴发冷球蛋白血症，当出现上述表现时应进行筛查。

（四）Cogan 综合征

Cogan 综合征是一种少见的血管炎类型，中位发病年龄在 25 岁左右。75% 的患者通常在 4 个月内同时出现眼睛发红、疼痛和（或）听力下降。除约 12% 的患者出现主动脉炎、动脉瘤或主动脉瓣关闭不全外，大多数患者不会出现更广泛的全身性血管炎，如皮肤紫癜、坏疽等。眼部症状通常包括畏光、眼睛发红和疼痛。前庭症状发作迅速，伴有部分或完全听力损伤（通常为双侧）、眩晕和共济失调。眩晕和共济失调经治疗后可能有所改善，但听力损失通常是永久性的。主动脉受累是 Cogan 综合征最严重的表现，也是最主要的死因。主动脉炎患者的超声心动图或 MRI 可显示主动脉根部扩张和主动脉瓣关闭不全。约 50% 的病例会出现全身症状，如体重减轻、发热、淋巴结肿大、肝脾肿大和紫癜。Cogan 综合征的诊断主要依靠临床表现，同时结合病理并排除其他疾病。大多数患者在疾病活动期会出现白细胞增高、贫血、血小板增多和红细胞沉降率升高。最近的研究发现，在典型的 Cogan 综合征患者中，热激蛋白（HSP）70 很常见（约占 90%）。

（五）血管闭塞性脉管炎

血栓闭塞性脉管炎（thromboangiitis obliterans，TAO），即 Buerger 病，是一种非动脉粥样硬化性节段性炎性疾病，常见于 45 岁以下的年轻吸烟者，血管受累一般始于远端动静脉，继而出现更近端的动脉闭塞性病变，通常累及 2 条或更多肢体，最常累及上下肢的中、小静脉。血管闭塞性脉管炎在组织学上与其他类型血管炎的区别在于为细胞富集的、炎性腔内血栓，而血管壁相对正常，具体来说是血管壁的内弹力层相对正常。本病与使用烟草产品有强相关性，因此戒烟对降低截肢风险很重要。慢性厌氧菌牙周感染也可能在血管闭塞性脉管炎的发生中起到一定作用。临床常表现为血栓性浅静脉炎、雷诺现象、指 / 趾缺血、内脏缺血。初期症状可能很轻微，暴露在寒冷环境中时会出现疼痛或感觉异常。经常发生手指溃疡，尤其是在轻微创伤后。该疾病通常从远端开始，脚趾和手指尖端的症状更严重，但几年后会进展到更大、更近端的血管。大多数病例进展迅速，会出现缺血性肢体疼痛、手指发绀、片状出血和皮肤囊疱加重。该病缺少特异性自身抗体，但一些病例中发现了针对胶原蛋白、弹性蛋白和层粘连蛋白的抗体，在疾病高度活动期的患者中发现了高滴度的抗内皮细胞抗体、MPO-ANCA、抗心磷脂抗体。典型的血管造影改变包括指、掌、足、尺、桡、胫和腓动脉中的多个动脉双侧狭窄或闭塞，更近端的病变类似于动脉粥样硬化闭塞，但非特异性改变。

八、治疗

PAN 是一种全身性坏死性血管炎，未经治疗的患者预后极差，报道的 5 年存活率为 10% ~ 20%。PAN 的治疗方法取决于疾病的严重程度、是否存在孤立性皮肤 PAN 或其他孤立性 / 单器官疾病、是否存在病毒性肝炎。PAN 的治疗应根据病情决定治疗方案。PAN 的最佳治疗方案仍不确定，其治疗方案多来源于其他类型坏死性血管炎，尤其是 MPA 和 GPA 疗效的间接证据。不同严重程度 PAN 的治疗目标相同，在于实现病情缓解，即无活动性疾病，以及防止动脉病变或器官损害进一步进展。

（一）糖皮质激素

糖皮质激素是治疗 PAN 的首选药物，在少数病情不重的 PAN 病例中，单用糖皮质激素也可以达到病情缓解。一般口服泼尼松 1 mg/kg/d，3 ~ 4 周后逐渐减量至原始剂量的一半（减量方法依患者病情而异，可每 10 ~ 15 天减少总量的 5% ~ 10%）。随着剂量递减，减量速度越加缓慢，至每日或隔日口服 5 ~ 10 mg 时，长期维持一段时间（一般不少于 1 年）。病情严重，如肾损害严重者，可用甲基泼尼松龙 1.0 g/d 静脉滴注 3 ~ 5 天，之后序贯泼尼松口服，减量方法同前。应用糖皮质激素期间应注意药物不良反应。

（二）免疫抑制剂

对于中至重度 PAN 患者（如存在肾功能不全、大量蛋白尿，以及有消化道、心脏或神经系统受累的任何证据），通常使用大剂量糖皮质激素联合另一种免疫抑制剂（通常是环磷酰胺）进行治疗，之后使用硫唑嘌呤或甲氨蝶呤维持缓解。环磷酰胺的剂量为 2 ~ 3 mg/kg/d 口服，也可隔日 200 mg 静脉滴注或按 0.5 ~ 1.0 g/m^2 体表面积行静脉冲击治疗，每 3 ~ 4 周一次，根据病情连用 6 ~ 8 个月，之后每 2 ~ 3 个月使用一次至病情稳定 1 ~ 2 年后停药。对于完成环磷酰胺疗程、病情已诱导缓解的患者，后续换用硫唑嘌呤 2 mg/kg/d 或甲氨蝶呤 20 ~ 25 mg/w 维持治疗，免疫抑制治疗的总疗程至少为 18 个月。对于难以耐受或禁忌使用硫唑嘌呤或甲氨蝶呤的患者，可使用吗替麦考酚酯（1000 ~ 2000 mg/d）替代。只有在使用某种药物的最大耐受剂量数月后，才可认为其疗效不佳，须使用另一种药物。其他免疫抑制剂还包括来氟米特、环孢素、他克莫司等。用药期间注意药物的不良反应，定期检查血、尿常规和肝、肾功能。

（三）生物制剂

近年来，已有多个关于生物制剂治疗 PAN 的个案报告，包括使用肿瘤坏死因子（TNF-α）拮抗剂、CD20 单抗和 IL-6A 受体拮抗剂（如英夫利昔单抗、阿达木单抗、利妥昔单抗和托珠单抗）进行治疗，但目前仍不能替代糖皮质激素和环磷酰胺作为治疗 PAN 的一线药物。对于没有 HBV 感染，且使用环磷酰胺及之后使用 1 至 2 种免疫抑制剂治疗至少 3 个月未能控制病情的患者，可以尝试使用生物制剂。

（四）血管扩张剂、抗凝药物

若出现血管闭塞性病变，可加用阿司匹林 50 ~ 100 mg/d；或双嘧达莫 25 ~ 50 mg，每日 3 次；必要时应用低分子肝素、丹参等。高血压患者应积极控制血压，有效控制血压能够降低 PAN 患者肾、心脏和中枢神经系统的急性和晚期并发症及死亡率。

（五）免疫球蛋白和血浆置换

重症 PAN 患者可行大剂量免疫球蛋白冲击治疗，常用 200 ~ 400 mg/kg/d 静脉注射，连续 3 ~ 5 d，必要时每 3 ~ 4 周重复治疗 1 次。血浆置换能在短期内清除血液中大量的免疫复合物，对重症患者有一定疗效，须注意并发症，如感染、凝血功能障碍和水及电解质紊乱。采用血浆置换或静脉注射大剂量免疫球蛋白的患者也应使用糖皮质激素和免疫抑制剂。

（六）HBV 感染患者用药

与 HBV 复制相关的患者可以应用小剂量糖皮质激素，尽量不用环磷酰胺，必要时可使用吗替麦考酚酯，每日 1.5 g，分 2 次口服。对于乙肝合并 PAN 者，抗病毒治疗是极其重要的，联合糖皮质激素和血浆置换可以获得较好的疗效。经过成功的治疗后，据统计仅有 10% ~ 20% 的患者会复发。

九、预后

未经治疗的 PAN 患者预后较差，5 年生存率仅为 13%。在接受治疗的 PAN 患者中，5 年生

二维码10-5　预测结节性多动脉炎5年死亡率的5因素评分

存率约为 80%。HBV 相关 PAN 患者的生存率低于非 HBV 相关 PAN 患者，活动性 PAN 导致的死亡大多出现于发病后 18 个月内，器官受累有限的患者生存率较高。肾衰竭、肠系膜受累、心脏受累或脑梗死是主要的死因。PAN 的复发率很高，但 HBV 相关 PAN 的复发率较低。

整合思考题

（1～2 题共用题干）

男性，52 岁，有乙型肝炎病史，不明原因发热、腹痛、血肌酐升高 2 月，24 小时尿蛋白定量为 1.5 g，伴下肢肌痛、乏力、皮肤紫癜、双足麻木，发现血压升高 1 月，舒张压最高为 100 mmHg，ANA、抗核抗体谱、ANCA 均呈阴性，查体示：下肢肌力 III 级伴浅感觉减退，双下肢中度可凹性水肿，有散在出血性皮疹。

1. 患者最可能的诊断是

    A. 系统性红斑狼疮   B. 皮肌炎   C. 大动脉炎

    D. 过敏性紫癜   E. 结节性多动脉炎

2. 下面最有利于诊断的检查为

    A. 肌电图检查   B. 肺 CT 检查   C. 肾穿刺活检

    D. 抗磷脂抗体检测   E. 乙型肝炎病毒 DNA 定量检测

答案：1. E；2. C

本题考查：（1）结节性多动脉炎的临床特点（有不明原因发热、腹痛、肾受累、肌肉神经受累，无特异性抗体，与乙型肝炎密切相关）。

           （2）结节性多动脉炎的诊断（病理活体标本检查的重要性）。

参考文献

[1] Gary S Firestein，Ralph C Budd，Sherine E Gabriel，et al. KELLEY & FIRESTEIN'S Textbook of Rheumatology. 10th ed. Philadelphia：ELSEVIER，2017.

[2] 中华医学会风湿病学分会. 结节性多动脉炎诊断和治疗指南. 中华风湿病学杂志，2011，15（3）：192-193.

[3] Lightfoot RW，Michel BA，Bloch DA，et al. The American College of Rheumatology 1990 criteria for the classification of polyarteritis nodosa. Arthritis Rheum，1990，33：1088.

[4] Yamamoto S，Oiwa H. Provisional seven-item criteria for the diagnosis of polyarteritis nodosa. Rheumatol Int，2020，40（8）：1223-1227.

[5] Alojzoja H，Matija T，Katija PP. Clinical approach to diagnosis and therapy of polyarteritis nodosa. Current Rheumatology Reports，2021，23（3）：1-12.

（魏 慧）

第五节 贝赫切特综合征

贝赫切特综合征（Behcet syndrome，BS）又称白塞病，是一种以复发性口腔溃疡、生殖器溃疡、葡萄膜炎，以及血管、关节等其他系统症状为特征的慢性自身炎症性疾病，其病理生理学复杂，包括环境、感染、免疫和遗传因素等，其在组织病理学上表现为中性粒细胞性血管反应。

一、流行病学

BS 在世界范围内普遍存在，土耳其 BS 的患病率最高，达到每 10 万人 420 例，其次是伊朗、以色列、中国和韩国。BS 患病率低的国家是英国、德国、葡萄牙和美国，每 10 万人中有 0.12 ~ 6.4 例，平均发病年龄为 30 ~ 40 岁。儿童和 50 岁以上的成年人也可发病，但这些患者的临床过程相对良性。男性和女性都可发病，在中东和地中海国家可能以男性为主，而日本和韩国则可能以女性为主。男性 BS 的临床病程往往更严重，疾病相关并发症更常见，尤其是血管受累。

二、发病机制

目前对 BS 的认识表明，这种疾病是一种遗传易感个体由感染或其他环境因素引发的自身免疫过程（图 10-25）。

1. 遗传易感因素　家族聚集性研究表明，遗传因素在 BS 的发病中非常重要，但是 BS 的遗传模式尚不完全清楚。一级亲属有 BS 的人患病风险更高，31% 的患者报告有阳性家族史。父母一方患有 BS 的儿童，其临床表现往往出现得更早，这被称为遗传早现，是由在连续的世代繁衍中核苷酸重复逐渐增加所致。首次报道的与 BS 有关的基因是日本人群中的一种人类白细胞抗原。HLA-B51 是 HLA-B5 的拆分产物，多项研究表明，HLA-B51 比例过高与 BS 的发生有关。HLA-B51 仅在大约 20% 的 BS 患者中出现，表明有其他遗传因素在 BS 的发生、发展中起作用。在一项系统回顾调查中，研究人员讨论了与 BS 相关的基因多态性，发现其中有许多基因编码了与免疫调节和炎症相关的蛋白质。

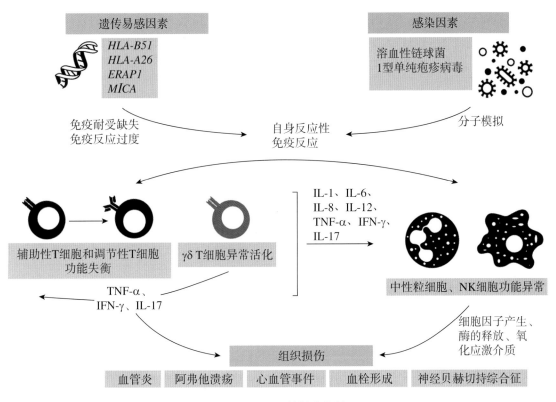

图 10-25 BS 的发病机制

HLA 和 HLA 相关基因与许多自身免疫性疾病的易感性有关。其中，HLA-B51 是 BS 最强的遗传风险因子，合并优势比为 5.78，这一点已经在不同患者群体的多项研究中得到证实，包括日本人、中国人、韩国人、意大利人、土耳其人、德国人、以色列人和伊朗人等。据估计，HLA-B5/B51 的人群归因风险在南欧为 52.2%，在北欧为 31.7%，在东亚为 44.4%，在中东 / 北非为 49.9%。HLA-B51 被认为在中性粒细胞的活化中起作用；然而，仅靠其还不足以解释在 BS 中观察到的一系列发现。HLA-A26 也与 BS 的易感性增加相关，并且与韩国 BS 患者的后葡萄膜炎发病率较高，以及日本 BS 相关葡萄膜炎患者的视力预后较差有关。其他 HLA 相关基因包括内质网氨肽酶（*ERAP1*）和主要组织相容性复合体 I 类链相关基因 A（*MICA*），前者在土耳其、中国和西班牙人群中被发现与 BS 的发病风险相关，后者是一种在免疫激活中起作用的 HLA 基因，与西班牙和日本队列中 BS 的发生率密切相关。在一项分析中，*ERAP1* 的一种变体被认为通过与 HLA-B51 蛋白的相互作用而导致 BS 易感，在功能研究中，活动期 BS 患者的 *ERAP1* 表达低于健康对照组。*MICA* 的某些等位基因与较轻的并发症有关，与眼部病变和虹膜睫状体炎呈负相关。

通过全基因组关联分析对与 BS 相关的单核苷酸多肽性（SNP）进行鉴定，研究者发现，白介素家族基因，包括 *IL-10*、*IL-12*、*IL-23r* 和 *IL-12RB2*，也与 BS 的易感性有关。地中海热（Mediterranean fever，MEFV）蛋白的多态性与炎症和固有免疫有关，也被认为是 BS 的危险因素。MEFV 与家族性地中海热有关，是另一种在中东和地中海人群中高度流行的慢性炎症性疾病。

与 BS 相关的其他基因包括信号转导及转录激活因子 4、核受体辅激活因子 5（*NCOA5*）和叉头蛋白 P3（*FOXP3*），它们都是参与 T 辅助细胞和 NK 细胞的调节和分化转录因子。银屑病易感性 1 候选 1（*PSORS1C1*）基因最初被确定为银屑病和银屑病关节炎的危险因素，现已发现与其他具有自身免疫特点的风湿性疾病有共同的联系，例如硬皮病、克罗恩病和 BS。

随着 GWAS 的使用，BS 相关基因多态性的知识得到了拓展。然而，BS 的发病机制在本质上仍然是复杂和多基因的。关于基因组关联在不同患者群体和种族之间变化的报道相互矛盾，这突出了进一步阐明这些关系的必要性。此外，某些特定的基因多态性似乎对 BS 患者的临床预后有一定的意义。

2．免疫因素　免疫系统的激活和促炎细胞因子的表达增强在 BS 的发病机制中起着关键作用。与 BS 有关的主要淋巴细胞是 T 淋巴细胞，其中 γδ T 细胞、细胞毒性 T 细胞、Th1 细胞、调节性 T 细胞和 Th17 细胞亚群是主要参与者。在黏膜免疫中，γδ T 细胞充当第一道防线。最初，γδ T 细胞被认为是参与 BS 免疫机制的主要 T 淋巴细胞，因为已经观察到 γδ T 细胞的活化增加，以及 γδ T 细胞在炎症部位的积聚。然而，NK T 细胞、Th1 淋巴细胞和最近的 Th17 淋巴细胞的活化增加也与此有关。人们发现，在 BS 患者的外周血中，以及在口腔溃疡、生殖器溃疡和胃肠损伤中，活化的 NK 细胞的数量增加，并且 Th1 细胞因子（IL-1、IL-6、IL-8、IL-12、TNF-α、IFN-γ）的产生也增加。目前的数据已经表明，Th17 细胞的活化和 IL-17 的产生与 BS 疾病的活动度有关。研究发现，BS 患者的血清 IL-17、IL-23 和 IFN-γ 水平升高。有活动性葡萄膜炎、口腔溃疡、生殖器溃疡和关节症状的患者血清 IL-17 水平较高。

内皮因素也在 BS 的发病中起作用。BS 患者的血清中前列环素水平降低，以及 BS 患者的血清、滑液和房水中氧化亚氮浓度升高均表明内皮功能障碍。内皮细胞维持血管腔的完整性，是 BS 的主要靶标之一，它们的激活导致血管炎症和血栓形成。

其他被认为在 BS 中起作用的免疫因素包括热激蛋白，以及中性粒细胞和巨噬细胞活性的改变。热激蛋白可能触发 BS 患者的固有免疫和适应性免疫反应。热激蛋白将被识别为内源性抗原的抗原肽转移到抗原提呈细胞，从而导致固有免疫反应的激活和 Th1 的刺激。热激蛋白可通过 T 细胞增加血管内皮生长因子的表达，参与内皮细胞损伤和血管炎的发生。

BS 患者的中性粒细胞显示出多种功能的增强，包括吞噬、产生超氧化物、趋化和产生溶酶体酶等功能增强。APC 刺激异常的中性粒细胞活化，从而刺激 Th1 反应，而 Th 17 细胞有助于上调中性粒细胞炎症反应。促炎细胞因子，如 IFN-γ、TNF-α 和 IL-8 浓度升高有助于 BS 中性粒细胞形成触发状态。中性粒细胞活性增加会导致组织损伤，表现为中性粒细胞性血管反应，见于口疮、脓疱性皮肤病变和结节性红斑样病变等损伤。因此，可以在 BS 皮肤病变及静脉和动脉病变组织中发现中性粒细胞浸润。BS 患者调节性 T 细胞的下调抑制了抗原特异性 T 细胞反应，可能有助于免疫耐受。

3．感染因素　环境暴露有助于 BS 的发展。尽管没有持续分离出特定的生物体，细菌和病毒感染仍被认为是可能的 BS 环境触发因素，包括溶血性链球菌和 1 型单纯疱疹病毒等。BS 患者口腔菌群中血链球菌浓度较高，扁桃体炎和龋齿等感染的发生率较高，抗生素对皮肤黏膜和关节炎症状有效，这些观察提示链球菌感染与 BS 的发病有关。其他细菌包括大肠埃希菌、金黄色葡萄球菌、发酵支原体和幽门螺杆菌也被认为通过活化淋巴细胞而成为可能的触发因素。

有研究应用聚合酶链反应（polymerase chain reaction，PCR）技术发现，与健康对照组相比，BS 患者的唾液、肠道溃疡处和生殖器溃疡处存在 HSV-Ⅰ 的表达。此外，给小鼠预防接种 HSV 能够建立 BS 样小鼠模型，并且能够在皮肤和胃肠道病变中检测到 HSV-DNA 序列。目前还不清楚感染因子作为特异性致病因素的具体作用，但一些假说认为感染可能触发异常的免疫活化和功能。

三、病理

口腔溃疡和生殖器溃疡的组织病理学显示与复杂的口疮相同的结果，其特点是溃疡和肉芽组织底层有由淋巴细胞、组织细胞、中性粒细胞组成的混合炎症浸润，偶尔有血管内血栓。在直接免疫荧光试验中，可以看到 IgM、IgG、C3 和纤维蛋白的沉积，与免疫复合物性血管炎一致。

单纯疱疹病毒、抗酸细菌染色和真菌染色应为阴性。

BS 丘疹性脓疱病变表现为中性粒细胞、淋巴细胞和组织细胞的弥漫性皮肤浸润，可伴有皮肤小血管炎的表现。小血管炎以中性粒细胞浸润、核碎裂和真皮毛细血管壁周围红细胞外渗为特征，伴有或不伴有纤维素样坏死。几乎在所有早期损伤和皮肤过敏反应中都可以看到明显的中性粒细胞浸润。表皮溃疡或脓疱的形成是可变的，取决于皮肤损伤的阶段。

在滑膜活检标本中存在中性粒细胞反应，偶有浆细胞和淋巴细胞出现。滑液中的白细胞计数范围为 300 ~ 36200/mm^3，以中性粒细胞为主，葡萄糖水平正常。

四、临床表现

1. 皮肤黏膜表现　BS 最初被认为是一种主要的皮肤疾病，有典型的三联征，包括复发性口腔溃疡（图 10-26）、生殖器溃疡和葡萄膜炎。复发性口腔溃疡通常是 BS 的初始特征，被认为是 BS 的主要标准，常见于唇部、口腔黏膜、舌部和软腭，并成簇形成 3 ~ 10 个或更多的损害，而单独损害相对少见。复发性口腔溃疡以红斑性丘疹、水疱或脓疱开始，迅速发展为边缘卷曲的浅溃疡和周围红斑的灰色至黄色假膜坏死基底。它们可以自愈，几周内不会留下明显的瘢痕，但疼痛明显，经常影响饮食、说话和口腔卫生。虽然它们看起来与普通口腔溃疡相似，但复发性口腔溃疡必须在 12 个月内复发 3 次以上才能符合 BS 的诊断标准。BS 的生殖器溃疡在外观上与口腔病变相似，但可能更深，更容易形成瘢痕。男性倾向于发生在阴囊和阴茎，女性倾向于发生在外阴或阴道黏膜，与严重的疼痛、性交困难、狭窄和瘘管有关。

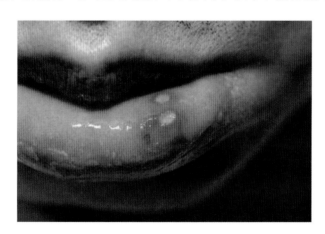

图 10-26　贝赫切特综合征的复发性口腔溃疡

必须通过病毒培养或 PCR 排除 HSV 感染后，生殖器溃疡才能被认为是 BS 的次要诊断标准。多达 6% 的 BS 患者的父母也可观察到生殖器溃疡。它们最常出现在臀部和肛门生殖器区域，但也可发生在大腿、躯干、腋窝和乳房。这些损伤是痛苦的，通常愈合后会留下瘢痕。

BS 的其他皮肤表现包括皮肤过敏性病变、结节性红斑样病变、急性发热性中性粒细胞皮肤病（Sweet 综合征样病变）、坏疽性脓皮病样病变、丘疹脓疱性病变、浅表血栓性静脉炎。皮肤过敏反应是指皮肤外伤后的超敏反应常于创伤发生的 24 ~ 48 小时在创伤部位内出现丘疹或脓疱，周围有红斑。针刺试验是用 20 ~ 25 号针在前臂上斜行刺入皮肤 5 mm，随后在 24 和 48 小时评估反应（丘疹大小为 > 2 mm）。在 BS 患者中，针刺试验的灵敏性约为 60%，特异性为 87%。针刺试验在 BS 国际标准的评分系统中是可选标准。

丘疹性脓疱病是 BS 常见的皮肤病变，见于 30% ~ 96% 的患者，通常位于躯干，男性更常见。它们似乎更常见于伴有关节炎症状的患者。15% ~ 78% 的患者可出现结节性红斑，尤其是年轻的 BS 患者，更常见于女性。它们通常发生在腿前部，但也可能发生在大腿、臀部、手臂、头部和颈部。BS 较少见的皮肤症状有其他的中性粒细胞性皮肤病，包括急性发热性中性粒细胞皮肤病（Sweet 综合征样病变）、坏疽性脓皮病样病变、冻疮样病变、多形性红斑和雷诺现象。

2．眼科表现　40% ～ 60% 的 BS 患者有眼部受累，男性和年轻患者受累频率更高。眼部症状最常出现在发病的前几年，但通常不是首发症状。眼部受累可表现为前和（或）后葡萄膜炎或双侧全葡萄膜炎，较少表现为虹膜睫状体炎、角膜炎、巩膜外层炎（表层巩膜炎）、玻璃体炎、视网膜静脉阻塞和视神经炎。眼部受累是 BS 的一个重要并发症，反复发作可导致白内障和青光眼，并可导致失明。密切的眼科评估和随访对于 BS 患者的管理至关重要。

3．血管表现　多达 40% 的 BS 患者可以出现浅表血栓性静脉炎和深静脉血栓形成。浅表血栓性静脉炎最常见于胫骨中部，其特征为皮下有压痛的红斑性结节。血栓性静脉炎可与结节性红斑相混淆，但可通过超声进行鉴别。BS 血管受累多见于男性和年轻患者。动脉受累较少见，但肺动脉瘤是一种潜在的并发症，死亡率高。

4．关节表现　BS 最常见的肌肉骨骼表现是关节炎和关节痛，见于 60% 的患者。典型的关节炎是非侵蚀性的、炎性的、对称的或非对称的少关节炎或单关节炎，多关节炎少见。最常受累关节是膝关节、肘关节、腕关节和手部关节。关节炎通常不会导致关节畸形，但极少数情况下慢性多关节炎会类似于类风湿关节炎。出现丘疹性脓疱性皮肤损害时，关节受累的发生率增加。

5．其他系统表现　中枢神经系统受累见于 5% ～ 10% 的 BS 患者，比周围神经系统受累更常见。最常见的表现包括神经贝赫切特综合征（也称为神经白塞病）、静脉窦血栓形成、颅内压升高、孤立性行为症状和孤立性头痛。在这些患者中，脑实质或脑干受累与较差的预后相关。

BS 的胃肠道受累特征是黏膜炎症和溃疡，类似口腔、生殖器溃疡。它们最常发生在回盲部、结肠和食管。大的溃疡可导致胃肠道黏膜穿孔。胃肠道受累症状主要表现为吞咽困难、腹痛、腹泻和黑便等。肝静脉血栓形成是潜在 BS 严重并发症，可导致肝静脉流出道梗阻和巴德 -基亚里综合征（布加综合征）。

心脏受累在 BS 患者中并不常见，仅有少数心肌梗死、心包炎、心内膜炎、瓣膜病变和冠状动脉血管炎的报告。

五、诊断

BS 是一种排除性诊断疾病。BS 的复发性口腔溃疡和生殖器溃疡可以进行广泛的鉴别，但如果排除了其他原因的复杂性溃疡，则应考虑 BS 的诊断。复杂性口腔溃疡可分为原发性和继发性。继发性复杂性口腔溃疡与某些维生素缺乏、炎症性肠病、急性发热性中性粒细胞皮肤病（Sweet 综合征）、PFAPA 综合征（周期性发热、阿弗他口炎、咽炎和宫颈腺炎），以及药物或食物接触有关。其他类似 BS 溃疡病变包括 HSV 感染、反应性关节炎、梅毒、免疫大疱性疾病和MAGIC 综合征（伴有软骨发炎的口腔和生殖器溃疡）。虽然诊断标准没有要求，但 BS 的检查应包括必要的血清学和影像学检查，以排除其他疾病。

目前不存在疾病的特异性实验室检查，因此 BS 的诊断依赖于临床诊断标准。目前常用的临床诊断标准是 2006 年修订的贝赫切特综合征国际诊断标准（international criteria for Behcet disease，ICBD）（表 10-13）。1990 年，BS 的国际研究组创建了 ICBD。2006 年，人们对 ICBD进行了修订，将血管受累包括在内。在排除其他临床疾病的前提下，最新版的 ICBD 需要 1 项主要标准和 2 项次要标准。主要标准是在 12 个月内口腔溃疡复发 ≥ 3 次，次要标准包括复发性生殖器溃疡、眼部病变、皮肤病变和针刺试验阳性。ICBD 包括一个评分系统，对复发性口腔溃疡、生殖器溃疡和眼部病变给予 2 分，其他皮肤病变、神经系统症状和血管表现各给予 1 分。总分≥ 4 分或更高支持 BS 的诊断。该评分系统的敏感性为 94%，特异性为 92%。尽管针刺试验不是必要条件，但如果做了且结果是阳性，则可以额外加 1 分。

表 10-13　贝赫切特综合征（白塞病）的诊断标准

贝赫切特综合征（白塞病）的国际学习小组诊断标准	贝赫切特综合征（白塞病）的国际诊断标准
存在 1 项主要标准和 2 项次要标准，不能用其他情况解释，即可诊断为 BS	总分≥ 4 分即可诊断为 BS
主要标准	以下每个积 2 分
复发性口腔溃疡（12 个月内发生≥ 3 次）	口腔阿弗他溃疡
	生殖器阿弗他溃疡
	眼部病变
次要标准	以下每个积 1 分
复发性生殖器溃疡（阿弗他或结痂性溃疡）	皮肤病变
眼部病变（前葡萄膜炎、后葡萄膜炎或视网膜血管炎）	神经系统表现
皮肤病变（结节性红斑、假性毛囊炎、青春期后的痤疮样结节）	血管病变
	针刺试验阳性
针刺试验阳性	

除了 ICBD 标准外，还推荐应用 O'Duffy-Goldstein 标准排除炎症性肠病和肠病性关节炎患者。O'Duffy-Goldstein 标准要求复发性口腔溃疡的存在加上以下至少 2 种：生殖器溃疡、滑膜炎、后葡萄膜炎、皮肤脓疱性血管炎和脑膜脑炎。只有 2 种表现且其中一个是复发性口腔溃疡，被认为是不完全的 BS。

六、治疗

BS 的治疗需要多学科协作。BS 的治疗策略取决于受累器官系统、病变严重程度、复发频率、病程、发病年龄和性别。由于 BS 是慢性病程，治疗的目的是减少或预防复发，防止不可逆的器官损害，提高生活质量。目前缺乏大型随机对照临床试验来指导 BS 的治疗，免疫调节剂和免疫抑制剂是治疗的主要药物，

1. 皮肤黏膜病变　对于有局部或轻度皮肤黏膜疾病的治疗，最常用的是局部使用糖皮质激素和免疫调节剂。局部糖皮质激素治疗能有效减少口腔和生殖器溃疡的疼痛和持续时间。吡美莫司是一种局部钙调磷酸酶抑制剂，可以单独应用或与口服秋水仙碱联合用于治疗生殖器溃疡。在一项研究中，抗炎洗液如盐酸苄达明和外用前列腺素 E2 凝胶（0.3 mg）每天 2 次有助于减轻疼痛，外用前列腺素 E2 有助于防止口腔溃疡的形成。氯己定凝胶、三氯生漱口水、四环素漱口水和米诺环素漱口水有助于减轻口腔溃疡的疼痛。局部使用硫糖铝能有效地形成保护性屏障，减轻疼痛，并有可能缩短病程。局部麻醉剂，如 2%～ 5% 利多卡因、1.5% 甲哌卡因、0.5%～ 1% 丁卡因凝胶和硝酸银也可用于减轻疼痛。

口服秋水仙碱，每日剂量为 0.6～ 2.4 mg，可减少口腔和生殖器溃疡的大小和发生频率。氨苯砜（50～ 150 mg/d）是口腔和生殖器溃疡的替代治疗方法，可以单独使用，也可以与秋水仙碱联合使用。口服磷酸二酯酶 -4 抑制剂预混剂阿普斯特（每日 2 次、每次 30 mg），对有活动性黏膜皮肤受累且无主要器官受累的 BS 患者有一定疗效，已被美国食品和药物管理局批准用于治疗 BS，最常见副作用是胃肠道症状。

对于上述局部或保守治疗失败的严重黏膜皮肤病患者，可使用其他免疫抑制剂和（或）免疫调节剂进行治疗。全身糖皮质激素通常用于急性发作以抑制炎症，但糖皮质激素在预防复发方面效果欠佳，因此，通常与免疫抑制剂联合使用，例如硫唑嘌呤（2.5 mg/kg·d）、环孢素（3～ 5 mg/kg·d）、沙利度胺（100 mg/d）或甲氨蝶呤。其他可以使用的药物包括己酮可可碱（400 mg、每天 3 次）和低剂量异维 A 酸（20 mg/d）

随着对 BS 免疫机制认识的不断深入，生物疗法已越来越多地用于治疗严重或顽固性皮肤黏膜疾病。临床研究显示，抗肿瘤坏死因子 -α 制剂、抗白介素 -1 药物、白介素 -17 拮抗剂等生物制剂对于 BS 不同类型的皮肤黏膜病变可能有一定的效果，对于传统治疗无效的严重皮肤黏膜受累患者可以酌情试用。

2. 全身性病变　全身性疾病患者需要免疫抑制治疗。全身糖皮质激素通常作为一线治疗，通常与其他免疫抑制剂如硫唑嘌呤、干扰素 -α、环孢素、环磷酰胺或苯丁酸氮芥联合使用。

对于 BS 的眼部表现，硫唑嘌呤被认为是一线免疫抑制剂。此外，最近的临床研究证据支持使用抗肿瘤坏死因子 -α 制剂（英夫利昔单抗或阿达木单抗）作为眼科疾病患者的一线或二线治疗方法，与激素联合使用。

血管受累的患者病死率高，需要积极治疗，免疫抑制剂是主要治疗药物。BS 的神经系统受累通常采用糖皮质激素和免疫抑制剂的联合治疗，如硫唑嘌呤、吗替麦考酚酯（霉酚酸酯）、甲氨蝶呤和环磷酰胺。当一线药物无效或耐受性差时，抗肿瘤坏死因子药物 -α 或干扰素 -α 可作为替代治疗。也有其他生物制剂治疗有效的报道，如白介素 -6 拮抗剂、白介素 -1 拮抗剂等。对于胃肠道受累者，抗肿瘤坏死因子药物似乎最有帮助，阿达木单抗显示出良好的效果。

七、预后

BS 临床表现呈复发、缓解交替的慢性过程。早期诊断可能很困难，并可能导致首先出现皮肤黏膜病变后的诊断延迟。发病和残疾的主要原因是眼部受累和神经系统受累。总体而言，随着更积极的治疗措施的使用，最近几十年 BS 的预后有所改善，死亡率因研究队列而异，土耳其报告的死亡率较高（高达 9.8%），与血管并发症或主要血管疾病导致的猝死（44%）和中枢神经系统受累（12%）有关。新的免疫调节剂和生物制剂已被尝试用于治疗 BS。这些药物的疗效证据不足，大多数研究受到患者人数少和人群发病率低的限制，需要更大规模的对照临床试验来指导临床治疗。

知 识 拓 展

BS 最初由土耳其皮肤科医生 Hulusi Behcet 于 1937 年描述，因此被命名为 "Behcet 综合征"，又由于该病在从日本、中国到中东、地中海地区发病率显著升高，故又被称为 "丝绸之路病"。其特征是三重症状，包括复发性口腔溃疡、生殖器溃疡和葡萄膜炎在内的综合征，后来对该病的研究扩大了对 BS 的理解。

整 合 思 考 题

（1～2 题共用题干）

男性，21 岁，复发性口腔溃疡 2 年，伴间断双下肢皮下痛性红斑 1 年，症状加重伴双眼疼痛、视物模糊 1 天。近 2 年反复出现疼痛性口腔溃疡，多发，每月均有发作，双下肢间断出现红斑，多发，痛性，双眼疼痛伴视物模糊 1 天。查体示：口唇、舌尖、牙龈可见 3 处溃疡，呈圆形，边缘红肿，双眼充血，眼科专科检查提示前房积脓，双下肢有散在红斑，局部皮温高，压痛阳性。

1. 患者最可能的诊断是

A．系统性红斑狼疮　　　　　　　　　　B．ANCA 相关性血管炎

C. 强直性脊柱炎　　　　　　　　　　D. 贝赫切特综合征（白塞病）

E. 干燥综合征

2. 对于该患者应首选治疗药物为

A. 秋水仙碱　　　　　B. 非甾体抗炎药　　　C. 糖皮质激素＋环孢素

D. 依那西普　　　　　E. 沙利度胺

答案：1. D；2. C

本题考查：(1) 贝赫切特综合征的临床特点（复发性口腔溃疡、皮疹、葡萄膜炎）。

(2) 贝赫切特综合征的诊断标准。

(3) 贝赫切特综合征常用的药物治疗。

参考文献

[1] Gary S Firestein，BDlph C Budd，Sherine E Gabriel，et al. KELLEY & FIRESTEIN'S Textbook of Rheumatology. 11th ed. Philadelphia：ELSEVIER，2020.

[2] International Team for the Revision of the International Criteria for Behçet's Disease(ITR-ICBD). The International Criteria for Behçet's Disease（ICBD）：a collaborative study of 27 countries on the sensitivity and specificity of the new criteria. J Eur Acad Dermatol Venereol，2014，28（3）：338-347.

[3] Alibaz-Öner F, Direskeneli H. Biologic treatments in Behcet's disease. Eur J Rheumatol，2021，9.

（邓晓莉）

第六节　ANCA 相关性血管炎

学习目标

● **基本目标**

1. 比较不同类型 ANCA 相关性血管炎的临床表现及实验室检查特点。

2. 比较不同类型 ANCA 相关性血管炎的器官受累异同。

3. 概括 ANCA 相关性血管炎的病理特点。

● **发展目标**

1. 概括 ANCA 相关性血管炎的发病机制。

2. 列举 ANCA 相关性血管炎的治疗选择。

抗中性粒细胞胞浆抗体相关血管炎会攻击多器官系统的中、小血管，尤其常见的是鼻窦、肺和肾受累。这类疾病包括肉芽肿性多血管炎（granulomatosis with polyangiitis，GPA）、显微镜下多血管炎（microscopic polyangiitis，MPA）和嗜酸细胞性肉芽肿性多血管炎（eosinophilic GPA，EGPA）。上述疾病影响小血管及中等血管，多与 ANCA 相关，具有共同的临床、病理特征。ANCA 的常见类型为针对抗中性粒细胞胞浆抗原 - 蛋白酶 3（proteinase 3，PR3）和髓过氧化物酶（myeloperoxidase，MPO）的抗体。ANCA 相关性血管炎（ANCA-associated vasculitis，AAV）的总体发病率为 10 ～ 20 例 /（百万人 × 年），男性略多于女性，男、女比例为 1.5：1。此类疾病在儿童期罕见，发病率随年龄的增加而增加，发病高峰为 65 ～ 74 岁人群。在欧洲人群中，GPA 是最常见的 AAV，发病率介于 4.9 ～ 10.5 例 /（百万人 × 年），MPA 的发病率为 0.5 ～ 11.6 例 /（百万人 × 年）。日本的研究显示，在日本人群中，MPA 更为多见（见于 83% 的 AAV 患者）；中国的研究也显示 MPA 患者多于 GPA 患者（3：1）。EGPA 是发病率最低的 AAV，欧洲人群中 EGPA 的发病率为 0.5 ～ 6.8 例 /（百万人 × 年）。

二维码10-6 3种AAV
的临床特点比较

一、病因

ANCA 相关性血管炎的病因目前尚不完全清楚，一般认为是遗传因素和环境因素共同作用的结果。

（一）遗传因素

AAV 是复杂遗传性疾病，而不是单基因变异所致的疾病。多个基因变异影响疾病风险，每项变异均有潜在轻微作用。

瑞典的一项全国性注册研究显示，GPA 患者的一级亲属患 GPA 的相对风险为 1.56（95% 置信区间为 0.35 ～ 6.9）。GPA 家族发病风险与类风湿关节炎相当。GPA 患者的一级亲属患血清阳性类风湿关节炎的风险增加（相对风险为 1.54，95% 置信区间为 1.09 ～ 2.19）。一项独立队列研究显示，一个类风湿关节炎易感基因的遗传风险积分与 GPA 的患病风险相关。以上均提示 GPA 与类风湿关节炎有共同的遗传危险因素。

GPA 与 *HLA-DPB1*、*CTLA4*、*PTPN22*、*SERPINA1* 相关。一项 GPA 与 MPA 的全基因组关联分析显示，联合队列中最显著相关的基因是 *HLA-DP*、*COL11A2*、*SERPINA1*，其中 *HLA-DP* 与抗 PR3 抗体阳性个体的相关性最强，*SERPINA1* 与抗 PR3 抗体阳性的个体相关，而与抗 MPO 抗体阳性的个体无关。以上研究提示遗传变异对自身抗体特异性的影响强于对疾病表型的影响。候选基因研究提示，*HLA-DRB1*04：01* 和 *IL-10.2* 的扩展单倍型是 EGPA 的遗传易感性位点。

（二）环境因素

环境暴露、感染和药物作用可能是 AAV 发病的触发因素。在环境和职业暴露因素中，观察到最一致的结果是其与结晶型二氧化硅相关，绝大多数研究显示其比值比为 2.5 ～ 5。某些研究发现，感染对 GPA 发病的影响呈周期性模式，然而唯一明确具有相关性的是金黄色葡萄球菌，鼻腔携带金黄色葡萄球菌与 GPA 的复发相关。最常报道引起 AAV 的药物包括肼屈嗪、米诺环素、丙硫氧嘧啶和掺入左旋咪唑的可卡因。白三烯拮抗剂及奥马珠单抗可能与 EGPA 的发病相关。上述药物与 AAV 发病的具体关系尚不是十分明确。

二、发病机制

ANCA 在 AAV 的发病机制中起到重要作用。根据乙醇固定的中性粒细胞免疫荧光类型的不同，ANCA 可分为胞浆型、核周型，以及不典型 ANCA。根据血清型的不同 ANCA 又可分为 PR3-ANCA 及 MPO-ANCA。总体来讲，PR3-ANCA 与 GPA 相关，而 MPO-ANCA 更常见于MPA，然而近期的研究也提示存在 MPO-ANCA 阳性的 GPA，以及 PR3-ANCA 阳性的 MPA，须引起重视。与临床表型相比，ANCA 的血清型可以更好地区分遗传背景、治疗反应、复发风险、预后情况及并发症。

中性粒细胞细胞外诱捕网（neutrophil extracellular traps，NETs）由 ANCA 刺激的中性粒细胞释放，内含 PR3 或 MPO 抗原。NETs 沉积于受累器官并造成器官损害，NETs 成分可激活树突状细胞，诱导自身免疫反应，从而导致 ANCA 的产生。

中性粒细胞是 AAV 发病机制中最重要的效应细胞。在某些因素的作用下，中性粒细胞进入"启动"状态，细胞膜表面靶抗原（如 MPO 或 PR3）暴露。导致启动的一系列触发因素包括治疗相关反应、感染、补体旁路途径激活。感知到感染等触发因素后，树突状细胞释放 TGF-β 和 IL-6，诱导未成熟 T 细胞分化为辅助性 T 细胞 17（T helper 17，Th17）。Th17 分泌 IL-17 刺激巨噬细胞产生 TNF-α 及 IL-1β。补体旁路途径激活可产生 C5a，与中性粒细胞受体结合可促使中性粒细胞活化。

用 B 细胞活化因子和 IL-21 处理 GPA 患者外周血单个核细胞（peripheral blood mononuclear cells，PBMCs）可导致 ANCA 的产生增加，且含 CpG 基序的寡聚脱氧核苷酸可进一步增加 ANCA 的产生。以上提示 B 细胞及 T 细胞的活化与 ANCA 的产生相关。自身抗原的暴露可引起中性粒细胞活化并黏附于内皮细胞。中性粒细胞的异常活化可进一步导致细胞因子、活性氧自由基及溶解酶的释放，并造成血管内皮细胞损伤。受体相互作用蛋白激酶 1/3（receptor-interacting protein kinase 1/3，RIPK1/3）、混合谱系激酶样结构域（mixed-lineage kinase-like domain，MLKL）依赖的程序性凋亡可诱导 NETs 释放，并促进补体旁路途径激活。此外，暴露于 NETs 的成分，如组蛋白、基质金属蛋白酶，与血管内皮细胞的损伤相关。PR3 在体外实验中可强化血管损伤。NETs 的成分包括 PR3、MPO，以及循环中某些酶的缓慢升高使其被树突状细胞、T 细胞及浆细胞识别为新抗原。淋巴细胞持续产生 PR3-ANCA、MPO-ANCA 导致中性粒细胞活化、炎症激活，以及血管炎的恶性循环。综上所述，中性粒细胞、ANCA 的产生，浆细胞、T 细胞的免疫耐受被破坏，NETs 的过度产生及持续存在共同构成了 PR3-ANCA 和 MPO-ANCA 血管炎的发病机制（图 10-27）。

三、病理

不同类型 AAV 的病理特点各不相同。纤维素样坏死、小血管炎症、部分患者伴有血栓形成是所有 AAV 急性损伤的典型表现。GPA 同时伴有肉芽肿形成，EGPA 有明显嗜酸性粒细胞浸润，而 MPA 不具有其他特征性表现。慢性损伤的典型表现是缺乏弹性内膜的透壁性瘢痕形成。可以出现大血管受累，病理上表现为白细胞浸润、纤维素样坏死，类似于结节性多动脉炎的表现。在小血管炎存在的情况下出现大血管受累不能判定为是和其他类型血管炎重叠。

二维码10-7 AAV的病理表现

在肾方面，AAV 的典型病理表现是肾小球毛细血管节段样坏死，仅有少量或没有免疫复合物及补体沉积，称为寡免疫复合物局灶坏死性肾小球肾炎。同一标本中不同肾小球具有不同的病变，提示血管损伤的进程非同步。急性肾小球损伤的典型表现是节段性坏死伴有尿路纤维蛋白及红细胞渗出，继而出现肾小球上皮细胞增生，形成细胞性新月体。肾小球及球周炎症导致肾小囊鲍曼囊破坏，在数日至数月的病程中，上述炎症过程最终导致肾小球节段性或弥漫性硬化。

上呼吸道及下呼吸道肉芽肿性炎是 GPA 最经典的病理表现。小的肉芽肿系由上皮细胞松散聚集形成。肉芽肿性炎中心常为坏死组织，含有粒细胞核碎裂，周围围绕栅栏状上皮细胞，在 EGPA 中含有大量嗜酸性粒细胞。肉芽肿性炎和坏死区域常交织在一起，在低倍镜下呈"地图样"改变。肺及上呼吸道活检标本、支气管肺泡灌洗细胞学标本及鼻拭子标本中能看到多核巨细胞是 GPA、EGPA 的特征性表现。

四、临床表现

不同类型的 AAV 具有一些共同的非特异性临床表现，如体重下降、精神不振、乏力、关节痛、肌痛。AAV 常被误诊为感染、肿瘤、抑郁、骨关节炎等各类疾病。某些疾病，如感染性

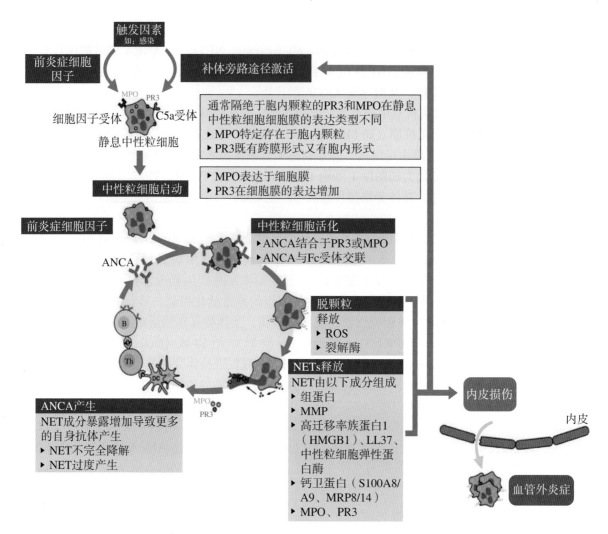

图 10-27 AAV 的发病机制

心内膜炎，不但可以有与 AAV 类似的临床表现，而且可以出现间接免疫荧光试验 ANCA 阳性。所有类型的 AAV 均可出现各器官小血管损害的临床表现。但 GPA、EGPA、MPA 中各器官损害的概率不尽相同（图 10-28）。

（一）GPA

上呼吸道症状是 GPA 最常见的初始症状，进而进展到系统性血管炎，尤其是肾小球肾炎或肺泡出血。全身症状和上 / 下呼吸道症状可与系统性血管炎同时发生，或者先于系统性血管炎数周、数月甚至数年发生。

患者常见鼻出血和黏液性脓性鼻涕，进而出现疼痛、呼吸不畅，出现中耳或咽鼓管炎症，导致耳充血、传导性听力丧失。GPA 的上呼吸道炎症具有潜在破坏性，但其进展速度不一，也并非全部为不可逆损伤。鼻中隔穿孔可进展为鼻中隔塌陷，出现特征性"鞍鼻"畸形。鼻窦、硬腭和眼眶也可发生骨侵蚀。声门下受累可造成梗阻，危及生命。鼻和鼻窦受累情况见图 10-29。

GPA 导致的眼和眼眶受累表现突出，结膜炎和巩膜外层炎是最常见受累类型，巩膜炎不积极治疗可威胁视力。眼眶炎性假瘤相对常见，致盲风险高达 50%。视网膜血管炎、葡萄膜炎、动眼神经麻痹和视神经病变亦有报道。

肺受累有几种不同形式。肺部结节为坏死性，常形成空洞，常发生于系统性血管炎之前或无系统性血管炎时，为局限性 GPA 的常见特点（图 10-30）。结节样病灶常无症状或仅造成咳

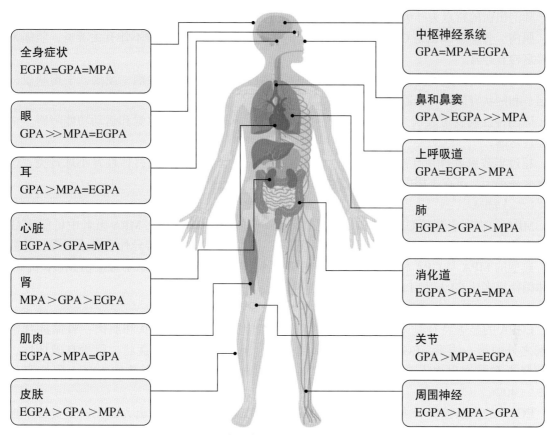

图 10-28　各器官不同类型 AAV 的损害概率

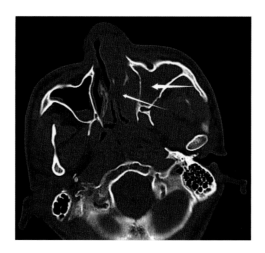

图 10-29　GPA 导致的鼻和鼻窦受累

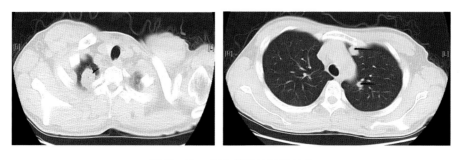

图 10-30　GPA 导致的肺部结节

嗽。肺泡出血的特点为呼吸困难和咯血，症状轻重不一。绝大多数病损可无瘢痕愈合。

肌肉、骨骼疼痛也是 GPA 的常见表现，但缺乏特异性。关节痛常不伴有关节炎，肌痛常无实验室检查异常。

GPA 的皮肤受累包括各种皮肤小血管炎，紫癜、丘疹、小疱/大疱、溃疡、手指缺血、皮肤结节和网状青斑均有报道。

周围神经病变可表现为感觉性多神经病或多发性单神经病合并感觉和运动功能障碍。常见神经性疼痛。

超过半数患者合并有肾小球肾炎，表现为寡免疫复合物坏死性新月体性肾小球肾炎，进展速度变异很大，可在 1 周内、数月或数年出现肾功能显著恶化。

（二）MPA

MPA 的临床表现较 GPA 和 EGPA 更具有变异性。肾小球肾炎在 MPA 患者中可能比 GPA 患者更为常见。MPA 诊断之前症状持续时间更长，初始症状常为非特异性全身或肌肉、骨骼不适。典型的 MPA 与 GPA 相比常表现为更晚期的肾衰竭。起病时，组织学肾损伤 MPA/抗 MPO 抗体阳性患者比 GPA/抗 PR3 抗体阳性患者更严重。

（三）EGPA

EGPA 的显著特征是哮喘和外周血嗜酸性粒细胞增多，全身症状和肌肉、骨骼症状常是哮喘之外的第一线索。EGPA 常见上呼吸道受累，但本质为过敏性症状，很少有破坏性。肾小球肾炎和肺泡出血不常见，与 MPO-ANCA 阳性相关。EGPA 患者总的 ANCA 阳性率仅有 35% ～ 40%。

EGPA 的皮肤损害较为常见。EGPA 的神经病变较 GPA 和 MPA 更为常见，多发性单神经病可用于鉴别 EGPA 及高嗜酸性粒细胞综合征。EGPA 的心脏受累风险高于 GPA 和 MPA，15% 的患者有足以引起心肌病的严重嗜酸性粒细胞性心肌炎。

五、实验室检查

ANCA 是对 AAV 诊断和分型的特异性血清标志物。间接免疫荧光试验是常用的初筛试验，高质量免疫分析是更为常用的方法。c-ANCA 的靶抗原是 PR3，p-ANCA 的靶抗原是 MPO。p-ANCA 免疫荧光试验对 AAV 的特异性低，而抗 MPO 抗体对 AAV 的特异性高。抗 PR3 抗体及抗 MPO 抗体对 AAV 足够特异，对于很可能是 AAV 的病例具有诊断价值。

然而抗 PR3 抗体或抗 MPO 抗体阳性也可见于其他情况，如感染性心内膜炎、系统性红斑狼疮和使用掺入左旋咪唑的可卡因患者。

ANCA 由阴转阳或滴度升高与疾病复发相关，但是仅依据 ANCA 而重新启动治疗或强化治疗并不推荐。急性时相反应物 C 反应蛋白和红细胞沉降率缺乏特异性，在判断疾病活动度方面作用有限。其他分子标志物，如尿液可溶性 CD163，在判断疾病活动方面的作用值得进一步研究。

六、诊断

（一）分类标准

ACR 于 1990 年提出了 GPA 和 EGPA 的分类标准，当时并未提出 MPA 的分类标准。实际上，上述标准的提出是为了方便进行临床研究，而非临床应用。

通过比较 85 例 GPA 患者和 722 名其他血管炎患者，提出了 GPA 的分类标准，筛选出 4 条标准。

1. 尿沉渣异常（红细胞管型＞红细胞/高倍视野）。
2. X 线片异常发现（如有结节、空洞或固定浸润）。
3. 有口腔溃疡或流涕症状。

4．活体标本检查发现肉芽肿性炎症。

4 条标准中存在 2 条或 2 条以上可诊断，灵敏性为 88.2%，特异性为 92.0%。

EGPA 的分类标准是通过比较 20 例 EGPA 和 787 例其他血管炎而提出的，筛选出 6 条标准。

1．有哮喘。

2．血白细胞计数分类嗜酸性粒细胞＞ 10%。

3．有单神经病（包括多发性）或多神经病变。

4．X 线片上有非固定性肺浸润。

5．鼻窦异常。

6．包含有血管的活检标本可见血管外嗜酸细胞。

6 条标准中存在 4 条或 4 条以上可诊断，灵敏性为 85%，特异性为 99.7%。

2012 年，国际 Chapel Hill 共识会议（CHCC）提出了 AAV 的名称及定义（表 10-14）。

表 10-14 AAV 的名称及定义

名称	定义
ANCA 相关性血管炎	主要影响小血管（如毛细血管、微静脉、微动脉和小动脉），无免疫沉积物或寡免疫沉积物的坏死性血管炎，与 MPO-ANCA 或 PR 3-ANCA 相关，并非所有患者均有 ANCA，须加一个前缀提示 ANCA 的反应性（如 MPO-ANCA、PR 3-ANCA、ANCA 阴性）
肉芽肿性多血管炎	通常累及上、下呼吸道的坏死性肉芽肿性炎症，以及主要影响中、小血管（如毛细血管、微静脉、微动脉、动脉和静脉）的坏死性血管炎。常见坏死性肾小球肾炎
显微镜下多血管炎	主要影响小血管（如毛细血管、微静脉和微动脉）的寡或无免疫沉积物的坏死性血管炎。可有累及中、小血管的坏死性动脉炎。坏死性肾小球肾炎很常见。常发生肺毛细血管炎。缺乏肉芽肿性炎症
嗜酸细胞性肉芽肿性多血管炎	常累及呼吸道的富含嗜酸性粒细胞的坏死性肉芽肿性炎症，以及主要累及中、小血管的坏死性血管炎。存在肾小球肾炎时 ANCA 更常见

（二）活动度评估

活动度的评估工具包括伯明翰血管炎活动度评分（Birmingham vasculitis activity score，BVAS）和五因素评分（five factor score，FFS）。BVAS0 分提示疾病缓解，≥ 1 分提示疾病活动或复发。

七、治疗

AAV 的治疗分为诱导缓解、维持缓解及长期随访（图 10-31）。

（一）诱导缓解

诱导缓解的目标是在 3 个月内达到缓解。缓解延迟、早期复发及难治均是预后不良的因素。当可以诊断为 AAV 或可能诊断为 AAV 时，进行用药安全性评估后即应尽快启动治疗。启动治疗不应当因为等待活体标本检查而延迟，尤其是在有严重肺、肾受累的情况下，几天的治疗不会对活体标本检查结果有太大的影响。

1．糖皮质激素 当可能诊断为 AAV 时即应启动口服糖皮质激素治疗。糖皮质激素起效迅速，在疾病严重的情况下起始剂量为醋酸泼尼松（强的松）1mg/kg·d。有研究认为，7 周内减量至 20 mg/d，19 周内减量至 5 mg/d 仍然有效，且安全性优于传统大剂量方案。疾病非严重情况下糖皮质激素剂量的选择尚缺乏共识，一般认为应尽量选择较低的起始剂量。重症患者的初始治疗应用甲泼尼龙（甲基强的松龙）行静脉冲击，总剂量 1 ～ 3 g 为常规做法，但其获益及风

二维码10.8 2016EULAR/ ERA-EDTA AAV指南

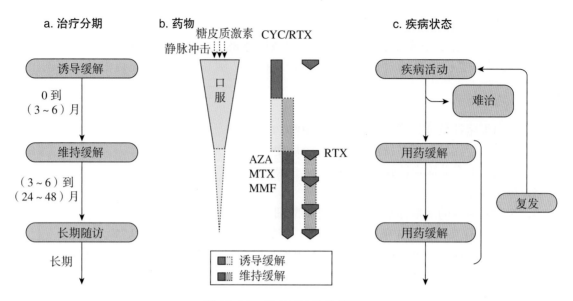

图 10-31　GPA/MPA 治疗策略

CYC：环磷酰胺；RTX：利妥昔单抗；AZA：硫唑嘌呤；MTX：甲氨蝶呤；MMF：吗替麦考酚酯

险尚未被充分评估。

2．免疫抑制剂　糖皮质激素联合环磷酰胺或利妥昔单抗是目前重症患者诱导缓解的标准方案。随着支持证据越来越多，利妥昔单抗越来越成为很多亚组患者，如儿童、有生育需求人群、PR3-ANCA 阳性及复发患者的优选方案。环磷酰胺可行静脉冲击治疗或每日口服，肾功能不全及高龄患者须适当下调剂量。诱导缓解一般 3 ~ 6 个月后改为维持缓解。静脉冲击治疗与口服相比可减少 50% 的环磷酰胺累积量而缓解率相当，但因累积量偏低后续复发的风险会有所增加。

有研究显示，利妥昔单抗在诱导缓解方面不劣于环磷酰胺，对于 PR3-ANCA 阳性及复发患者的疗效优于环磷酰胺。上述研究应用的利妥昔单抗剂量为 375 mg/m²/w、连用 4 周，1000 毫克 / 次、间隔 2 周给药、共应用 2 次也是常用的方案。

对于非重症病例，可选择甲氨蝶呤、吗替麦考酚酯进行诱导缓解，6 个月时诱导缓解率与环磷酰胺相当，但复发率有所增加。也有研究认为吗替麦考酚酯对于 MPO-ANCA 阳性的患者在 6 个月和 18 个月时的缓解率均与环磷酰胺相当。

3．其他治疗　小样本研究提示，对起病时肌酐＞ 500 μmol/L 的患者应用血浆置换可降低终末期肾病发生的风险。但大样本研究提示，GPA、MPA 合并肾炎、肺泡出血的患者不宜常规推荐应用血浆置换。对于少尿或呼吸衰竭的患者应用血浆置换是否可获益尚不明确。有研究认为，高剂量内种球蛋白对于常规治疗抵抗的患者有效。

（二）维持缓解

维持缓解的目标是减少复发，最大限度减少并发症及药物毒性，减少器官损害。多数 AAV 患者需要小剂量糖皮质激素（醋酸泼尼松≤ 10 mg/d）联合利妥昔单抗或口服免疫抑制剂维持缓解。硫唑嘌呤、甲氨蝶呤、吗替麦考酚酯均可用于 AAV 的维持缓解。越来越多的研究提示，利妥昔单抗用于维持缓解可减少疾病复发率，但维持缓解的应用剂量和频率各不相同，停用利妥昔单抗后疾病复发率增加。根据 CD19B 细胞计数或 ANCA 水平决定何时重复应用利妥昔单抗目前是有争议的。有研究显示，根据血清标志物重复应用利妥昔单抗虽然可以减少利妥昔单抗应用剂量但疾病复发风险增加。

GPA 的复发风险高于 MPA，PR3-ANCA 阳性的复发风险高于 MPO-ANCA 阳性，既往有过复发史、耳鼻喉受累均提示复发风险较高。诱导缓解后，ANCA 持续阳性或复阳、金黄色葡萄球菌感染、环磷酰胺累积量偏低均与复发风险高相关。患者擅自停药或不规律治疗会显著增加疾病复发风险。

八、预后

目前 AAV 的 5 年生存率为 70% ～ 80%，预后不良因素包括高龄、肾功能不全严重程度、合并肺泡出血、BVAS 病情活动度高。2009 FFS 中年龄大于 65 岁、肾功能不全、心脏受累、胃肠道受累与预后不良相关，而耳、鼻、喉受累为 AAV 的保护性因素。疾病复发风险增加的因素包括 GPA、PR3-ANCA 阳性、上或下呼吸道受累。

整合思考题

（1 ～ 2 题共用题干）

男性，28 岁，流脓涕，鼻塞，发热 2 周，既往体健，查体耳后可见脓肿形成，血常规未见异常，c-ANCA 1∶20，肺 CT 见双肺多发结节，部分可见空洞形成。

1．本患者最可能的诊断是

    A．肉芽肿性多血管炎   B．显微镜下多血管炎

    C．嗜酸细胞性肉芽肿性多血管炎   D．淋巴瘤   E．肺结核

2．以下对本患者最具有特异性的诊断是

    A．RF 阳性   B．ANA 阳性   C．CRP 阳性

    D．MPO-ANCA 阳性   E．PR3-ANCA 阳性

    答案：1．A；2．E

    本题考查：（1）GPA 的常见临床表现。

                  （2）GPA 的常见 ANCA 类型。

参考文献

[1] Gary S Firestein，Ralph C Budd，Sherine E Gabriel，et al. KELLEY & FIRESTEIN'S Textbook of Rheumatology. 10th ed. Philadelphia：ELSEVIER，2017.

[2] Andreas Kronbichler，Keum Hwa Lee，Sara Denicolò，et al. Immunopathogenesis of ANCA-Associated Vasculitis. Int. J. Mol. Sci，2020，21（7319）：7319.

[3] A Richard Kitching，Hans-Joachim Anders，Neil Basu，et al. ANCA-associated vasculitis. Nat Rev Dis Primers，2020，6（1）：71.

[4] Daigo Nakazawa，Sakiko Masuda，Utano Tomaru，et al. Pathogenesis and therapeutic interventions for ANCA-associated vasculitis. Nat Rev Rheumatol，2019，15（2）：91-101.

（张警丰）

第十一章
系统性硬化病

系统性硬化病（systemic sclerosis，SSc）又称硬皮病，是以细胞外基质过量引起的皮肤和内脏纤维化为临床特征的疾病，包含局限性（limited cutaneous systemic sclerosis，lcSSc）和弥漫性（diffuse cutaneous systemic sclerosis，dcSSc）两类。目前对 SSc 的病因和发病机制知之甚少。因此，这类疾病的治疗较困难，无法完全治愈。

不同研究报道的 SSc 发病率和患病率的差异很大，可能是因为研究采用的疾病分类标准不同，也可能是因为种族和地理差异。在全球范围内，SSc 的总体发病率为 8 ~ 56 例新发病例 /（百万人 × 年），患病率为 38 ~ 341 例 /（百万人 × 年）。

本病好发于女性。患者的疾病表现差异大，女性患者的病变往往更局限、发病年龄更早、周围血管病变突出。男性患者弥漫性实质性肺疾病更严重。非洲裔美国人通常发病更早，病变表型更严重，并且发生肺纤维化和硬皮病肾危象（scleroderma renal crisis，SRC）的风险增加。

一、病因

SSc 的病因目前还不清楚。SSc 的发病机制非常复杂，提示不可能是单一的基因或环境因素独立导致。遗传因素影响疾病的易感性和疾病表达的模式，某些环境因素可诱导表观遗传学异常，诱发 SSc 样疾病。

（一）遗传易感性

在美国印第安人群体中，存在抗拓扑异构酶 I 抗体与 HLA 单倍型 DQ7、DR2（*DRB1*16：02*）密切相关。HLA 与某些 SSc 的特异性自身抗体间也存在关联，如抗（核仁）纤维蛋白抗体、抗 RNA 聚合酶抗体、抗着丝粒抗体（anti-centromere antibody，ACA）、抗 PM-Scl 抗体和抗拓扑异构酶 I 抗体。

随着人类基因组计划的完成，以及高通量基因扫描和芯片技术的发展，*PTPN22*、*IRF8*、*TNFAIP3*（*A20*）、*IRF5* 等基因 SNPs 被证实参与 SSc 的发病。

（二）感染性因素

病毒等感染性因素可能诱导遗传易感宿主出现免疫异常，进而导致 SSc。与宿主蛋白有相似氨基酸序列的病毒引起的感染可能通过分子模拟诱导发病，例如某些反转录病毒与拓扑异构酶 I 的共同表位。潜伏性病毒感染也可能加速或促进易感人群的发病，例如，SSc 特异性自身抗体可以与 UL94 人晚期 CMV 蛋白相互作用。这些自身抗体能够诱导内皮细胞凋亡，也可以激活培养的人成纤维细胞。

（三）非感染性环境因素

最早发现的环境因素是矽尘。SSc 在石匠中的发病率较高，南非的金矿工人和美国的煤矿工人中也有类似现象。一篇纳入 16 项观察性研究的 meta 分析发现，职业性石英暴露与 SSc 的发病风险显著有关。

二、发病机制

SSc 的发病机制复杂，尚不完全清楚。炎症、自身免疫、血管病变和纤维化都参与了 SSc 发病。在早期，异常免疫反应与血管病变之间的相互作用可能更为重要，随后逐渐过渡为以成纤维细胞活化及细胞外基质的产生为主。病变导致血管损伤和血管周围炎症反应，固有免疫信号途径被激活，伴氧化应激、炎症、促纤维化细胞因子和趋化因子分泌、自身抗体产生、成纤维细胞的激活及肌纤维母细胞的聚集。循环中的间质祖细胞转运并积聚在损伤的组织中，转化为纤维化的成纤维细胞，促进基质聚集。组织缺氧、基质重塑及血管收缩进一步促进成纤维细胞的活化，从而损伤组织结构，并影响器官功能（图 11-1）。

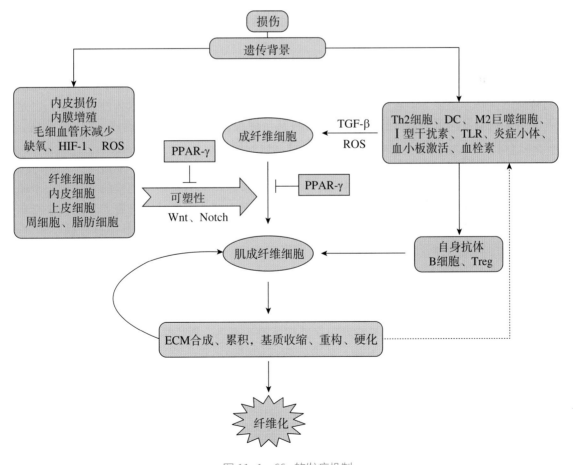

图 11-1　SSc 的发病机制

HIF：缺氧诱导因子，hypoxia inducible factor

三、病理

1. 一般特点　SSc 特征性的病理学表现为众多血管床中、小动脉和微动脉的非炎性增生性 / 闭塞性血管病,以皮肤、肺和心脏受累最为明显,出现脏器间质和血管纤维化。在 SSc 的早期阶段,多个脏器中有明显的炎症细胞浸润,长病程的 SSc 患者上述病变常缺乏炎症。在皮肤中,炎症细胞的浸润主要位于血管周围,主要由 CD4+T 淋巴细胞、树突状细胞及单核 - 吞噬细胞组成。

2. 血管病理　血管损伤和活化在 SSc 发病中出现较早,最具特征性的组织病理学发现是小动脉和中等大小动脉的内膜增殖,并可在受累和非受累皮肤中发现,提示血管病变广泛存在。常见的血管病变包括雷诺现象、皮肤毛细血管扩张、甲襞毛细血管改变、肺动脉高压、指末端凹陷、胃窦血管扩张(也称"西瓜胃")及硬皮病肾危象。

3. 组织纤维化　纤维化的特征是纤维胶原、纤连蛋白、弹性蛋白、蛋白聚糖、软骨寡聚基质蛋白和其他结构性细胞外基质分子的过度聚集。该病变导致组织结构的破坏,并最终导致正常结构完全丧失。最显著的受累部位包括肺、消化道、心脏、腱鞘、骨骼肌周围的束周组织。这些器官的组织病理学检查提示呈均一无细胞性结缔组织伴透明样厚胶原束聚集。

四、临床表现

SSc 一般为慢性病程,累及多个系统,特点为广泛的血管功能障碍,以及皮肤和内脏器官的进行性纤维化。

1. 皮肤的增厚和变硬　皮肤受累是 SSc 几乎全部患者的普遍特征,其特点是出现不同严重程度和范围的皮肤增厚和变硬。手指、手部和面部通常是最早受累的躯体部位。水肿性肿胀和红斑可能先于皮肤硬化出现。

2. 指 / 趾血管病变　雷诺现象见于大部分 SSc 患者,可比其他症状早数年出现,尤其是在 lcSSc 患者中。雷诺现象通常被认为是由手、足部指 / 趾动脉功能性改变导致的可逆性血管痉挛。但随时间的推移,很多 SSc 患者的小血管会发生进行性结构改变,并伴永久性血流受损。这类患者的雷诺现象发作可能会延长,持续 30 分钟甚至更长,可导致缺血性疼痛、指 / 趾溃疡、营养改变,在极端情况下还会出现难治性或进行性缺血和梗死。

3. 肌肉、骨骼表现　SSc 患者的肌肉、骨骼表现多样,包括关节炎、肌腱炎、肌腱摩擦音和关节挛缩。在 dcSSc 患者中,手部肿胀、关节痛、肌痛和乏力是最早的疾病表现。由于肌腱和其他关节周围结构的纤维化,患者可出现大、小关节疼痛,以及功能障碍和挛缩。手指挛缩很常见,但也可见累及腕关节、肘关节和踝关节的大关节挛缩。病变有时伴有可触及和(或)可听到的深部肌腱摩擦音。肌腱摩擦音主要发生在 dcSSc 患者中。最常见的受累部位是手指和手腕的伸肌腱和屈肌腱,以及肘部(三头肌)、膝部(髌骨)和踝部(胫骨前和后、腓骨和跟腱)的肌腱。

4. 胃肠道受累　近 90% 的 SSc 患者有胃肠道受累的表现,其中近半数可能没有症状。胃肠道的任何部分均可能受累。常见症状包括吞咽困难和窒息、胃灼热、声音嘶哑、吞咽后咳嗽、早饱、腹胀感、便秘和腹泻交替发作、阵发性假性梗阻和小肠细菌过度生长伴吸收不良,以及便失禁。慢性胃肠道反流和反复微量误吸可能导致发生弥漫性实质性肺疾病(DPLD)或 DPLD 进展。胃窦血管扩张(血管发育异常)即"西瓜胃"很常见,可能由慢性原因不明胃肠道出血和贫血导致。

5. 肺部受累　见于大多数 SSc 患者。DPLD 和肺动脉高压是最常见的肺部并发症,是目前 SSc 患者的主要死因。许多患者同时存在以上 2 种并发症,但以一种表现为主。肺部病变可以无症状,也可以引起进行性呼吸衰竭,严重影响生活质量。常见的症状是劳力性呼吸急促(休息时可能进展为呼吸困难）和干咳。患者可能有肺泡炎和早期肺纤维化的影像学证据，但无呼吸系统症状或查体表现。胸痛不常见，咯血罕见。疾病晚期时，肺部听诊可闻及 velcro 啰音，以肺底最为明显。PH 在 SSc 患者中的发生率为 10% ~ 40%，通常呈进行性，严重时可导致肺源性心脏病和右心衰竭。PH 的典型症状包括呼吸困难、疲劳和相对少见的胸痛或晕厥。在 PH 的早期阶段，体格检查可以正常，但随着疾病的进展，可以出现由三尖瓣反流引起的收缩期杂音、第二心音（S2）亢进、第三心音（S3）奔马律和右心衰竭的体征。在疾病晚期，患者轻微活动即出现呼吸困难，有静息性心动过速，并可能出现发绀。缺氧和充血性心力衰竭可以突发晕厥或猝死。

6. 心脏受累　SSc 患者的心脏各个解剖部位，包括心肌层、心包和心脏传导系统都可受到影响。心脏表现也可继发于 PDPH、DPLD 或 SRC。心包积液、心律失常、心脏传导异常、瓣膜反流、心肌缺血、心肌肥厚、心力衰竭均有报道。局灶性心肌纤维化是 SSc 患者原发心脏受累的主要特征，心脏纤维化病灶呈斑片状，累及左、右心室的心肌，常伴有微血管病变，表现为冠状动脉和微动脉向心性内膜增生，伴有纤维素样坏死。这一现象导致冠状动脉血流储备下降，但心外膜冠状动脉正常，休息、运动和寒冷环境下可以发生血管痉挛和心肌灌注受损。

7. 肾受累　SSc 患者肾损害的典型特征包括突发高血压（恶性高血压）、血浆肾素水平升高和血肌酐进行性上升，伴随头痛、乏力、高血压性视网膜病变、脑病和肺水肿等一系列症状，通常称为硬皮病肾危象。虽然 SRC 是被认识最充分的肾并发症，但肾功能异常也可以由 SSc 肾损害之外的其他因素引起，如药物的不良反应、共患疾病，以及心脏、胃肠道、肺部病变。

8. 神经肌肉受累　肌肉萎缩（肌少症）、肌无力和肌病越来越被认为是出现并发症和死亡的主要原因。SSc 的其他神经系统异常不常见，但可包括中枢神经、外周神经和自主神经病变。

五、实验室及影像学检查

1. 自身抗体检查　系统性硬化病患者血清中分子标志物的检查有助于诊断、疾病活动度检查及预后判断。SSc 患者的主要自身抗体见表 11-1。

（1）抗核抗体：约 95% 的 SSc 患者 ANA 检测呈阳性，因此阴性检测结果应考虑其他纤维化疾病。

（2）抗 DNA 拓扑异构酶 I 抗体（抗 Scl-70 抗体）：抗 DNA 拓扑异构酶 I 抗体通常与 dcSSc 相关，并与发生重度 DPLD 的风险较高相关。

（3）抗着丝粒抗体（ACA）：与 lcSSc 相关；仅 5% 的 dcSSc 患者存在 ACA。

（4）抗 RNA 聚合酶 III 抗体：多见于 dcSSc 患者，且常与快速进展性皮肤受累及 SRC 风险增加相关，这些患者伴发癌症的风险也可能增加。

抗 DNA 拓扑异构酶 I 抗体、ACA 和抗 RNA 聚合酶 III 抗体的检测对 SSc 具有高度特异性（在一些研究中特异性 > 99.5%），但敏感性中等（20% ~ 50%）。为了助于 SSc 的鉴别诊断，必要时还可能检测类风湿因子、抗环瓜氨酸肽抗体、SLE 相关抗体（如抗双链 DNA 抗体、抗 Sm 抗体）、与重叠结缔组织病相关的抗体（如抗 RNP 抗体）。

表 11-1　SSc 的主要自身抗体

抗体	阳性率（%）	临床分型	器官受累
抗 DNA 拓扑异构酶 I（抗 Scl-70）抗体	10 ～ 40	dcSSc	肺纤维化、少见于肺动脉高压
抗着丝粒抗体（ACA）	15 ～ 40	lcSSc	肺动脉高压、食管病变
抗 RNA 聚合酶III抗体	4 ～ 25	dcSSc	肾危象、肿瘤
抗 U3 RNP 抗体	1 ～ 5	dcSSc	肺动脉高压、肌肉受累
抗 U1 RNP 抗体	5 ～ 35	lcSSc	肌肉受累
抗 PM-Scl 抗体	3 ～ 6	重叠综合征	肌肉受累
抗 Th/To 抗体	1 ～ 7	lcSSc	肺动脉高压、肺纤维化、小肠受累
抗 U11/U12 抗体	1 ～ 5	lcSSc、dcSSc	肺纤维化
抗 Ku 抗体	1 ～ 3	重叠综合征	肌肉、关节受累

2．常规实验室检查

（1）全血细胞计数和分类计数：其可能提示由吸收不良、铁缺乏或胃肠失血所致的贫血。

（2）血肌酐水平：其可能提示肾功能不全。

（3）肌酸激酶检查：其可能在肌病或肌炎患者中有所升高。

（4）尿液分析和尿沉渣检查：其可能显示蛋白尿和（或）细胞管型。

3．影像学检查

（1）肺功能检查：所有疑似 SSc 的患者都应接受 DPLD 和肺动脉高压的评估，应实施 PFT 来评估是否存在限制性通气功能障碍或一次呼吸中一氧化碳弥散量降低。

（2）高分辨率 CT：在 SSc 患者中，HRCT 的敏感性更高，优于 X 线片。HRCT 常能显示间质性肺异常，即使患者的 PFT 结果正常。推荐将多普勒超声心动图用于 PH 的初始筛查。

（3）其他：应根据患者的症状进行胃肠道受累评估，几乎所有 SSc 患者都存在不同程度的胃肠道受累。

4．皮肤活检　SSc 的诊断很少需要皮肤活检。但在某些情况下，可能有必要进行皮肤活检以帮助鉴别 SSc 与其他综合征（如嗜酸细胞性筋膜炎、硬肿症或硬化性黏液水肿）。SSc 皮肤受累的组织学特征为真皮中有致密而有组织的胶原束过度沉积。皮肤活检显示真皮扩张，并在早期可见真皮水肿、不同程度的血管周单核炎性细胞浸润及纤维化。皮内白色脂肪层进行性萎缩，甚至完全消失并被纤维组织替代。其他的常见特征包括外分泌腺和毛囊皮脂腺萎缩，以及皮内脂肪丢失。疾病早期的患者，可能发现真皮血管周围有稀疏的单核细胞浸润。

六、诊断

（一）分类标准

1980 年美国风湿病学会制订了 SSc 诊断标准。

1．主要标准　有近端硬皮，对称性手指及掌指或跖趾近端皮肤增厚、紧硬、不易提起。

2．次要标准

（1）硬皮指：上述皮肤改变仅限于手指。

（2）指端下凹性结痂或指垫变薄：由于缺血指端有下陷区，指垫组织丧失。

（3）下肺纤维化：无原发性肺疾病而双下肺出现网状条索、结节，密度增加，亦可呈弥漫斑点状或蜂窝状。

具备上述标准之中的 1 个主要标准或 2 个次要标准者，即可诊断。

该标准适用于长病程、有典型临床表现的 SSc 患者，对早期不典型患者分类诊断的敏感性低，不利于疾病的早期诊断。因此，在 2013 年，ACR/EULAR 联合推出了新的 SSc 分类标准（表 11-2）。这一分类标准的敏感性高于 1980 年 ACR 标准。

2013 年 ACR/EULAR 关于 SSc 的分类标准采用项目评分加合方法，最高评分为 19，当累计得分 ≥ 9 时可诊断为 SSc，具体内容见下表。

表 11-2　2013 年 ACR/EULAR 关于 SSc 的分类标准

评分项目	子项目	权重 / 分值
双手掌指关节近端皮肤硬化（仅 1 条即可诊断）		9
手指皮肤硬化（按高分值的项目计算）	手指肿胀	2
	手指远端硬化	4
指尖病变（按高分值的项目计算）	指尖溃疡	2
	指尖凹陷型瘢痕	3
毛细血管扩张		2
甲周毛细血管异常		2
肺动脉高压或肺间质病变（最高 2 分）	肺动脉高压	2
	肺间质病变	2
雷诺现象		3
SSc 相关自身抗体阳性（最高 3 分）	抗着丝粒抗体	3
	抗 Scl-70 抗体	
	抗 RNA 聚合酶 Ⅲ 抗体	

（二）病情评估

1. 确定疾病亚型　dcSSc 亚型患者更可能还有内部器官受累，特别是肺、心脏和肾。lcSSc 亚型患者一般有明显的血管表现，包括严重的雷诺现象、皮肤毛细血管扩张，偶尔还有肺动脉高压。有其他自身免疫性风湿病特征的患者（如系统性红斑狼疮、多发性肌炎患者）可能需要不同的疗法，具体取决于重叠综合征的突出特征（如关节炎、肌炎）。高达 10% 的患者有内部器官受累但无皮肤受累，称为无皮肤硬化的 SSc。这类患者的治疗方法通常类似于 lcSSc 亚型患者，应特别关注血管症状和内部器官的并发症。

2. 评估疾病严重程度　治疗前评估的初始目的是确定器官受累的分布，并尽可能确定器官功能障碍是否与潜在可逆性炎症或血管收缩（活动性疾病）有关，或者现有疗法是否不能逆转损伤（如纤维化或缺血性坏死）。

（1）皮肤厚度变化的评价方法：改良 Rodnan 皮肤评分可以用作疾病严重程度的替代评价方法，并可预测器官受累程度和整体预后。这是一种可靠的简化半定量评分，随治疗而发生变化。因此，改良 Rodnan 皮肤评分作为主要的治疗终点评估方法而广泛应用于临床试验。对于弥漫皮肤受累患者，皮肤评分改善提示临床预后良好。

（2）SSc 严重程度评分：Medsger 提出了硬皮病疾病严重程度评分，用于某一时间点或纵向病情严重程度评估（表 11-3）。该评估方法将硬皮病的每个受累脏器分为 0 分（正常）至 4 分（终末期），包括全身情况评估，以及外周血管系统、皮肤、关节、肌腱、肌肉、消化道、肺、心脏、肾的评估。这种疾病严重程度评估方法已被很多专家用于临床试验和评价预后风险的临床研究，以评估患者的疾病状态。

表 11-3　Medsger 系统性硬化病严重程度评分

	0（正常）	1（轻度）	2（中度）	3（重度）	4（终末期）
全身情况	体重下降<5%；Hb>12.3 g/dl	体重下降5%~10%；Hb 11.0~12.2 g/dl	体重下降10%~15%；Hb 9.7~10.9 g/dl	体重下降15%~20%；Hb 8.3~9.6 g/dl	体重下降>20%；Hb<8.3 g/dl
外周血管系统	无雷诺现象或有不需血管扩张治疗的雷诺现象	有需血管扩张治疗的雷诺现象	指端点状瘢痕	指尖溃疡	指端坏疽
皮肤	mRSS 0	mRSS 1~14	mRSS 15~29	mRSS 30~39	mRSS>40
关节/肌腱	FTP 0~0.9 cm	FTP 1.0~1.9 cm	FTP 2.0~3.9 cm	FTP 4.0~4.9 cm	FTP>5.0 cm
肌肉	近端肌力正常	近端肌轻度无力	近端肌中度无力	近端肌重度无力	需要移动设备辅助
消化道	食管造影正常	食管远端低蠕动；小肠异常	细菌过度生长需高抗生素治疗	吸收不良综合征；假性梗阻发作	需要高营养支持
肺	DLco>80%；FVC>80%；影像学检查无纤维化；sPAP<35 mmHg	DLco70%~79%；FVC 70%~79%；肺底湿啰音，影像学检查示纤维化；sPAP 35~49 mmHg	DLco50%~69%；FVC 50%~69%；sPAP 50~64 mmHg	DLco<50%；FVC<50%；sPAP>65 mmHg	需要氧疗
心脏	ECG正常；LVEF>50%	ECG传导异常；LVEF 45%~49%	ECG示心律失常；LVEF 40%~44%	ECG示心律失常且需要治疗；LVEF 30%~40%	充血性心力衰竭；LVEF<30%
肾	无SRC史，血肌酐<1.3 mg/dl	有SRC史，血肌酐<1.5 mg/dl	有SRC史，血肌酐1.5~2.4 mg/dl	有SRC史，血肌酐2.5~5.0 mg/dl	有SRC史，血肌酐>5 mg/dl 或需透析治疗

注：如某一疾病严重程度分级包含两个项目，评分时只须计算一项。Hb：血红蛋白；mRSS：改良 Rodman 皮肤评分；FTP：屈曲时指尖至掌心的距离；FVC：用力肺活量；sPAP：多普勒超声心动估测肺动脉压；DLco：一氧化碳弥散量；ECG：心电图；LVEF：左室射血分数；SRC：硬皮病肾危象。

七、鉴别诊断

1. 硬肿症 以显著的皮肤对称性增厚为特征，主要发生于躯干，尤其累及颈部、双肩和上背部皮肤。面部也可能受累，但手指常不受影响。这类患者无雷诺现象、甲襞微血管病变和自身抗体，内脏器官受累罕见。

2. 硬化性黏液水肿 以头、颈、手臂和躯干上部的蜡样黄红色丘疹为特征，常出现在增厚硬化的皮肤上，中年人最常受累。血清或尿液样本经免疫固定电泳技术检测到单克隆蛋白（通常是 IgG λ 型），皮肤活检通常具有诊断意义。

3. 内分泌疾病 甲状腺功能减退症导致的黏液性水肿和糖尿病均可伴有皮肤硬化。

4. 肾源性系统性纤维化 在晚期肾衰竭患者中，使用含钆的 MRI 造影剂与发生肾源性系统性纤维化相关。肾源性系统性纤维化的特点为四肢和躯干的皮肤增厚和硬化。组织学检查发现，真皮层有显著的扩张和纤维化，并伴有 CD34$^+$ 成纤维细胞累积。

5. 淀粉样变性 皮肤淀粉样蛋白浸润可导致皮肤增厚和僵硬。皮肤活检可见到具有特征性染色性质的淀粉样蛋白沉积，在偏振光显微镜下观察刚果红染色的皮肤或皮下脂肪时，可见苹果绿色的双折射光。血清或尿液免疫固定电泳可见到单克隆成分。

6. 嗜酸细胞性筋膜炎 可导致皮肤与增厚的筋膜粘连。皮肤病变在手腕及踝部近端最明显，而手和足通常不受累。该疾病与一过性外周血嗜酸性粒细胞增多和筋膜中不同程度的炎症细胞浸润相关。

7. 慢性移植物抗宿主病（graft-versus-host disease，GVHD） 局限性和弥漫性 SSc 样皮肤改变都可见于慢性移植物抗宿主病。该疾病通常发生于异基因造血干细胞移植后，也可发生于免疫抑制者接受异体输血后。患者可以检出自身抗体，尤其是抗核仁抗体和抗线粒体抗体，通常不存在雷诺现象，皮肤活检的特征性表现有助于区分。

8. 药物诱发的硬皮病 某些药物可能会引起硬皮病或硬皮病样疾病。接受癌症化疗药物博来霉素和多西他赛治疗的患者可发生 SSc 样改变，注射维生素 K、维生素 B$_{12}$ 和镇痛药喷他佐辛后，在注射部位可出现局限性 SSc 样反应。

9. 环境暴露 使用振动工具可能导致雷诺现象、指端骨溶解（肢端骨质溶解）和肢端硬化。有机溶剂、石油蒸馏物、色氨酸污染物和掺假的食用油的暴露也与硬皮病样皮肤增厚性疾病相关。

八、治疗

应根据患者的临床表型和器官损伤情况选用 SSc 的治疗药物。除了药物治疗外，功能康复等非药物治疗可改善患者的肢体功能，减少残疾。

（一）免疫调节

SSc 是一种自身免疫过程介导的自身炎症性结缔组织病。非选择性免疫抑制剂常用来治疗硬皮病特异性器官损害，例如早期进展性皮肤病变、活动性 DPLD 和潜在的炎性关节或肌肉病变。

1. 吗替麦考酚酯 从数项观察性研究的结果来看，使用吗替麦考酚酯治疗皮肤和肺纤维化具有一定前景。其中一项最大型观察性研究纳入了来自欧洲多家医学中心的 326 例 dcSSc 患者，研究结果显示，MMF 耐受性良好，在 12 个月期间 dcSSc 病变得到了改善。

2. 环磷酰胺 对于 SSc 的作用尚不明确，研究显示，环磷酰胺联合糖皮质激素或血浆置换对于某些患者可能有效，但尚未进行对照研究。

3. 糖皮质激素 长期大剂量的糖皮质激素治疗具有潜在的副作用，也有研究显示其与促发肾危象有关。因此，糖皮质激素应仅限用于存在肌炎、活动性纤维化性肺泡炎、有症状的浆膜炎、难治性关节炎、腱鞘炎的患者，以及皮肤病变的早期水肿阶段。推荐使用最小有效剂量

（小于 10 mg/d）的泼尼松。

4．环孢素　能抑制细胞介导的免疫，也可减少胶原合成。然而，环孢素对于 SSc 的治疗潜力因肾毒性而受到限制。

5．自体干细胞移植　自体造血干细胞移植的研究已表明其可有效防止 SSc 患者的疾病进展。然而，治疗相关死亡的发生率较高限制了该疗法在 SSc 治疗方面的应用。

（二）抗纤维化治疗

至今为止，尚无可有效逆转纤维化进程的药物，但有一些具有潜在抗纤维化作用的药物已在适应证外使用或正处于试验阶段。现有的抗纤维化药物起效较慢，且药效常不足以阻止迅猛的纤维化进展。

1．D- 青霉胺　是一种能够影响胶原生物合成及免疫系统的药物，但因其起效较慢、具有潜在毒性，临床应用受限。

2．伊洛前列素　除了有扩张血管的效果，可能还有抗纤维化的性质。在 6 例 dcSSc 患者中，输注伊洛前列素 5 日降低了结缔组织生长因子在真皮间质液中浓度。然而，尚未确定显示其临床重要抗纤维化效应的客观证据。

3．TGF-β1　一项小型初步研究评估了重组抗 TGF-β1 抗体（在研药物 CAT-192），结果没有观察到不良反应，但是也未发现任何疗效。

4．伊马替尼　甲磺酸伊马替尼是一种蛋白酪氨酸激酶抑制剂，可以干扰 SSc 纤维化过程中较关键的介质血小板衍生生长因子和 TGF-β 的信号转导。此外，有证据显示，两种获得批准的特发性肺纤维化治疗药物尼达尼布和吡非尼酮也可能改善 SSc 患者的肺或皮肤纤维化，但还需要正式的临床试验数据来验证。

5．利妥昔单抗　SSc 患者的皮肤和肺活检已显示有 B 细胞浸润，数项病例报告和小型观察性研究已表明，B 细胞清除疗法可改善皮肤和肺部病变。用于评估利妥昔单抗对皮肤和肺纤维化作用的最大型研究纳入了 63 例使用利妥昔单抗治疗的 SSc 患者，随访约 7 个月后，使用利妥昔单抗治疗一个疗程的患者的改良 Rodnan 皮肤评分有显著改善。该研究有许多局限性，还需要进一步确定利妥昔单抗治疗 SSc 患者皮肤和肺纤维化的长期疗效和安全性。

6．静脉注射免疫球蛋白　数项小型非对照研究评估了静脉注射免疫球蛋白（IVIG）对皮肤纤维化的作用，均报道经治疗后病情有所改善。评估 IVIG 治疗活动性皮肤病的最大型病例系列研究纳入了 30 例难治性 dcSSc 患者，患者同时使用免疫抑制治疗，在 12 个月时观察到皮肤增厚情况有显著改善。此外，一组使用 IVIG 治疗的患者表现出了与使用 MMF 治疗的患者相似的改良 Rodnan 皮肤评分改善。

九、预后

预后主要取决于内脏损害的情况，尤其是弥漫性实质性肺疾病、肺动脉高压或原发性心脏损害，这 3 项是 SSc 患者最常见的死亡原因。SRC 是罕见的（小于 5% 的病例发生）预后不良受累类型，此外，皮肤增厚进展也是一个重要因素，弥漫性皮肤受累患者预后较差。

整 合 思 考 题

女性，60 岁，双手出现雷诺现象 10 年，面部、躯干及前臂皮肤变硬 5 年，活动后气促 1 年。查体：面部、躯干、双侧前臂皮肤硬化，面部纹路减少，双下肺可闻及 Velcro 啰音。

1．该患者最可能的诊断是

A．系统性硬化病　　　B．系统性红斑狼疮　　　C．系统性血管炎

D．特发性肺纤维化　　　E．硬肿病

2．该患者 ANA 谱中最可能呈阳性的抗体为

A．抗 Jo-1 抗体　　　　B．抗 Scl-70 抗体　　　C．抗着丝粒抗体

D．抗 Sm 抗体　　　　E．抗 SSA 抗体

答案：1．A；2．B

本题考查：(1) 系统性硬化病的临床特点（雷诺现象、皮肤硬化、间质性肺疾病等）。

(2) 系统性硬化病的自身抗体（抗 Scl-70 抗体多与 dcSSc 相关）。

参考文献

[1] Steen VD，Medsger TA. Changes in causes of death in systemic sclerosis，1972-2002. Ann Rheum Dis，2007，66（7）：940-944.

[2] Rubio-Rivas M，Royo C，Simeon CP，et al. Mortality and survival in systemic sclerosis：systematic review and meta-analysis. Semin Arthritis Rheum，2014，44（2）：208-219.

[3] Brown M，O'Reilly S. The immunopathogenesis of fibrosis in systemic sclerosis. Clin Exp Immunol，2019，195（3）：310-321.

[4] Denton CP，Khanna D. Systemic sclerosis. Lancet，2017，390（10103）：1685-1699.

[5] Medsger TA Jr，Bombardieri S，Czirjak L，et al. Assessment of disease severity and prognosis. Clin Exp Rheumatol，2003，21（29）：S42-S46.

[6] 栗占国译. 凯莉风湿病学. 10 版. 北京：北京大学医学出版社，2020.

（穆　荣）

第十二章
炎性肌病

学习目标

- **基本目标**

  1. 列举炎性肌病的分类。

  2. 说出炎性肌病的临床表现。

  3. 初步学会运用炎性肌病的分类标准。

- **发展目标**

  1. 理解炎性肌病的发病机制。

  2. 拓展治疗炎性肌病的药物。

特发性炎性肌病（idiopathic inflammatory myopathy，IIM）是一组主要累及皮肤和四肢骨骼肌的自身免疫病，常表现为皮疹、对称性四肢近端肌痛、肌无力，同时可伴有间质性肺炎、心肌损害等器官损害。IIM 异质性强，目前可分为皮肌炎（dermatomyositis，DM）、抗合成酶抗体综合征（anti-synthetase syndrome，ASS）、免疫介导坏死性肌病（immune-mediated necrotizing myopathy，IMNM）、多发性肌炎（polymyositis，PM）、散发型包涵体肌炎（inclusion body myositis，IBM）等不同的亚型。临床上以前 3 种亚型最为常见。目前，IIM 的发病率尚缺乏大规模流行病学研究数据，回顾性研究报道其年发病率低于 10/1 000 000。IIM 在各年龄段都可发病，DM 和 PM 在女性中比在男性中多见，而 IBM 则在男性中多见。

一、病因

目前 IIM 的病因尚不完全清楚，一般认为遗传和环境危险因素与疾病的发生有关。

（一）遗传危险因素

有研究表明，在白种人中，*HLA-DRB1*03：01* 和 *HLA-DQA1*05：01* 两种单倍型是最强的遗传危险因素，有大部分 IBM 患者存在 *HLA-B8/DR3/DR52/DQ2* 单倍型。而 ASS 的发生与 *HLA-B*08：01* 和 *HLA-DRB1*03：01* 的多态性有关。有研究表明，MHC 是与 DM 相关的主要遗传区域。

（二）环境危险因素

通常与 IIM 发病有关的环境危险因素包括感染因素和非感染因素。

感染因素包括病毒、细菌、寄生虫等。例如，肠道病毒（流感病毒、柯萨奇病毒、埃可病毒）和反转录病毒（人 T 淋巴细胞病毒）可引起肌肉炎症。有研究发现，既往巨细胞病毒感染与存在 CD28^{-null} T 细胞高表达的 PM/DM 相关，提示某些病毒感染可影响免疫系统，导致炎症的发生。寄生虫，如鼠弓形虫、螺旋体都可以启动 IIM，有部分患者经抗寄生虫治疗后血清学指标下降，肌炎症状可改善；肌炎的组织学表现包括巨噬细胞和 CD4$^+$T 细胞浸润，寄生虫感染可诱导形成肌炎动物模型。

非感染性因素包括吸烟、紫外线照射、药物治疗等。流行病学研究显示，IIM 的发病与纬度有关，越接近赤道 DM 的发病率越高，这提示紫外线可能促进疾病的进展。烟草、粉尘、气体及烟雾的吸入也是 ASS 的危险因素（图 12-1）。

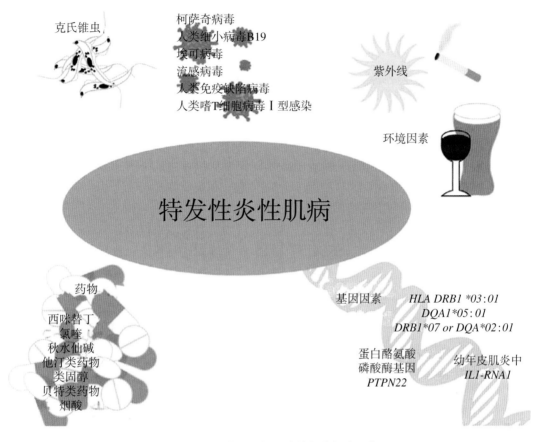

图 12-1 特发性炎性肌病的发病危险因素

二、发病机制

目前，IIM 的发病机制尚不完全明了，但我们对于其发病机制的认识已有很大进展。

（一）体液免疫反应

大部分 IIM 患者可出现自身抗体，包括肌炎特异性抗体（myositis-specific autoantibodies，MSAs）和肌炎相关性抗体（myositis-associated autoantibodies，MAAs）。其中，MSA 的靶抗原多为蛋白质合成途径中相关成分（如 tRNA 合成酶和信号识别颗粒）和某些细胞核成分（如核旋酶 Mi-2 型），常与不同的临床特征和疾病亚型相关（如与 NXP2、MDA5 与 DM 相关）。而 MAAs 的靶抗原包括抗多种细胞核和细胞质抗原成分，常见的有抗核抗体、抗 PM-Scl 抗体、抗 Ro-52 抗体等，并不与某个肌炎亚型密切相关。

抗合成酶（anti-aminoacyl-tRNA synthetase，ARS）抗体的靶抗原为氨基酰 -tRNA 合成酶。该类酶主要参与催化特异 tRNA 与其对应氨基酸的结合。目前发现的氨基酰合成酶抗体包括抗 Jo-1 抗体（组氨酰 tRNA 合成酶）、抗 PL-7（苏氨酰 tRNA 合成酶）抗体、抗 PL-12（丙氨酰 tRNA 合成酶）抗体、抗 EJ（甘氨酰 tRNA 合成酶）抗体、抗 OJ（异亮氨酰 tRNA 合成酶）抗体、抗 KS（门冬酰 tRNA 合成酶）抗体、抗 Zo（苯丙氨酰 tRNA 合成酶）抗体和抗 Ha（酪氨酰 tRNA 合成酶）抗体。其中，组氨酰 tRNA 合成酶及门冬酰 tRNA 合成酶具有调节淋巴细胞迁移，促进单核细胞、未成熟树突状细胞活化的作用。一些合成酶可能促进癌细胞的凋亡。有报道称，用完整或部分组氨酰 tRNA 合成酶的片段免疫小鼠模型，可导致自身反应性 B 细胞的产生。

目前发现的 DM 特异性抗体有 5 种，包括抗染色质解旋酶 DNA 结合蛋白（Mi-2）抗体、抗核基质蛋白 -2（NXP-2）抗体、抗转录中介因子 1-γ（TIF1-γ）抗体、抗小泛素样修饰物活化酶（SAE）抗体和抗黑色素瘤分化相关基因 5（MDA5）抗体。不同的 MSAs 具有各自独特的临床表型。

研究发现，IBM 患者存在靶向肌肉蛋白的抗体，如抗细胞质 50- 核苷酸酶 1A（Cn1A）抗体，以及靶向肌线性蛋白的抗体。IMNM 患者存在抗信号识别颗粒（anti-signal recognition particle，SRP）抗体和抗 3- 羟基 -3 甲基戊二酰辅酶 A（anti-HMG-CoA reductase，HMGCR）抗体。

（二）细胞免疫反应

在细胞水平中，各种淋巴细胞亚群在 IIM 不同亚型肌组织中的分布明显不同。主要有两种浸润方式，如 DM 患者常出现 CD4$^+$T 细胞、巨噬细胞、树突状细胞分布于血管周围，以肌束膜周围为主；而 PM 和 IBM 常出现单核细胞（主要为 CD8$^+$T 细胞和巨噬细胞）浸润肌内膜区域或浸润非坏死肌纤维。两种不同区域不同炎性细胞的浸润特点提示不同 IIM 亚型存在不同的发病机制：一种的靶器官是血管，另一种的靶器官为肌纤维细胞。其他器官也可见到明显的炎症反应（图 12-2）。

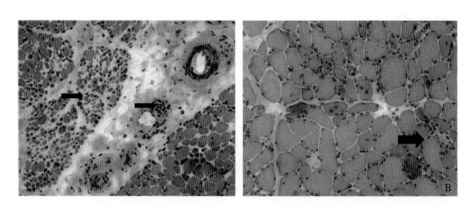

图 12-2 肌活检标本苏木精 - 伊红（HE）染色
A. 肌束周萎缩和血管周围炎细胞浸润；B. 散在分布的坏死肌细胞

（三）MHC-I 类分子与细胞因子

MHC-I 类分子在非坏死肌纤维上早期、广泛表达是 IIM 的特征。MHC-I 类分子通常表达于肌细胞膜。对于肌炎患者和小鼠模型的研究显示，MHC-I 类分子不需要淋巴细胞参与就能介导肌细胞损伤和功能障碍。此外，肌肉组织中的炎性细胞、内皮细胞和肌纤维产生的细胞因子也参与疾病的发病机制。有研究显示，IIM 患者体内 IL-10、IL-13、血管内皮生长因子、IL-15 等明显上调，而粒细胞集落刺激因子（granulocyte colonystimulating factor，G-CSF）下调（图 12-3）。

三、临床表现

IIM 可单独存在也可与其他结缔组织病，如系统性红斑狼疮、干燥综合征、类风湿关节炎等合并存在，称为重叠综合征。

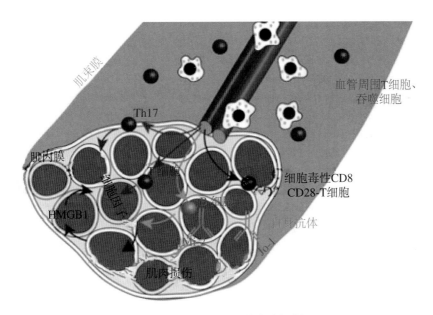

图 12-3 皮肌炎的发病机制
Mi-2：染色质解旋酶 DNA 结合蛋白；Jo-1：组氨酰转运 RNA 合成酶；HMGB1：高迁移率族蛋白 1

（一）肌肉表现

DM、PM 和 IMNM 最突出的特点是隐匿或亚急性发生的肌无力和肌肉耐力下降。四肢对称近端肌无力是其典型特征，特别是颈部、肩部、骨盆和大腿肌肉无力，表现为蹲起、梳头、上楼困难。咽部肌肉收缩力受损可导致吞咽困难、营养障碍或吸入性肺炎。偶有胸廓肌肉或膈肌受累出现呼吸困难。其他部位横纹肌受累，如食管下段受累可出现胃食管反流，肛门括约肌受累可出现便失禁。

（二）皮疹

DM 的皮肤受累表现多样。常见的皮肤表现包括：① Gottron 丘疹。是 DM 的特征性皮肤表现，表现为关节伸面，特别是掌指关节、指间关节、肘关节或膝关节伸面的红色或紫红色丘疹，边缘不整，或融合成片，常伴有皮肤萎缩、毛细血管扩张和色素沉着或减退，偶有皮肤破溃（主要见于抗 MDA5 抗体阳性患者）。此类皮肤损害亦可出现在膝关节伸面及内踝等处，表面常覆有鳞屑或有局部肿胀。② Gottron 征。与 Gottron 丘疹分布相同的斑疹称为 Gottron 征。③眶周皮疹（heliotrope rash）。是 DM 另一特征性皮肤损害，表现为上眼睑或眶周的水肿性紫红色斑疹，可累及一侧或双侧，光照加重。④甲周红斑。甲根皱襞处可见毛细血管扩张性红斑或瘀点，伴有甲皱及甲床不规则增厚。⑤"技工手"。多见于 ASS 患者，DM 或 PM 患者也可出现，即手指皮肤的过度角化、脱屑、粗裂，多见于示指桡侧，类似于长期从事手工作业的技术工人手，故名"技工手"。还可出现足跟部的皮肤表皮增厚、粗糙和过度角化，又称为"徒步者足"。⑥其他皮肤黏膜改变。皮疹还可出现在两颊部、鼻梁、颈部、前胸 V 形区（V 形征）和肩背部（披肩征）（图 12-4）。皮肤血管炎和脂膜炎也是 DM 较常见的皮肤损害；另外，可出现手指的雷诺现象，部分患者还可出现皮下钙化，甚至导致局部溃疡。

（三）其他器官受累的表现

1. 肺部受累　DM 和 ASS 患者出现间质性肺炎、胸膜炎常见，临床表现为咳嗽、活动后气促、呼吸困难等，其中，常见的组织病理学类型是非特异性间质性肺炎，此外，机化性肺炎、弥漫性肺泡损伤亦可见到。肺部受累是影响 DM 预后的重要因素之一。

2. 关节痛或关节炎　也是 DM 或 ASS 常见的表现，其中手和足小关节的对称性关节炎最为常见，多为非侵蚀性关节炎。

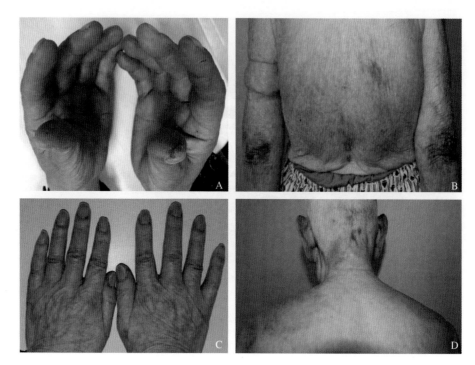

图 12-4 IIM 患者出现的皮疹
A."技工手";B. 肘关节伸侧 Gottron 征;C. 甲周红斑;D. 披肩征

3. 心脏受累 相对少见,多为心电图所示的传导异常或心律不齐,而亚临床心肌病常在心脏 MRI 检查时发现。其病理、生理机制可能是心肌炎及心肌小血管受累。

4. 胃肠道受累 胃肠道炎症所致胃肠动力障碍可引起便秘、腹泻、胃痛。罕见胃肠道血管炎导致的肠道出血。

四、实验室及辅助检查

(一)一般检查

患者可有轻度贫血,白细胞正常或减少。重症 IIM 患者常伴有外周白细胞下降,尤其是淋巴细胞的减少(抗 MDA5 抗体阳性患者最常见)。红细胞沉降率和 C 反应蛋白可以正常或升高。血清 IgG、IgA、IgM、免疫复合物以及 γ 球蛋白正常或增高。补体 C3、C4 正常或减少。

(二)肌酶谱

IIM 肌肉受累活动期血清肌酶明显升高,如肌酸激酶、醛缩酶、谷草转氨酶、谷丙转氨酶及乳酸脱氢酶等升高,其中 CK 对肌炎最为敏感,升高的程度与肌肉损伤的程度平行。

(三)肌炎的特异性抗体

(1)目前发现的 DM 特异性抗体有 5 种,即抗染色质解旋酶 DNA 结合蛋白(Mi-2)抗体、抗抗核基质蛋白 -2(NXP-2)抗体、抗转录中介因子 1-γ(TIF1-γ)抗体、抗小泛素样修饰剂激活酶(SAE)抗体和抗黑色素瘤分化相关基因 5(MDA5)抗体。不同的 MSAs 具有各自独特的临床表型。

(2)目前发现 8 种抗 ARS 抗体,其中抗 Jo-1 抗体最常见,其次为抗 PL-7 抗体、抗 PL-12 抗体、抗 EJ 抗体、抗 OJ 抗体、抗 KS 抗体等。

(3)与 IMNM 相关的 MSAs 包括抗 SRP 抗体和抗 HMGCR 抗体。

(四)肌肉病理

(1)DM 的肌肉病理特点是炎症分布位于血管周围或分布于束间隔及其周围。浸润的炎性细胞以 B 细胞和 CD4⁺T 细胞为主。肌纤维表达 MHC-I 分子明显上调。肌纤维损伤和坏死通常涉及部分肌束或束周而导致束周萎缩。束周萎缩是 DM 的特征性表现。

（2）ASS 的肌肉病理特点：①束周坏死和吞噬细胞增多是肌肉活检病理中最具特征性的表现。②吞噬细胞和 CD8⁺ 淋巴细胞浸润主要分布在血管周围的肌束膜；碱性磷酸酶活性在肌束膜组织中高度表达。与多发性肌炎和包涵体肌炎相反，肌内膜未见炎症细胞浸润。③主要组织相容性复合体Ⅰ类和Ⅱ类（MHCⅠ类和 MHCⅡ类）分子在肌纤维的细胞质和肌膜上的表达增加，主要分布在肌束周围。在肌内膜纤维肌膜或肌浆内有 C5b-9 复合物沉积。④少部分 ASS 患者的肌肉中可见弥漫性坏死和再生的肌纤维。

（3）IMNM 的病理特点：①肌束内散在分布的坏死肌细胞；②可见坏死、吞噬、再生等各阶段的肌细胞；③吞噬细胞为主的炎症或者少炎症；④未坏死或未变形的肌细胞膜上表达 MHC-Ⅰ类分子上调；⑤肌细胞膜上膜攻击复合物（membrane attack complex，MAC）沉积；⑥可能伴有肌内膜的纤维化和毛细血管扩张。其中①～③条是 IMNM 的主要特征，④～⑥条是 IMNM 的次要特征。

（五）其他辅助检查

肌肉 MRI 检测可提示皮肤及肌肉的炎症、脂肪浸润、钙化及定位特定肌群的病变。MRI 还可指导肌活检，也可能用于长期治疗的疗效评估和临床试验。肌电图对于 IIM 的诊断有一定帮助，但不具有特异性。可提示肌病变，可出现异常电激惹，如插入活动增加、异常尖波和纤颤电位增加等，运动单位动作电位的平均持续时间缩短或多相电位增多，EMG 有助于确定肌活检的部位。

五、分类标准

目前临床上存在多个特发性炎性肌病的分类标准，如 1975 年的 Bohan/Peter 分类标准、2017 年美国风湿病学会联合欧洲抗风湿病联盟提出的分类标准等，目前临床上我们多采用以下皮肌炎、抗合成酶抗体综合征、免疫介导坏死性肌病的分类标准。

（一）皮肌炎的分类标准

目前，有关 DM 的分类标准建议采用最新的 2020 年欧洲神经肌肉病中心（European Neuromuscular Centre，ENMC）制订的 DM 分类标准（表 12-1），与其他分类标准相比，该标准更为简单、实用和准确。

表 12-1　2020 年 ENMC-DM 分类标准

DM 的分类标准需要存在下列临床及皮肤活检特征 *
a. 临床特征（至少 2 条）：Gottron 征、Gottron 丘疹和（或）向阳疹
b. 皮肤活检特征：界面性皮炎
或
DM 的分类标准需要满足下列临床特征的同时合并 DM 肌肉特点 ** 或 DM 特异性抗体阳性 ***
a. 临床特征（至少 1 条）：Gottron 征、Gottron 丘疹和（或）向阳疹
**DM 的肌肉特点
a. 四肢近端肌无力
b. 肌酶升高
c. 肌活检提示 DM：淋巴细胞浸润（常在血管周围），有束周病变的依据，即束周肌纤维 COX 染色淡染和（或）NCAM 染色阳性
d. 肌活检确诊是 DM：束周萎缩和（或）束周 MxA 过表达，少量或无束周坏死
如果患者符合（1）、（2）、（3）或（4）中的任何一项就可称为患者具备 DM 的肌肉特点
（1）DM 的肌肉特点中的 a+b
（2）DM 的肌肉特点中的 a+c
（3）DM 的肌肉特点中的 b+c
（4）DM 的肌肉特点中的 d
***DM 特异性抗体阳性：抗 TIF1-γ 抗体、抗 NXP2 抗体、抗 Mi2 抗体、抗 MDA5 抗体或抗 SAE 抗体中的任何一种抗体呈阳性

备注：
- 无 DM 的皮肤活检特征表现则不能诊断为 DM。
- 抗 Jo-1 抗体阳性的患者应诊断为"抗合成酶抗体综合征"而不是 DM；DM 样皮疹出现在 ASS 患者中应为"ASS 伴 DM 样皮疹"。
- 抗 HMGCR 抗体或抗 SRP 抗体阳性的患者应诊断为 IMNM 而非 DM；抗 HMGCR 抗体阳性伴有 DM 样皮疹应为"抗 HMGCR 相关肌病伴 DM 样皮疹"；抗 SRP 抗体阳性伴有 DM 样皮疹应为"抗 SRP 相关肌病伴 DM 样皮疹"。
- DM 特异性抗体呈阳性的患者应根据其抗体类型进行进一步的亚型分类（即抗 TIF1-γ DM、抗 NXP2 DM、抗 SAE DM、抗 Mi-2 DM、抗 MDA5-DM，以及抗体阴性 DM 共 6 种亚型）。
- DM 特异性抗体呈阴性的患者应诊断为"自身抗体阴性的 DM"。
- 掌指关节、近端指间关节和（或）远端指间关节伸侧表面的皮肤溃疡（如抗 MDA5 DM 中所见）等同于 Gottron 丘疹。

（二）抗合成酶抗体综合征的分类标准

目前临床多采用以下 2 种 ASS 的分类标准（表 12-2）。

表 12-2　抗合成酶抗体综合征的分类标准

	Solomon 标准	Conner 标准
免疫指标	任一抗合成酶抗体呈阳性	任一抗合成酶抗体呈阳性
临床指标	主要标准	DM/PM（Bohan/Peter 标准）
	1. 间质性肺炎	关节炎
	2. DM/PM（Bohan/Peter 标准）	雷诺现象
	次要标准	"技工手"
	1. 关节炎	有其他原因不能解释的持续发热
	2. 雷诺现象	
	3. "技工手"	
诊断	抗合成酶抗体 +2 项主要标准或 抗合成酶抗体 + 至少 1 项主要标准 +2 项次要标准	抗合成酶抗体 + 至少一项临床标准

（三）免疫介导坏死性肌病的分类标准

IMNM 的分类标准最早由 ENMC 于 2004 年提出，包括临床表现和病理特征，临床表现为四肢近端对称性肌无力、CK 升高和肌电图呈肌源性损害；病理特征为大量的肌细胞坏死，有极少的炎症浸润或无炎症浸润；符合所有上述临床表现和病理特征可诊断 IMNM。2017 年，ENMC 对 IMNM 的诊断标准进行了修订，修订后的标准包括血清学标准、肌活检特征和临床标准，见表 12-3。

表 12-3　2017 年 ENMC 制订的 IMNM 分类标准

	血清学标准	肌活检特征	临床标准
抗 SRP 相关肌病	抗 SRP 抗体阳性	—	
抗 HMGCR 相关肌病	抗 HMGCR 抗体阳性	—	肌酸激酶升高 近端肌无力
抗体阴性 IMNM	无肌炎特异性抗体	肌纤维坏死	
—	—	不同阶段的肌细胞坏死、吞噬、再生	
—	—	寡淋巴细胞浸润	

注：须除外药物 / 毒素诱导的肌病。

六、鉴别诊断

（一）营养障碍性肌病

1．肌营养不良症　是 X 染色体连锁隐性遗传性疾病，是由于抗肌萎缩蛋白（dystrophin，又称肌营养不良蛋白）基因突变引起。轻型 Becker 肌营养不良表现为肌痛、运动不耐受、轻微肢带肌无力及股四头肌病。

2．营养不良相关蛋白（dysferlin）肌病　多见于青少年，急性起病伴肌酶升高，须与 IIM 相鉴别。

（二）代谢性肌病

1．糖原贮积症 II 型（酸性麦芽糖酶缺乏症）　由酸性麦芽糖酶基因突变引起，成年人多于 20 岁后发病，为快速进展性肌病。

2．糖原贮积症 V 型（麦卡德尔病）　是最常见的非溶酶体肌肉糖原贮积病，表现为易疲劳、肌痛、活动不耐受，肌肉活检提示肌纤维周边的肌纤维膜下有糖原沉积。

（三）线粒体肌病

有研究提示，骨骼肌线粒体 DNA 突变是肌病发生的原因。肌无力呈面肩肱臂型，近端明显，伴眼轮匝肌和眼外肌受累。可出现活动耐力下降、疲乏，伴有复发性肌红蛋白尿。

（四）内分泌肌病

1．库欣综合征　内源性糖皮质激素增多或行糖皮质激素长期治疗可表现为肌无力、肌肉萎缩，一般血清肌酶水平正常，肌活检提示 II 型肌纤维内空泡形成增多和有糖原沉积。

2．甲亢或甲减性肌病　甲状腺肌病主要表现为近端肌无力和肌肉萎缩，表现为运动不耐受、疲劳。甲亢时血清肌酶水平往往正常，甲减时肌酶水平往往升高。

（五）感染性肌病

人类免疫缺陷病毒相关肌病是由 HIV 感染诱导的肌病，常见神经肌肉受累。可表现为亚急性起病、对称性肌无力，伴或不伴肌肉萎缩，往往进展缓慢，伴有明显的肌酶水平升高。肌肉病理可出现肌纤维坏死、炎症和肌纤维空泡变性。

七、治疗和预后

IIM 异质性强，目前尚缺乏基于临床随机对照研究的治疗方案推荐，治疗多来自于回顾性临床病例观察的研究结果。但治疗方案应遵循个体化的原则。总体上包括药物治疗和非药物治疗两方面。

（一）药物治疗

1．糖皮质激素　是治疗 IIM 的基础药物，但糖皮质激素的用法尚无统一标准，一般初始剂量为泼尼松 1.5 ～ 1 mg/kg/d 或等效剂量的其他糖皮质激素。患者常在用药 1 月左右症状开始改善，然后开始逐渐减量至最低维持剂量。糖皮质激素的减量应遵循个体化原则，减量过快易出现病情复发。重症患者可加用甲基泼尼松龙行冲击治疗，甲基泼尼松龙每日 0.5 ～ 1 g，静脉滴注，连用 3 天。大部分 IIM 患者需同时加用免疫抑制剂进行治疗。

2．免疫抑制剂　治疗 IIM 常用的免疫抑制剂包括环孢素（环孢霉素 A，CsA）、他克莫司（TAC）、吗替麦考酚酯（MMF）、环磷酰胺（CYC）及甲氨蝶呤（MTX）等。MTX 一般用于 IMNM 患者或其他轻症 IIM 患者，对于改善肌无力有帮助。环孢霉素 A（CsA）、他克莫司、霉酚酸酯及环磷酰胺主要用于合并间质性肺炎或其他器官损害的患者。这些免疫抑制剂有助于减少糖皮质激素用量。

3．静脉注射免疫球蛋白　对于复发性和难治性的 IIM 患者，可考虑加用静脉注射免疫球蛋白。常规治疗剂量是 2 g/kg/m，每月用 3 ～ 5 天，连续用 3 ～ 6 个月以维持疗效。尤其适用于抗

SRP 抗体阳性和抗 HMGCR 抗体阳性的 IMNM 的患者，此外，IVIG 还可用于治疗肿瘤相关肌炎。

4. 靶向治疗　近年来，小样本量病例报道显示，利妥昔单抗、低剂量 IL-2、抗 IL-1 受体拮抗剂、JAK 抑制剂等均可用于 IIM 的治疗，但需要开展多中心大样本量随机对照研究以验证其临床疗效。

（二）非药物治疗

研究表明，为 IIM 患者制订个体化锻炼方案和日常自我管理式家庭锻炼方案有益于恢复肌力和肌肉功能。对患者运动前、后行肌肉活检病理提示，由于 I 型慢肌纤维所占百分比的增加及炎症和纤维化的改善使得肌肉力量增强。体育锻炼从使用免疫抑制剂后大约 4 周开始，由理疗师进行个体化计划制订和监督，将有氧和阻力锻炼相结合，避免过度使用肌肉。

合并快速进展 DPLD、炎性指标升高、合并恶性肿瘤均为肌炎患者的预后不良因素，早期积极治疗可明显改善预后情况。

整合思考题

（1～2 题共用题干）

女性，59 岁，眶周皮疹、干咳 1 个月，近 2 周出现活动后气促，间断发热，乏力，蹲起困难，双手小关节痛，查体上眼睑有紫红色斑疹，双手肘关节伸侧有紫红色斑疹、表面破溃结痂，患者肘关节伸侧查体表现见下图，双肺散在细湿啰音。

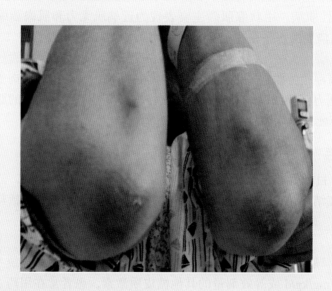

1. 患者最可能的诊断是

 A. 类风湿关节炎   B. 系统性红斑狼疮   C. 干燥综合征

 D. 系统性硬化病   E. 皮肌炎

2. 最有价值的辅助检查是

 A. 血常规、尿常规   B. 红细胞沉降率   C. 抗核抗体

 D. 肌炎特异性抗体   E. 类风湿因子

 答案：1. E；2. D

本题考查:(1) 皮肌炎的临床特点 (Gotton 征、向阳疹)。

(2) 皮肌炎的系统受累 (间质性肺炎)。

(3) 皮肌炎的血清学标志物 (肌炎特异性抗体)。

(3 ~ 4 题共用题干)

男性,双手遇冷变白 5 年,发热、关节痛、活动后气促 1 个月。查体示双手拇指指端、示指、中指桡侧皮肤粗糙、干裂,双下肺可闻及 Velcro 啰音,双手近端指间关节有压痛,四肢近端肌力 V⁻ 级。实验室检查提示肌酸激酶 455 U/L,抗 Jo-1 抗体呈阳性。患者的手部查体及胸部 CT 表现见下图。

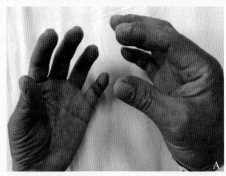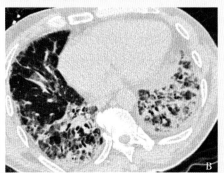

3. 患者最可能的诊断是

　　A. 干燥综合征　　　　　　B. 抗合成酶抗体综合征　　　　C. 系统性硬化病

　　D. 类风湿关节炎　　　　　E. 系统性红斑狼疮

4. 该患者首选的治疗方案为

　　A. 使用糖皮质激素　　　　B. 使用解热镇痛抗炎药　　　　C. 使用甲氨蝶呤

　　D. 糖皮质激素＋免疫抑制剂治疗　　E. 使用抗疟药

答案:3. B;4. D

本题考查:(1) 抗合成酶抗体综合征的临床特点 (发热、"技工手"、雷诺现象、关节痛、间质性肺炎)。

(2) 抗合成酶抗体的意义 (抗 Jo-1 抗体)。

(3) 炎性肌病的治疗原则 (糖皮质激素联合免疫抑制剂治疗)。

参考文献

[1] Gary S Firestein,Ralph C Budd,Sherine E Gabriel,et al. KELLEY & FIRESTEIN'S Textbook of Rheumatology. 11th ed. Philadelphia:ELSEVIER,2020.

[2] Mariampillai K,Granger B,Amelin D,et al. Development of a New Classification System for Idiopathic Inflammatory Myopathies Based on Clinical Manifestations and Myosis-Specific

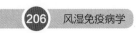

Autoantibodies. JAMA Neurol，2018，75（12）：1528-1537.

[3] Mammen AL，Allenbach Y，Stenzel W，et al. ENMC 239th Workshop Study Group. 239th ENMC International Workshop：Classification of dermatomyositis，Amsterdam，the Netherlands，14-16 December 2018. Neuromuscul Disord，2020，30（1）：70-92.

[4] Connors GR，Christopher-Stine L，Oddis CV，et al. Interstitial lung disease associated with the idiopathic inflammatory myopathies：what progress has been made in the past 35 years？ Chest，2010，138（6）：1464-1474.

[5] Solomon J，Swigris JJ，Brown KK. Myositis-related interstitial lung disease and antisynthetase syndrome. J Bras Pneumol，2011，37（1）：100-109.

[6] Bohan A，Peter JB. Polymyositis and dermatomyositis（first of two parts）. N Engl J Med. 1975，292（7）：344-347.

[7] Lundberg IE，Tjärnlund A，Bottai M，et al. International Myositis Classification Criteria Project consortium，The Euromyositis register and The Juvenile Dermatomyositis Cohort Biomarker Study and Repository（JDRG）（UK and Ireland）. 2017 European League Against Rheumatism/ American College of Rheumatology classification criteria for adult and juvenile idiopathic inflammatory myopathies and their major subgroups. Ann Rheum Dis，2017，76（12）：1955-1964.

[8] Li Y，Gao X，Li Y，et al. Predictors and Mortality of Rapidly Progressive Interstitial Lung Disease in Patients With Idiopathic Inflammatory Myopathy：A Series of 474 Patients. Front Med（Lausanne），2020，7：363.

（李玉慧）

第十三章
自身炎症综合征

第一节　自身炎症性疾病

学习目标

- **基本目标**
  1. 了解自身炎症性疾病的发病机制。
  2. 了解自身炎症性疾病的临床特点。

- **发展目标**
  1. 了解自身炎症性疾病的病理生理机制。
  2. 了解自身炎症性疾病的临床鉴别要点。

自身炎症性疾病是一组由于基因突变导致其编码蛋白改变、固有免疫失调，最终导致机体出现全身或器官炎症反应的疾病。自身炎症性疾病中的致病性炎症是通过非抗原依赖性免疫系统被异常激活产生的。很多此类疾病表现为反复发热，因此称为周期性发热综合征，但有时可能以其他特征为主要临床表现。目前，特征描述最为充分的自身炎症性疾病由单基因突变所致，但许多疾病中炎症引起的组织损伤都有该机制参与。

一、发病机制

免疫防御同时需要抗原特异性及非抗原依赖性机制。抗原特异性免疫应答（称为适应性免疫）是基于免疫系统后天获得的自体/非自体识别能力，这种识别能力由 T 淋巴细胞和 B 淋巴细胞克隆的选择性扩增所介导，在这些克隆过程中已通过基因重组获得了抗原特异性受体。

然而，这些"获得性"反应并不是唯一的免疫防御机制。固有免疫指的是由细胞和蛋白质构成一个网络系统，可通过基因方面的"固有线路"识别外来分子（如细菌的细胞壁成分）或受损细胞产生、释放的宿主分子（如 IL-1 和尿酸晶体），从而对感染或组织损伤产生应答。中性粒细胞、巨噬细胞、肥大细胞和自然杀伤细胞是固有免疫的主要效应细胞。补体是一组可识别并结合非自体性靶物质的蛋白质，是一种典型的非细胞性固有免疫。

二、病理生理机制

固有免疫和适应性免疫机制紧密协作。通过固有免疫机制识别危险信号，引导发生适应性免疫应答，缺乏这种识别则倾向于发生免疫耐受。已建立的适应性免疫应答可动员固有免疫，以辅助效应细胞应答。例如，T 淋巴细胞可动员中性粒细胞，而 B 淋巴细胞来源的抗体可通过补体裂解靶细菌。

自身免疫性疾病（如类风湿关节炎、重症肌无力和 1 型糖尿病）反映了适应性免疫机制在自体 / 非自体识别方面发生了错误。自身免疫性疾病的特点包括存在自身抗体、以女性居多及与 MHC 的特定等位基因相关。MHC 的蛋白负责将肽提呈给 T 淋巴细胞。与此不同的是，自身炎症性疾病则起源于非抗原依赖性炎症机制被不恰当激活。因此，通常认为这些疾病可能是固有免疫的原发性疾病，但与适应性免疫相关的细胞（如淋巴细胞）也可能导致了自身炎症。自身炎症性疾病通常缺乏自身抗体或 MHC 相关性，男、女发病率相近。

许多通常被认为的自身免疫性疾病很可能也含有可被视为自身炎症的特征。另外，一些常见疾病，如痛风、假痛风，甚至是冠状动脉粥样硬化性疾病，都存在自身炎症机制，包括炎症复合体。炎症复合体是一种蛋白复合物，负责产生强效的促炎症细胞因子 IL-1β，该复合体在许多自身炎症性疾病中存在调节异常。

近期，自身炎症性疾病被定义为由固有免疫系统缺陷或失调引起的临床疾病，其特征是出现反复或持续的炎症（急性期相反应物升高），并缺乏适应性免疫系统的主要致病作用，导致自身反应性 T 细胞或自身抗体产生。

三、临床特点

（一）流行病学

许多自身炎症性疾病都很罕见。家族性地中海热（familial Mediterranean fever，FMF）和伴有阿弗他溃疡、咽炎及淋巴结炎的周期性发热（periodic fever with aphthous stomatitis，pharyngitis and adenitis，PFAPA）较常见，而其他周期性发热综合征（periodic fever syndrome）罕见。例如，法国的隐热蛋白相关周期综合征（cryopyrin-associated periodic syndrome，CAPS）患病率据计算为 1/360 000。此外，某些综合征更常见于特定人群。例如，在某些特定人群（亚美尼亚人、土耳其人和德系犹太人）中，FMF 相关的突变基因携带率超过 10%。

大多数携带 FMF 基因（*MEFV*）杂合突变的个体并无明确的 FMF，但可能出现更频繁的发热、更显著的脓毒症病理生理学表现、更严重的类风湿关节炎，以及更高的幼年特发性关节炎、强直性脊柱炎和某些血管炎发病率。

（二）提示自身炎症性疾病的表现

当患者出现无法用其他原因解释的炎症（如感染或恶性肿瘤）反复发作时，则应怀疑是自身炎症性疾病。临床表现可能包括发热、皮疹、浆膜炎（胸膜炎或腹膜炎）、关节炎、脑膜炎和葡萄膜炎。也可能发生淋巴结肿大和脾大，病程较长的病例可能伴有继发性（淀粉样蛋白 A）淀粉样变性。大多数患者在儿童期首次发病，但也可在成年期首次出现更轻微或非典型疾病。

炎症标志物（如 C 反应蛋白和红细胞沉降率）在疾病的发作期升高，有时在发作间期也可能出现异常。与自身免疫性疾病相比，自身炎症性疾病通常不存在高滴度的自身抗体。

四、诊断

有反复发热数月或数年的病史，但无相关病毒或细菌感染的患者应考虑自身炎症性疾病的诊断。首先要排除不常见的感染和恶性肿瘤。随后的评估应尝试确定患者的临床模式是否符合某种主要自身炎症性疾病。应用糖皮质激素、秋水仙碱或 IL-1 阻滞剂（通常是阿那白滞素）的经验性治疗试验可提供相关信息。基因检测可用于确定临床上的疑似病例，但在仍不能确定具体疾病时，针对多种疾病的全套基因检测可提供帮助。

最有价值的鉴别要点包括发热的持续时间和周期性、患者族群（如 FMF 见于有地中海血统的人群）、相似综合征的家族史（提示遗传性疾病，但隐性突变或新生突变常无此病史），以及存在的相关临床特征。

例如，一项纳入 228 例意大利周期性发热患者的研究发现：有周期性发热家族史、发病年龄较小，并且临床表现为腹痛（最强的阳性预测因素）、有胸痛或腹泻的患者更可能检测到相关的基因突变。相比之下，存在阿弗他溃疡（又称口腔溃疡）则是一种阴性预测因素（OR 0.2）。发热持续时间和是否存在呕吐或脾大有助于区分这些疾病。FMF 发热持续时间最短（平均 2 ~ 3 日），而 TNF-α 受体 -1 相关周期综合征（TNF-α receptor-1 associated periodic syndrome，TRAPS）持续时间最长（病情较重时平均 15 日，病情较轻时为 5 ~ 9 日）；如果存在呕吐或脾大，提示见于高免疫球蛋白 D 综合征（hyperimmunoglobulin D syndrome，HIDS）。

诊断非常重要，因为这可能会影响治疗、继发性淀粉样变性的监测，以及遗传咨询。然而，尽管诊断性检查已取得进展，但仍有许多患者无法进行诊断分类。有必要重新考虑这些患者的所有鉴别诊断。如果考虑诊断为自身炎症性疾病，则常需要仿照其他自身炎症性疾病的治疗方案进行经验性治疗。应考虑转诊至有相应专业技术的中心，以进行外显子组 / 基因组测序，包括评估嵌合体（存在于部分细胞的某种突变基因，而其他细胞不含有这种突变基因）。

五、鉴别诊断

包括感染（尤其需要警惕特殊感染，如结核、真菌、寄生虫等感染）、恶性肿瘤和癌前状态（Schnitzler 综合征）、周期性中性粒细胞减少症及全身型幼年特发性关节炎（systemic juvenile idiopathic arthritis，sJIA）/ 成人 Still 病（adult-onset Still's disease，AOSD）。

1. 回归热（relapsing fever） 与周期性发热综合征在名称上相似。然而，回归热是一种虫媒感染性疾病，由伯氏疏螺旋体（Borrelia burgdorferi）引起，而并非自身炎症性疾病。该病也以反复发热为特征。

2. 周期性中性粒细胞减少症 除了 PFAPA 以外，这些疾病的发热都为发作性和复发性，而非真正的周期性。因此，如果存在可预测的回归热模式，应考虑周期性中性粒细胞减少症，该病可在儿童期或成年期发作。

3. Schnitzler 综合征 是一种获得性自身炎症性综合征，表现为与 IgM（最常是 IgM κ）单克隆丙球蛋白病相关的慢性荨麻疹。其他临床表现可能包括：骨痛、骨肥厚、关节痛、淋巴结肿大和间歇热。患者发生血液系统恶性肿瘤的风险升高。尚无针对 Schnitzler 综合征的特异性检测；若患者存在慢性荨麻疹合并 IgM 单克隆丙球蛋白病，临床医生必须高度怀疑 Schnitzler 综合征。大多数患者对抑制 IL-1 通路的治疗反应良好。Schnitzler 综合征将单独作更详细的讨论。

4. sJIA/AOSD 发生于儿童期时称为 sJIA，发生于成人时称为 AOSD，通常伴有铁蛋白升高。这类疾病的特点包括：高峰型热、皮疹、浆膜炎和淋巴结肿大。关节炎通常在发作时较明显，但有时也可能延迟数周或数月才出现。由于这些临床特点，加上 IL-1 拮抗治疗对许多患者迅速有效，所以许多研究者认为 sJIA/AOSD 也属于自身炎症性疾病，但仍然存在着分歧。

六、治疗

可阻断各种细胞因子的生物制剂已用于治疗这类疾病。IL-1 阻滞剂可有效治疗许多自身炎症性疾病。阻断 TNF-α 可能缓解某些自身炎症性综合征，如 TRAPS，先天性铁粒幼细胞贫血伴免疫缺陷、发热和发育迟缓（congenital sideroblastic anemia with immunodeficiency, fevers and developmental delay，SIFD）综合征，腺苷脱氨酶 2 缺乏症（deficiency of adenosine deaminase 2，DADA2），以及自身炎症样疾病慢性复发性多灶性骨髓炎（chronic recurrent multifocal osteomyelitis，CRMO）。

细胞内 JAK 激酶蛋白介导干扰素信号传递，阻滞细胞内 JAK 激酶可能对干扰素介导的疾病有疗效。

七、嵌合体的评估

嵌合体是指单个个体存在不同基因型的细胞，并非所有的细胞都一定存在导致自身炎症性疾病的基因突变。一些患者出现自身炎症性症状的基础是嵌合体。

形成嵌合体的原因是在胚胎发生的单细胞阶段后出现了导致疾病的基因突变。根据基因突变发生的时机，突变细胞的分布和比例有所不同。如果突变发生在早期，则突变细胞的分布较广，突变甚至可能累及生殖细胞，并因此将此突变遗传给未来的后代，即生殖细胞 - 体细胞嵌合（gonosomal mosaicism）。之后出现的遗传分化通常仅限于非性腺细胞（体细胞嵌合），甚至限于特定的细胞群。这种情况下，如果筛查局限于未受累的细胞群，或者突变的细胞群仅占检测细胞的一小部分（突变细胞的"信号"被更大比例的非突变细胞掩盖），则可能漏检突变。检出此类病例可能需要专门的技术，包括：下一代深度 DNA 测序、检测多种组织，以及对患者的多个不同细胞进行克隆。

研究者已在一些晚发、轻度或其他方面非典型的自身炎症性疾病患者中发现了嵌合体，这些疾病包括：CAPS、TRAPS、NLRC4 相关疾病和 Blau 综合征。

八、总结

1．自身炎症性疾病构成了一系列疾病，其特征是在没有抗原刺激自身免疫的情况下出现炎症途径的异常激活。通常情况下，周期性发热是常见的首发表现。然而，自身炎症性疾病谱在不断扩大，包含了并非主要由 IL-1 介导且通常不表现为反复发热的疾病。此外，关于自身炎症通路对常见疾病的影响，相关认识正不断增加。

2．当患者有其他原因无法解释的数月或数年间炎症反复发作时，应怀疑为自身炎症性疾病。大多数患者在儿童期首次出现疾病表现。临床表现可能包括发热、皮疹、浆膜炎（胸膜炎或腹膜炎）、关节炎、脑膜炎和葡萄膜炎。应针对其临床特点进行评估，以确定是否符合某种主要的自身炎症性疾病。随后，通常使用基因检测来确定临床疑似疾病。

3．鉴别诊断包括不常见的感染（如回归热）、恶性肿瘤、周期性中性粒细胞减少症，以及全身型幼年特发性关节炎 / 成人期发作的 Still 病。

4．周期性发热综合征包括家族性地中海热；TNF-α 受体 -1 相关周期综合征；高免疫球蛋白 D 综合征；隐热蛋白相关周期综合征，包括家族性寒冷型自身炎症性综合征（familial cold autoinflammatory syndrome，FCAS）、Muckle-Wells 综合征（Muckle-Wells syndrome，MWS）和新生儿发病的多系统炎症性疾病（neonatal-onset multisystem inflammatory disease，NOMID）；伴有阿弗他溃疡、咽炎和淋巴结炎的周期性发热。

5．不以发热为主要表现的自身炎症性疾病包括 IL-1 受体拮抗剂缺乏（deficiency IL-1 receptor anatagonist，DIRA），可导致骨髓炎伴骨膜炎和脓疱病；化脓性无菌性关节炎、坏疽性脓皮病和痤疮综合征；Blau 综合征（幼年系统性肉芽肿）；慢性非典型中性粒细胞皮炎伴脂肪营养不良和体温升高综合征（chronic atypital neutophilie dermatitis with lipodystrophy and elevated temperature，CANDLE）；IL-36 受体拮抗剂缺乏（deficiency of the IL-36 receptor antagonist，DITRA），可导致泛发性脓疱型银屑病。

二维码13-1　自身炎症性疾病包括哪些疾病？

整合思考题

下列疾病中，不属于自身炎症性疾病的是

A. 家族性地中海热　　　　B. TNF-α 受体 1 相关周期综合征　　　C. 成人 Still 病

D. 慢性复发性多灶性骨髓炎　　　E. 系统性血管炎

答案：E

本题考查：自身炎症性疾病通常缺乏自身抗体。

参考文献

[1] McDermott MF, Aksentijevich I, Galon J, et al. Germline mutations in the extracellular domains of the 55 kDa TNF receptor, TNFR1, define a family of dominantly inherited autoinflammatory syndromes. Cell, 1999, 97（1）：133-144.

[2] Stojanov S, Kastner DL. Familial autoinflammatory diseases：genetics, pathogenesis and treatment. Curr Opin Rheumatol, 2005, 17（5）：586-599.

[3] Rabinovich E, Livneh A, Langevitz P, et al. Severe disease in patients with rheumatoid arthritis carrying a mutation in the Mediterranean fever gene. Ann Rheum Dis, 2005, 64（7）：1009.

[4] Martinon F, Pétrilli V, Mayor A, et al. Gout-associated uric acid crystals activate the NALP3 inflammasome. Nature, 2006, 440（7081）：237-241.

[5] Duewell P, Kono H, Rayner KJ, et al. NLRP3 inflammasomes are required for atherogenesis and activated by cholesterol crystals. Nature, 2010, 464（7306）：1357-1361.

[6] Kalyoncu M, Acar BC, Cakar N, et al. Are carriers for MEFV mutations "healthy"？ Clin Exp Rheumatol, 2006, 24（5 Suppl 42）：S120-S122.

[7] Koc B, Oktenli C, Bulucu F, et al. The rate of pyrin mutations in critically ill patients with systemic inflammatory response syndrome and sepsis：a pilot study. J Rheumatol, 2007, 34（10）：2070-2075.

[8] Comak E, Dogan CS, Akman S, et al. MEFV gene mutations in Turkish children with juvenile idiopathic arthritis. Eur J Pediatr, 2013, 172（8）：1061-1067.

[9] Tunca M, Akar S, Onen F, et al. Familial Mediterranean fever（FMF）in Turkey：results of a nationwide multicenter study. Medicine（Baltimore）, 2005, 84（1）：1-11.

[10] Akkoc N, Sari I, Akar S, et al. Increased prevalence of M694V in patients with ankylosing spondylitis：additional evidence for a link with familial mediterranean fever. Arthritis Rheum, 2010, 62（10）：3059-3063.

[11] Tunca M, Ozdogan H. Molecular and genetic characteristics of hereditary autoinflammatory diseases. Curr Drug Targets Inflamm Allergy, 2005, 4（1）：77.

[12] Gattorno M, Sormani MP, D'Osualdo A, et al. A diagnostic score for molecular analysis of hereditary autoinflammatory syndromes with periodic fever in children. Arthritis Rheum, 2008, 58（6）：1823-1832.

[13] van der Hilst JC, Simon A, Drenth JP. Hereditary periodic fever and reactive amyloidosis. Clin Exp Med, 2005, 5：87.

[14] Shinar Y，Obici L，Aksentijevich I，et al. Guidelines for the genetic diagnosis of hereditary recurrent fevers. Ann Rheum Dis，2012，71：1599.

[15] Simon A，van der Meer JW，Vesely R，et al. Approach to genetic analysis in the diagnosis of hereditary autoinflammatory syndromes. Rheumatology（Oxford），2006，45（3）：269-273.

[16] Nigrovic PA. Reply：To PMID 24623686. Arthritis Rheumatol，2014，66（9）：2645.

[17] Nigrovic PA. Autoinflammation and autoimmunity in systemic juvenile idiopathic arthritis. Proc Natl Acad Sci U S A，2015，112：15785.

[18] Hoffman HM，Broderick L. Editorial：It Just Takes One：Somatic Mosaicism in Autoinflammatory Disease. Arthritis Rheumatol，2017，69：253.

[19] Kawasaki Y，Oda H，Ito J，et al. Identification of a High-Frequency Somatic NLRC4 Mutation as a Cause of Autoinflammation by Pluripotent Cell-Based Phenotype Dissection. Arthritis Rheumatol，2017，69：947.

[20] Zhou Q，Aksentijevich I，Wood GM，et al. Brief Report：Cryopyrin-Associated Periodic Syndrome Caused by a Myeloid-Restricted Somatic NLRP3 Mutation. Arthritis Rheumatol，2015，67（9）：2482.

[21] Rowczenio DM，Trojer H，Omoyinmi E，et al. Brief Report：Association of Tumor Necrosis Factor Receptor-Associated Periodic Syndrome With Gonosomal Mosaicism of a Novel 24-Nucleotide TNFRSF1A Deletion. Arthritis Rheumatol，2016，68：2044.

[22] Mensa-Vilaro A，Cham WT，Tang SP，et al. Brief Report：First Identification of Intrafamilial Recurrence of Blau Syndrome due to Gonosomal NOD2 Mosaicism. Arthritis Rheumatol，2016，68（4）：1039.

（王　昱）

第二节　家族性地中海热

学习目标

- **基本目标**

    1. 了解 *MEFV* 基因突变引起家族性地中海热的机制。

    2. 了解家族性地中海热的临床表现。

    3. 了解家族性地中海热的治疗原则。

- **发展目标**

    讨论靶向药物在家族性地中海热治疗中的前景。

　　家族性地中海热（familial Mediterranean fever，FMF）是最常见的单基因性周期性发热综合征。FMF 是由位于染色体 16p13.3 编码炎症蛋白（pyrin 蛋白）的 FMF 基因（*MEFV*）发生功能获得性突变引起，而热蛋白的功能之一是调节 IL-1β 的产生。大多数 FMF 患者的 2 个等位基因均有突变，但有相当一部分患者仅存在 1 个等位基因突变。

一、流行病学

大多数 FMF 发生于地中海地区血统人群，在土耳其人、亚美尼亚人、北非人、犹太人和阿拉伯人后裔中最为流行。在亚美尼亚人中，观察到的 FMF 患病率约为 1/500。在希腊、意大利、日本和中国等许多其他人群中，该病的发病率较低。FMF 在不同地区的严重程度和临床表现上有很大的差异。这种变异性可能与 *MEFV* 突变、额外的遗传修饰和相关的环境因素差异相关。

二、病理生理学

FMF 的致病基因 *MEFV* 编码炎症蛋白（pyrin 蛋白）。它主要在髓系细胞、滑膜成纤维细胞和树突状细胞中表达。pyrin 蛋白通过 PYRIN 结构域，以接头蛋白 ASC（apoptotic associated speck-like protein）为桥梁，与各种炎性调节因子形成复杂的联系网络。*MEFV* 突变导致 pyrin 蛋白磷酸化程度下降，致使 NALP3- 炎症复合体过度活化，可以在没有细菌、病毒感染的情况下自发地产生炎症反应，而 FMF 引发的炎症反应主要涉及到 IL-1β、IL-18。

三、临床表现

FMF 发作不规律，主要表现为反复发作的发热、胸痛和腹痛等浆膜炎症状。首次发作多在儿童期，10 岁前和 20 岁前的初次发作率分别为 65% 和 90%。在极少数情况下，50 岁以后会出现初次发作。

1．反复性发热　　几乎所有病例在发作期间都有此表现。大多数 FMF 患者的体温可达 38 ～ 40℃。通常情况下，发热会持续 12 小时到 3 日。发热可能是 FMF 的首发也是唯一的症状，尤其是年幼儿童。

2．腹痛　　95% 的 FMF 患者有阵发性腹痛。最初可能呈局限性，然后范围逐渐扩大。常出现腹膜炎的体征，如肌紧张、反跳痛和麻痹性肠梗阻，这些表现可能被误认为是外科急腹症而导致诊断延迟。

3．胸痛　　45% 的患者可出现胸膜炎，常在 3 日内缓解，也可持续约 1 周。

4．关节炎　　约 75% 的患者存在关节炎，常累及下肢大关节，如髋关节、膝关节、踝关节等，表现为游走性多关节炎，症状和体征多在 24 ～ 48 小时内达峰，后逐渐消失。

5．丹毒样皮肤损害　　12% ～ 40% 的患者有丹毒样皮肤损害。病灶通常为 10 ～ 35 cm^2、有压痛、隆起和红斑，常发生于小腿、踝或足部，可自行缓解，不需要抗生素治疗。

6．继发性淀粉样变性　　进展性继发性淀粉样蛋白 A 淀粉样变性是 FMF 患者死亡的主要原因。在罕见情况下，肾淀粉样变性可以是 FMF 患者的首发同时也是唯一的表现。肾淀粉样变性患者可表现为无症状蛋白尿或临床上明显的肾病综合征，淀粉样蛋白沉积也可发生在脾、肝和胃肠道，之后发生于心脏、甲状腺和睾丸。胃肠道淀粉样变性患者常表现为腹泻和吸收不良。

FMF 患者其他罕见的表现包括劳力性肌痛、急性心包炎、阴囊急症、迁延性发热性肌痛、头痛和无菌性脑膜炎。

四、辅助检查

1．实验室检查　　急性发作期可有白细胞升高，非特异性炎症指标，如 ESR 增快，CRP 升高。尿常规可有一过性尿蛋白阳性，若有持续大量蛋白尿，须警惕淀粉样变。在缓解期，约 1/3 的患者白细胞、ESR、CRP 均正常，有 2/3 的患者白细胞、ESR、CRP 稍升高。

2．基因检测　　检测有无 *MEFV* 基因突变及突变类型，可帮助诊断，但约有 30% 的典型表现患者未发现 *MEFV* 的复合杂合或纯合变异。

3．活体标本检查　对怀疑存在淀粉样变性的患者可进行相应部位活体标本检查，显微镜下可见淀粉样物质沉积。

五、诊断

目前 FMF 的诊断依靠临床诊断。

1．Tel Hashomer 标准　成人多使用 Tel Hashomer 标准。符合以下 2 项主要标准，或者 1 项主要标准 +2 项次要标准，并排除其他疾病，方可诊断。主要标准：①反复发热伴浆膜炎；②继发性 AA 淀粉样变性；③秋水仙碱治疗有效。次要标准：①单纯反复发热；②有丹毒样红斑。

2．Yalinkaya 标准　儿童常用 2009 年 Yalinkaya 提出的诊断标准。符合以下 4 项标准中的 2 项，排除其他疾病，可诊断为 FMF：①发热，腋下体温＞ 38 ℃；②腹痛；③咽痛；④滑膜炎。每条标准须满足持续 6 ～ 72 小时，发作 3 次以上。

对于临床诊断困难，但高度怀疑者，可进行基因检测或秋水仙碱治疗协助诊断。秋水仙碱治疗 6 个月，临床症状明显好转，则支持 FMF 诊断。

诊断后还须对 FMF 患者进行系统性评估及严重程度评估。

六、鉴别诊断

1．幼年特发性关节炎（全身型）和成人 Still 病　该两种疾病可表现为发热、关节炎、皮疹，但幼年特发性关节炎（全身型）和成人 Still 病发热时间更长，与 FMF 不同，此外，FMF 的腹痛症状更突出，且典型皮疹为丹毒样红斑。

2．系统性红斑狼疮　多有 ANA、抗 dsDNA 抗体、抗 Sm 抗体阳性，补体降低，多系统受累更为突出。

3．急腹症　如阑尾炎、胆囊炎、肠套叠、肾结石等，但多有查体异常体征及相应影像学表现。

4．原发性肾病综合征　当 FMF 患者有肾淀粉样变性时可有大量蛋白尿，可通过发热、皮疹、关节炎等肾外表现进行鉴别，肾活检可见淀粉样物质沉积。

七、治疗

秋水仙碱可有效地控制 FMF 发作，且能减缓肾淀粉样变性的进展，确诊后应尽早应用，并应无限期持续使用。对于数年（5 年以上）无症状、未出现急性期反应物升高的罕见杂合子 FMF 患者，可以停用秋水仙碱。推荐的秋水仙碱起始剂量如下：

（1）＜ 5 岁儿童：≤ 0.5 mg/d。

（2）5 ～ 10 岁儿童：0.5 ～ 1 mg/d。

（3）＞ 10 岁的儿童和成年人：1 ～ 1.5 mg/d（如果片剂规格为 0.6 mg，则 1.2 ～ 1.8 mg/d）。

（4）已存在并发症（如肾淀粉样变性）或疾病活动度较高（即高频发作、每次发作持续时间长、发作时累及多个部位，以及关节受累）患者：在肝、肾功能正常的前提下，需要更高的初始剂量（最高 2 mg/d）。

秋水仙碱的每日最大推荐剂量：12 岁以下儿童为 2 mg/d、成年人为 3 mg/d。对有肾或肝损害的患者，需要调整秋水仙碱的剂量。约 5% 的 FMF 患者对秋水仙碱无反应，2% ～ 5% 的患者无法耐受该药，主要由于胃肠道副作用。IL-1 抑制剂是首选的二线治疗方法。若患者对 IL-1 抑制剂无反应，可尝试使用 TNF-α 抑制剂或托珠单抗治疗。

在治疗过程中，须每 6 个月随诊一次，评估疗效及用药安全性。病情平稳 5 年以上且无急性期蛋白升高可在医生指导及密切监测下考虑减量。

L12-2x

二维码13-2　IL-1 抑制剂目前包括哪些药物？

整合思考题

家族性地中海热的首选治疗药物是

A. 秋水仙碱 B. 糖皮质激素 C. 甲氨蝶呤

D. TNF-α 抑制剂 E. IL-1 抑制剂

答案：A

本题考查：家族性地中海热的治疗原则。

参考文献

[1] Ben-Chetrit E，Levy M. Familial Mediterranean fever. Lancet，1998，351（9103）：659-664.

[2] Özen S，Batu ED，Demir S. Familial Mediterranean Fever：Recent Developments in Pathogenesis and New Recommendations for Management. Front Immunol，2017，8：253.

（宋志博）

第三节 隐热蛋白相关周期综合征

学习目标

- **基本目标**

1. 了解 *NLRP3* 基因突变引起隐热蛋白相关周期综合征的机制。

2. 了解隐热蛋白相关周期综合征的临床特点。

3. 了解隐热蛋白相关周期综合征的治疗原则。

- **发展目标**

1. 理解炎症小体调节 IL-1 活化的机制。

2. 讨论靶向药物在治疗自身炎症性疾病中的应用前景。

隐热蛋白相关周期综合征（cryopyrin-associated periodic syndrome，CAPS）或隐热蛋白病是一组由 IL-1β 过度激活引起的自身炎症性疾病，包括家族性寒冷型自身炎症综合征（FCAS）、Muckle-Wells 综合征（MWS）和新生儿发病的多系统炎症性疾病（NOMID），NOMID 又称为慢性婴儿神经性皮肤和关节综合征（chronic infantile neurological cutaneous and articular syndrome，CINCA），3 者在临床表现上存在一定重叠。CAPS 属于罕见病，FCAS 最早报道于 1940 年，多为家族性发病；MWS 首次报道于 1962 年，同样有家族聚集特点，但也有散发病例；NOMID 最为罕见，预后最差。

一、病因与发病机制

3 种 CAPS 都是由染色体 1q44 上的单基因 *NLRP3* 突变导致，该基因编码 NLRP3 蛋白（又被称为隐热蛋白）、NALP3（nacht domain-、leucine-rich repeat- and pyrin domain-containing protein 3）或 PYPAF1（pyrin domain-containing apoptotic protease activating factor 1-like protein）。NLRP3 属于 NOD-LRR（nucleotide-binding oligomerization domain-leucine-rich repeat）蛋白家族，包含 1 个 pyrin 域、NOD 域和 LRR 域。NLRP3 主要在单核细胞和中性粒细胞中表达，在人类软骨细胞中也有表达。NLRP3 在细胞内可感知病原体相关分子模式（pathogen-associated molecular patterns，PAMPs）、危险相关分子模式（danger-associated molecular patterns，DAMPS），这些刺激信号包括细菌和病毒的 RNA、ATP、尿酸结晶、紫外线照射等。在受到上述刺激时，通过和凋亡相关斑点样蛋白（apoptosis-associated speck-like protein containing a CARD，ASC）作用，形成多蛋白复合物，称为 NLRP3 炎症小体，该复合体通过活化 capase-1，进而促进 IL-1β 前体转化为具有活性的 IL-1β。已知的 *NLRP3* 突变有 248 种，部分具有致病性（可通过网站 https：//infevers.umai-montpellier.fr/web/search.php？n=4 查询 *NLRP3* 突变类型及致病性）。由于 *NLRP3* 具有调控 IL-1β 释放的作用，致病突变可能导致炎症复合体异常形成及 IL1β 的异常活化，IL-1β 有强致炎作用，是导致 CAPS 一系列临床表现的关键炎症因子。此外，*NLRP3* 突变对 NF-κB 也具有调控作用，在 CAPS 的发病机制中可能也起到一定作用。

CAPS 的临床表型存在较大差异，提示不同类型的 *NLRP3* 突变对炎症小体活性产生的影响也存在差异。有假说提出，*NLRP3* 具有自我负反馈调节作用，突变产物可能也影响了这一自我调节机制，进一步增加了 capase-1 的活化与 IL-1β 的释放。

二、临床表现

如上所述，CAPS 的临床表型存在一定差异，3 种亚型也有部分重叠。

（一）家族性寒冷型自身炎症综合征

FCAS 是最为温和的 CAPS 类型，表现为反复发作的皮疹、发热、关节痛，通常在暴露于寒冷环境后被诱发。此型 CAPS 多呈家族性分布，为常染色体显性遗传，外显率接近百分之百。皮疹呈红斑样或荨麻疹样，也可呈瘀斑样，多从四肢出现，渐渐遍及身体其他部位，可导致瘙痒或烧灼感。一些患者会伴随有雷诺现象。有时也会出现局限于肢端的红斑样肿胀。90% 以上的患者会出现关节痛，主要累及手、膝、踝关节，也可累计腕、肘和足部关节。80% 以上的患者在发热时出现过结膜炎。其他常见症状包括肌痛、多汗、头晕、头痛、极度口渴和恶心。症状可于寒冷环境暴露后数分钟至 8 小时出现，与之伴随的是血清炎症因子水平的上升，寒冷暴露的程度与后续的发热时长相关，短则数小时，长可达 3 日。95% 的患者在出生后一年内发病，60% 的患者在出生数日内即可发病。随着年龄的增长，临床表现呈现逐渐减轻的特点，长期慢性炎症可继发性 AA 淀粉样变性。

（二）Muckle-Wells 综合征

MWS 一般为外显不全的常染色体显性遗传疾病，也可呈散发性。患者表现为反复发作的发热、腹痛、肌痛、荨麻疹样皮疹，以及结膜炎，也可伴有关节痛、关节炎和肢痛，一部分患者会出现进行性感觉神经性耳聋。此型多于青春期发病，饥饿、疲劳或寒冷是常见的诱因，发作多持续 24 ~ 8 小时。起病时多表现为不适、一过性寒战，随即出现远端肢体或大关节的剧烈疼痛；但较少发生滑膜炎。一些患者会出现口腔和生殖器阿佛他溃疡，眼部受累表现为结膜炎或葡萄膜炎。少数患者于青春期前起病。随着病程进展，可以出现感觉神经性耳聋。骨骼受累可出现杵状指、高足弓。AA 淀粉样变性是最严重的并发症，常导致肾功能不全。

（三）新生儿发病的多系统炎症性疾病

NOMID 又称慢性婴儿神经性皮肤和关节综合征，是最严重的 CAPS 类型。此型表现为三联征，包括婴儿期发病的皮肤损害、慢性无菌性脑膜炎和伴有关节症状的反复发热。NOMID 在出生后即可发病，或者在出生后 1 个月内发病。本病发作无明确诱因，表现为发热，伴有非瘙痒性、游走性红斑，以及肝脾肿大、淋巴结肿大。起病时中枢神经系统表现常不典型，有时可表现为癫痫样发作和一过性肢体麻痹，多数患者会出现慢性无菌性脑膜炎，脑脊液检查可现颅内压增高和轻度的白细胞增多，MRI 可观察到轻度脑室扩张、沟回加深、脑萎缩等改变，病程长者可见硬脑膜钙化。

慢性脑膜炎的常见表现为头痛；很多患者存在思维迟缓。少数患者表现出进行性耳聋。眼部受累常见，表现为视盘水肿、假性视盘水肿和视神经萎缩，也可出现前节病变，如慢性前葡萄膜炎，上述病变可影响视力。关节和骨骼病变是本病的典型表现，骨骼病变可引起骨膜、干骺端异常，导致关节痛；软骨发育异常可导致骨骺增生、髌骨过度增长，是本病的典型体征。手 / 足的指 / 趾骨可发生侵蚀样病变。典型的体征还包括额部隆起和鞍鼻。如果不接受积极治疗，本病预后很差，20% 的患者在儿童时期死亡，死因包括感染、血管炎和淀粉样变性。

三、诊断

对于表现为反复发热、皮疹的患者，应该考虑是否存在 CAPS。如果发病有明确的寒冷诱因、具有荨麻疹样皮疹，应该怀疑 FCAS，前额凸起、鞍鼻、髌骨增生等体征，以及婴儿起病、慢性无菌性脑膜炎提示 NOMID，感觉神经性耳聋、炎症指标显著升高也是诊断的重要依据。*NLRP3* 基因检测能够最终给出基因诊断，但并非所有的 CPAS 患者都能检测出致病突变，尤其一部分患者是由于体细胞突变致病，无法通过常规 DNA 检测发现。

四、治疗

由发病机制可知，针对 IL-1β 的靶向治疗对 CAPS 有效，常规药物，如大剂量糖皮质激素、免疫抑制剂、NSAIDs 对本病无效。

目前国际上已经上市的 IL-1 拮抗剂包括 IL-1 受体拮抗剂阿那白滞素（anakinra）、利纳西普（又称利洛西普，rilonacept）和 IL-1β 抗体卡那奴单抗（canakinumab）。3 种药物对于 CAPS 均有一定疗效，其中阿那白滞素由于可以透过血脑屏障，效果优于卡那奴单抗。除 IL-1 拮抗剂外，有报道显示，IL-6 拮抗剂或沙利度胺也可能有一定疗效。CAPS 一旦出现脏器受累，恢复的可能性较小，故对于 CAPS 患者，应该尽早确诊，尽早开始治疗。

整合思考题

隐热蛋白相关周期综合征的治疗药应首选

A. IL-1 拮抗剂 　　　　B. 糖皮质激素 　　　　C. IL-6 拮抗剂

D. TNF-α 抑制剂 　　　E. 非甾体抗炎药

答案：A

本题考查：隐热蛋白相关周期综合征的关键致病因子及治疗原则。

参考文献

[1] Evavold CL，Kagan JC. Inflammasomes：Threat-Assessment Organelles of the Innate Immune System. Immunity，2019，51（4）：609-624.

[2] Welzed T，Kuemmerle-Deschner JB. Diagnosis and Management of the Gyopyrin-Associated Periodic Syndromes（CAPS）：What Do We Know Today？ J Clin Med，2021，10（1）.

（李光韬）

第四节　成人 Still 病

学习目标

● **基本目标**

1. 理解成人 Still 病的临床特点。

2. 理解成人 Still 病的实验室检查。

3. 初步学会运用成人 Still 病的分类标准。

● **发展目标**

了解成人 Still 病的治疗措施。

成人 Still 病（adult-onset Still's disease，AOSD）是一种全身炎症性疾病，特征为发热、关节痛和（或）关节炎、皮疹、中性粒细胞增多，严重者可伴有系统性损害。1896 年，George Still 在儿童中首次描述了"Still 病"。1971 年，研究者用"成人 Still 病"一词描述表现类似于全身型幼年特发性关节炎儿童，但不满足经典类风湿关节炎标准的一系列成年人患者。

一、病因及流行病学

成人 Still 病的病因尚不清楚，遗传因素和感染可能在本病中发挥作用。成人 Still 病的发病率低，法国一项回顾性研究估计，AOSD 的年发病率为 0.16 例 /100 000 人，男、女比例均衡。年龄分布呈双峰模式，一峰在 15 ~ 25 岁，另一峰在 36 ~ 46 岁，但 70 岁以上的患者也有报道。

二、临床表现

1. **发热**　是本病最常见、最早出现的症状，通常为每日发作，每日 1 ~ 2 次热峰，80% 以上患者呈典型的弛张热，体温常达 39℃以上。

2. **皮疹**　是本病另一主要表现，见于 85% 以上的患者。典型皮疹是一过性橘红色斑疹或斑丘疹，有时皮疹形态多变，通常无瘙痒。皮疹的特点是常与发热伴行，退热后皮疹消失。皮疹主要累及躯干和四肢，但也可累及手掌、足底，偶尔累及面部。皮肤组织病理学呈非特异性表现，包括真皮水肿和真皮浅层轻度血管周围炎症，主要含有淋巴细胞和组织细胞。皮肤活检免疫荧光测定可能显示补体成分在血管壁有轻微沉积。

3．关节和肌肉症状　几乎 100% 的患者有关节疼痛，关节炎发生于 90% 以上的患者中。起初可能是轻度、短暂的寡关节炎。一些患者的表现可在数月期间演变成更严重并可能呈破坏性的多关节炎。最常受累的关节依次为膝、腕、踝、肘、近端指 / 趾间关节和肩关节。

肌肉疼痛较常见，通常随发热达到高峰而加重，有时会很严重且严重影响日常活动能力。患者没有肌无力，但血清肌酸激酶和醛缩酶浓度可轻度升高。肌电图检查和肌肉活检结果通常正常，或者呈非特异性炎性肌病改变。

4．咽痛　多数患者在疾病早期有咽痛，有时存在于整个病程中，也可在疾病复发时出现。一项使用颈部 MRI 的研究表明，环甲软骨膜炎或无菌性非渗出性咽炎可能是咽痛的病因。

5．淋巴结肿大和脾大　约一半的 AOSD 患者可见颈部淋巴结轻度压痛、肿大。多达 2/3 的患者有淋巴结肿大，部分患者可能有脾大。

6．其他临床表现　部分患者可能出现肝大、血清肝转氨酶和碱性磷酸酶升高、胸膜炎、心包积液、腹痛和一过性肺浸润，少数患者可出现急性呼吸衰竭、充血性心力衰竭、心律失常、心脏压塞、肾病、中枢及周围神经系统异常等。部分患者可伴发巨噬细胞活化综合征。

三、实验室及影像学检查

（一）实验室检查

1．红细胞沉降率和 C 反应蛋白　几乎所有患者均会出现急性期反应物（如 ESR 和 CRP）明显升高。

2．血清铁蛋白　多达 70% 的患者血清铁蛋白浓度有明显升高，升高水平与疾病活动度呈正相关，并且对判断病情活动度及评价治疗效果有一定意义。糖基化铁蛋白比值的降低是本病的另一个实验室特征。

3．血常规　在本病活动期，90% 以上的患者中性粒细胞增多，80% 左右的患者血白细胞计数 $\geq 15 \times 10^9$/L。大多数患者可见正细胞正色素性贫血，血红蛋白 ≤ 100 g/L，反应性血小板增多也很常见。在极少数情况下可能发生单纯红细胞再生障碍性贫血。

4．肝功能异常　部分患者可出现血清转氨酶及乳酸脱氢酶升高。

5．血液及组织学　培养阴性。

6．免疫学检查　类风湿因子和抗核抗体呈阴性，仅有少数人可呈低滴度阳性。血清 IL-6、TNF-α 及干扰素 -γ 水平升高也较常见。

7．滑液和滑膜组织　滑液通常是炎症性的，以白细胞计数升高为主，滑膜活检显示慢性滑膜炎，伴滑膜衬里层轻度细胞增生、血管中度充血和单核细胞浸润。

（二）影像学检查

在疾病早期，X 线片通常正常，或者有软组织肿胀征象，有时会发现关节积液或关节周围骨质减少。部分患者表现为腕掌关节和腕骨间关节间隙的非侵蚀性狭窄，可进展成关节骨性强直。CT 和 ^{18}FDG-PET 结果可能异常。一项病例系列研究中，CT 发现的变化包括肺部异常、淋巴结增大、脾大和肝大，^{18}FDG-PET 扫描提示淋巴结、涎腺和其他组织的摄取增加。

有研究发现，18F-FDG PET/CT 显像在 AOSD 的诊断和鉴别诊断中具有一定价值，其影响具有一定的特征性，主要表现为脾、骨髓及淋巴结的 FDG 代谢增高，有助于排除恶性肿瘤并指导活体标本检查，有利于 AOSD 的早期诊断。

四、分类标准

在某种程度上，AOSD 是一种排除性诊断，诊断依据通常是具有特征性的临床表现和实验室检查结果，同时排除没有可导致类似症状和表现的其他疾病。国内外曾制订了许多诊断或分类标准，但至今仍未有公认的统一标准。推荐应用较多的美国 Cush 标准和日本标准。

1．美国 Cush 标准　必备条件：①发热≥ 39 ℃；②关节炎/关节痛；③类风湿因子＜ 1∶80；④抗核抗体＜ 1∶100。另备下列中的任何 2 项：①血白细胞数≥ 15×10⁹/L；②皮疹；③胸膜炎或心包炎；④肝大或脾大或全身浅表淋巴结肿大；⑤肝脾肿大或淋巴结肿大。

2．日本标准　主要标准：①发热≥ 39 ℃并持续 1 周以上；②关节痛持续 2 周以上；③有典型皮疹；④血白细胞数≥ 15×10⁹/L。次要标准：①咽痛；②淋巴结和（或）脾肿大；③肝功能异常；④类风湿因子和抗核抗体阴性。此标准须排除感染、恶性肿瘤、其他风湿免疫病。符合 5 项或者更多标准（至少含 2 项主要标准）可作出诊断。

五、鉴别诊断

AOSD 的鉴别诊断范围很广，包括多种感染、系统性自身免疫性和炎症性风湿病、恶性肿瘤，以及药物不良反应。很多疾病可能表现出 AOSD 中所见的组合特征，例如，发热、皮疹、关节炎、淋巴结肿大，以及急性期反应物升高、白细胞增多和肝酶异常。不明原因发热的鉴别诊断范围也相当广泛，应在 AOSD 的鉴别诊断中予以考虑。

（一）感染

肝炎、人类细小病毒 B19 等急性病毒感染可能会导致发热、关节炎和皮疹。肝炎患者的实验室检查异常也可见于 AOSD。但病毒感染的发热模式、皮疹的外观和出现时间通常与 AOSD 不同，且可通过恰当实验室检查来进行诊断。细菌感染、结核病、莱姆病、布鲁菌病、风湿热等也需要进行鉴别。

（二）恶性肿瘤

由于常出现发热、淋巴结肿大和白细胞增多，AOSD 可能与淋巴瘤（特别是非霍奇金淋巴瘤或霍奇金病）相混淆，尤其是主要表现为淋巴结肿大和全身症状时。淋巴结活检有助于鉴别上述疾病。其他较少见的类似于 AOSD 的恶性疾病包括血管免疫母细胞性 T 细胞淋巴瘤、多中心型淋巴结增生症、骨髓增生性疾病，以及实体癌或副肿瘤综合征。

（三）其他结缔组织病

类风湿关节炎、反应性关节炎、系统性红斑狼疮、皮肌炎、干燥综合征、混合性结缔组织病、血管炎等均可能会出现皮疹、关节炎、发热、肌痛等表现，但这些疾病有各自的特点，特异性的皮疹、自身抗体等可协助鉴别。

（四）其他

如某些药物引起的超敏反应、自身炎症性疾病、Schnitzler 综合征、急性发热性中性粒细胞皮肤病（Sweet 综合征）、结节病等。

六、治疗

早期诊断、合理治疗可以控制疾病的发作、防止复发。

1．NSAIDs　急性炎症期的治疗可首先单独使用非甾体抗炎药，约 1/4 的成人 Still 病患者经合理使用 NSAIDs 后可以控制症状，达到缓解病情的目的，通常这类患者预后良好。一般 NSAIDs 需要较大剂量使用，病情缓解后继续使用 1 ~ 3 个月再逐渐减量，定期复查肝肾功能、血常规。

2．糖皮质激素　对单用 NSAIDs 无效、症状控制不良的患者可使用糖皮质激素，通常用量为 0.5 ~ 1 mg/kg·d，待症状得到控制、病情稳定 1 ~ 3 个月后逐渐减量，并以最小剂量维持病情稳定。病情严重的患者，如有重要脏器损害、顽固发热、严重血管炎、常规 DMARDs 联合治疗半年以上效果差，需要使用大剂量的激素泼尼松≥ 1 mg/kg·d，必要时可用甲基泼尼松龙行冲击治疗。长期应用糖皮质激素应注意其副作用，如感染、骨质疏松等。

3．DMARDs　激素仍不能控制发热、激素减量即复发者，或者关节炎表现越来越明显者，应尽早加用 DMARDs，首选甲氨蝶呤。患者对甲氨蝶呤不能耐受或疗效不佳时可改用其他 DMARDs，如来氟米特、硫唑嘌呤、柳氮磺吡啶（柳氮磺胺吡啶）、环孢素、环磷酰胺等。

4．生物制剂　重症、难治、复发的成人 Still 病患者可考虑行生物制剂治疗，可选用的包括抗肿瘤坏死因子 -α 拮抗剂、抗 IL-1 受体拮抗剂、抗 IL-6 受体制剂等。

5．其他　如雷公藤多甙、白芍总苷等，可尝试应用。

七、预后

本病的病情、病程呈多样化，少部分患者一次发作缓解后不再发作，有自限倾向。但多数患者缓解后容易反复发作，还有部分患者病情持续活动，最终表现为慢性关节炎，出现软骨和骨质破坏，酷似类风湿关节炎。

须强调的是，成人 Still 病是一种排除性诊断的疾病，即使在临床诊断后，仍要在整个病程中密切监测、长期随访，警惕肿瘤、感染和其他疾病等，随时调整治疗。

整合思考题

（1～2 题共用题干）

女性，35 岁，发热 2 月余，最高体温为 39.5℃，伴咽痛，双腕、双膝关节疼痛，发热时关节痛加重伴前胸、背部斑片状红色皮疹，服用布洛芬缓释胶囊（芬必得）后体温可降至正常，关节痛好转，皮疹消退，数小时后再次出现发热。实验室检查提示白细胞（WBC）22.5×10⁹/L，血红蛋白（HGB）102 g/L，血小板（PLT）342×10⁹/L，中性粒细胞百分比（NE%）89%，红细胞沉降率（ESR）95 mm/h，抗核抗体、类风湿因子均为阴性，患者为进一步诊治来院。

1．患者最不可能的诊断是

A．系统性红斑狼疮　　　　B．成人 Still 病　　　　C．血管炎

D．感染性疾病　　　　　　E．淋巴瘤

2．为进一步明确诊断，下列需要完善的检查是（多选题）

A．PET/CT　　　　　　　B．血培养　　　　　　C．淋巴结超声

D．血管超声　　　　　　　E．ANCA 检测

答案：1. A；2. ABCDE

本题考查：（1）成人 Still 病的鉴别诊断。

　　　　　（2）成人 Still 病的实验室检查。

参考文献

［1］Magadur-Joly G，Billaud E，Barrier JH，et al. Epidemiology of adult Still's disease：estimate of the incidence by a retrospective study in west France. Ann Rheum Dis，1995，54（7）：587-590.

［2］中华医学会风湿病学分会．成人斯蒂尔病诊断及治疗指南．中华风湿病学杂志，2010，14（7）：3.

（张晓慧）

第五节　慢性复发性多灶性骨髓炎

学习目标

- **基本目标**

  了解 CRMO 的常见临床表现及好发人群。

- **发展目标**

  拓展 CRMO 的治疗进展。

慢性复发性多灶性骨髓炎（chronic recurrent multifocal osteomyelitis，CRMO）是发生于儿童的无菌性慢性炎性疾病，主要累及骨骼，可有单基因自身炎性疾病，如 IL-1 受体拮抗剂缺陷（DIRA）或 Majeed 综合征的表现。

一、病因和发病机制

CRMO 确切的发病机制尚不十分清楚，遗传因素与环境因素均有参与，并可能是由破骨细胞介导的炎症反应。小鼠模型及 DIRA 等自身炎症性综合征患者的研究显示，IL-10 与 IL-1β 失调可能会导致骨骼炎症与骨丢失。例如，IL-10 下降会激活 NLRP3 炎症复合体，进而增加了 IL-1β 并通过 RANKL 通路的 RANK 诱导破骨细胞生成。有研究还在 CRMO 患者中发现了罕见的 *PSTPIP1*、*CLCN7*、*ACAN*、*COLIAI* 基因变异，这些变异是否与该病相关仍须进一步研究。

二、临床表现

二维码13-3　掌跖脓疱病

1. 骨骼　CRMO 的主要特征是隐匿起病的骨痛，患儿的疼痛部位可能有肿胀，通常存在局部压痛，偶尔皮温增高，可为复发性或持续性。以下肢长骨干骺端最常受累，其次是骨盆、椎骨、锁骨、上肢长骨和下颌骨。大部分单灶性病变患者都会在进一步诊断性检查中会发现更多病变或在随访期出现新病变。

2. 伴随表现　CRMO 可伴皮肤、消化道或关节受累，如银屑病、掌跖脓疱病、痤疮、炎症性肠病、脊柱关节炎；少数患者还可伴有坏疽性脓皮病、急性发热性中性粒细胞皮肤病（Sweet 综合征）、多发性大动脉炎或肉芽肿性多血管炎。其中，掌跖脓疱病是最常见的皮肤病变，关节炎通常发生在邻近关节，骨盆区病变更常伴随骶髂关节炎而非脊柱病变。

三、诊断及鉴别诊断

隐匿起病的骨痛患儿均应怀疑 CRMO。CRMO 的临床、实验室、影像学和病理学特征均无特异性，因此仍应进行"排除性"诊断，病变部位活检有助于排除其他疾病。常需要重点鉴别的其他疾病包括感染性骨髓炎、恶性肿瘤（白血病、霍奇金淋巴瘤、原发性恶性骨病）、良性骨肿瘤、非朗格汉斯细胞组织细胞增生症等。

四、治疗

CRMO 的初始治疗多使用非甾体类抗炎药，但常有复发，还可能出现新病变。若患者在初始治疗时有活动性脊柱病变或严重疾病负荷导致的明显活动受限，或者在尝试 4 ～ 6 周 NSAIDs 治疗后仍持续存在活动性症状和异常 MRI 结果，此时也可采用其他治疗，包括 TNF-α 拮抗剂、双磷酸盐，以及甲氨蝶呤等慢作用改善病情的抗风湿药。CRMO 的管理还应包括支持治疗（如适当理疗和技能训练）。

整合思考题

CRMO 初始治疗应首选

    A. 非甾体抗炎药　　　　　　B. 甲氨蝶呤　　　　　　C. 秋水仙碱

    D. TNF-α 抑制剂　　　　　　E. IL-1 受体拮抗剂

    答案：A

    本题考查：CRMO 的治疗原则。

参考文献

［1］ Ferguson PJ，Laxer RM. New discoveries in CRMO：IL-1β，the neutrophil，and the microbiome implicated in disease pathogenesis in Pstpip2-deficient mice. Semin Immunopathol，2015，37（4）：407-412.

［2］ Girschick HJ，Raab P，Surbaum S，et al. Chronic non-bacterial osteomyelitis in children. Ann Rheum Dis，2005，64：279.

（张昊泽）

第六节　化脓性无菌性关节炎、坏疽性脓皮病和痤疮综合征

学习目标

- **基本目标**

  1. 了解 PAPA 综合征的常见临床表现及好发人群。

  2. 了解 PAPA 综合征的常见致病基因。

- **发展目标**

  拓展 PAPA 综合征的治疗进展。

　　化脓性无菌性关节炎 - 坏疽性脓皮病 - 痤疮综合征（pyogenic arthritis，pyoderma gangrenosum，acne syndrome，PAPA 综合征）是一种罕见的常染色体显性遗传病。患者在儿童期表现为少关节型破坏性关节炎，通常累及肘、膝和（或）踝关节；在青春期早期会发生重度囊肿性痤疮，

而部分患者可出现注射部位的病态反应样无菌性脓肿和坏疽性脓皮病。

一、病因及发病机制

PAPA 综合征的疾病位点被定位在 15 号染色体上，脯氨酸 - 丝氨酸 - 苏氨酸磷酸酶相互作用蛋白 1（proline-serine-threonine phosphatase-interacting protein 1，PSTPIP1）的突变（p.A230T和 p.E250Q）被确定为 PAPA 综合征的致病基因。PSPTIP1 是一种主要在造血细胞中表达的细胞骨架相关接头蛋白，具有激活调节性 T 细胞、激活吞噬细胞和释放 IL-1 的功能。PSTPIP1 基因突变可致蛋白磷酸化障碍；也有研究认为，PSTPIP1 基因突变可致炎素与适配体蛋白寡聚体化，形成炎性小体。2 条通路都可致炎性小体活化增强，触发中性粒细胞介导的炎症反应。也有文献报道，有些患者的临床表型十分明确，但基因检测结果为阴性。因此，其发病原因有待进一步研究，也由此可见，虽然 PAPA 综合征的诊断依赖基因检测，但却不能将基因检测作为诊断的唯一指标。

二、临床表现

（1）PAPA 综合征通常表现为儿童时期反复出现的无菌性、侵蚀性关节炎，发生在自发性或轻微创伤之后。关节炎是少关节的，1 次影响 1 ～ 3 个关节，其特点是有反复发作的炎症反应，并可导致化脓性、富含中性粒细胞的物质在受累关节内聚积，最终导致严重的滑膜和软骨破坏。

（2）进入青春期后，关节症状趋于消退，皮肤症状反复出现。皮肤表现包括过敏反应，通常在注射部位出现脓肿、严重的囊性痤疮，以及反复出现的、无法愈合的无菌性溃疡，通常被诊断为坏疽性脓皮病。这些患者的皮肤和关节培养物通常是无菌的。滑膜组织显示有大量中性粒细胞浸润，没有免疫球蛋白或补体的沉积。

三、治疗

由于 PAPA 综合征的罕见性、临床异质性和发病机制复杂性，目前尚无明确的、有效的治疗方法。激素对大多 PAPA 综合征患者有效，免疫抑制剂在控制局部症状时可能有效，但并不能完全控制 PAPA 综合征的病情，激素联合生物制剂可能获得良好疗效。目前为止，类固醇激素、TNF-α 拮抗剂、IL-1 受体拮抗剂已被证实能有效地控制患者的关节症状，缓解关节炎症；有研究表明，TNF-α 拮抗剂（如英夫利昔单抗）可使一些 PAPA 综合征患者的严重坏疽性脓皮病皮疹逐渐消退。目前，治疗的远期疗效仍有待多中心对更多病例进行进一步随访、观察。

二维码13-4 炎性小体

整合思考题

PAPA 综合征最常见的基因突变为

A. PSPTIP1 基因突变   B. HLA-B27 基因突变   C. HLA-B5801 基因突变

D. MEFV 基因突变   E. MALP3 基因突变

答案：A

本题考查：PAPA 综合征的致病基因。

参考文献

[1] ShohamNG，CentolaM，MansfieldE，et al. Pyrin binds the PSTPIP1/CD 2BP1 protein，definingfamilialMediterraneanfeverandPAPAsyndromeasdisordersinthesamepathway. Proc

NatlAcadSciUSA，2003，100（23）：13501-13506.

［2］SmithEJ，AllantazF，BennettL，et al. Clinical，molecular，and genetic characteristics of PAPA syndrome：a review. Curr Genomics，2010，11（7）：519-527.

（张昊泽）

第十四章
IgG4相关性疾病

学习目标

- **基本目标**
  1. 掌握 IgG4 相关性疾病的临床特点及病理改变。
  2. 熟悉 IgG4 相关性疾病的实验室及影像学检查特点。
  3. 学会运用 IgG4 相关性疾病的诊断标准进行疾病的初步诊断。

- **发展目标**
  理解 IgG4 相关性疾病的发病机制。

IgG4 相关性疾病（IgG4 related disease，IgG4-RD）是一种新发现的免疫介导的炎症性系统性疾病，可累及全身多个部位，以大量 IgG4$^+$ 浆细胞浸润和纤维化为特点，通常伴有血清 IgG4 水平的升高。IgG4-RD 好发于 50 岁以上的中老年人群。男、女比例为（2 ~ 3）∶1，可能因受累器官不同存在差异。2009 年，日本的一项研究表明，IgG4-RD 的患病率约为 6/100 000。

一、病因

IgG4-RD 的病因尚不明确，可能与遗传、环境及免疫等因素相关。

1. **遗传因素**　研究表明，在日本人群中，*HLA-DRB1*04：05* 和 *HLA-DQB1*04：01* 基因型可增加疾病的易感性；而韩国的一项研究表明，*HLA-DQβ1-57* 基因型与疾病的复发相关。此外，T 淋巴细胞相关抗原 4、肿瘤坏死因子 -α 及 Fc 受体 3 的编码基因可能与疾病的易感性和复发有关。

2. **环境因素**　IgG4-RD 的发生可能与环境因素有关。调查研究表明，IgG4 相关性胆管炎和胰腺炎患者此前曾有有机溶剂、工业粉尘和金属粉尘接触史。IgG4 相关性腹膜后纤维化可能与吸烟和石棉接触有关。

3. **分子模拟**　幽门螺杆菌与人体内的某些酶存在同源性，且这一同源节段上有 HLA 分子的 *HLA-DRB1*04：05* 结合基序。因此，幽门螺杆菌感染可能通过固有免疫诱导 IgG4 的产生。

二、发病机制

IgG4-RD 的发病机制尚未完全明确。目前认为，IgG4-RD 的炎症和纤维化是由多种免疫因素介导的（图 14-1）。在抗原的刺激下，B 淋巴细胞和 CD4$^+$T 细胞首先被激活，活化的 CD4$^+$T 细胞激活巨噬细胞、肌成纤维细胞和成纤维细胞，从而导致纤维化。B 淋巴细胞分化为产生 IgG4 的浆细胞，进入受损组织与 CD4$^+$T 细胞协同作用。调节性 T 细胞和 Th2 细胞活化，表达一系列细胞因子，如 IL-4、IL-10、IL-13、TGF-β，促进纤维化并进一步诱导免疫球蛋白转化为 IgG4。

成纤维细胞也可以在 Th2 细胞因子和 CXCL2 等趋化因子的作用下浸润靶组织，导致纤维化。然而，目前关于 IgG4 分子在发病中的作用仍存在争议。一些研究指出，IgG4 在体内经历了 Fab 臂交换的过程，IgG4 分子重链二聚体的每个半分子分别与另一个半 IgG4 蛋白结合，从而不能与抗原交联形成免疫复合物，因此，IgG4 可能不是本病的致病因素。

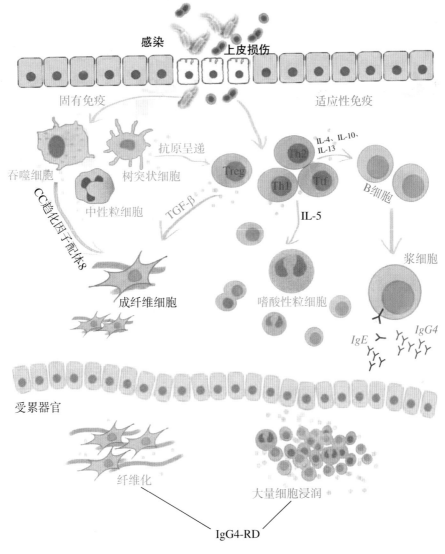

图 14-1　IgG4-RD 的发病机制

三、临床表现

IgG4-RD 可以累及全身多个器官和组织，临床表现也有所不同。常受累的组织 / 器官包括胰腺、涎腺、泪腺、肺、胆管、腹膜后组织、肾、大动脉、皮肤、甲状腺、垂体、心包和纵隔等。大多数患者同时或先后出现多个器官病变，少数患者仅有单一器官受累。IgG4-RD 通常呈亚急性病程，持续进展，反复发作。IgG4-RD 的临床表现主要为肿块样病变及对周围组织的压迫和损伤，严重时可造成器官衰竭。患者可有乏力和体重减轻，发热较少见，约 40% 的患者有支气管哮喘或过敏性鼻炎等过敏性疾病。IgG4-RD 各器官组织受累的表现如下。

1. 胰腺　为最常受累的器官之一，胰腺受累的主要表现为 1 型自身免疫性胰腺炎，患者可有黄疸、瘙痒、腹痛、腹泻及新发糖尿病等表现。影像学表现通常为胰腺弥漫性或节段性增大，伴有正常叶瓣的缺失和胰管的弥漫性狭窄（图 14-2）。

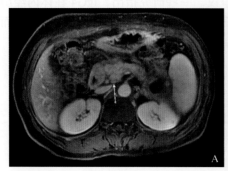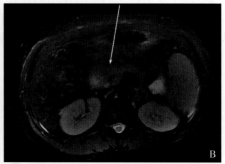

图 14-2　腹部 MRI 表现
A. 增强 T1WI 像；B. T2WI 抑脂像

2. 涎腺　大涎腺（下颌下腺、腮腺、舌下腺）是 IgG4-RD 常受累的器官。典型表现为不对称或对称的下颌下腺、腮腺和（或）舌下腺的无痛性增大，可伴有口干。初期症状不具有特异性，容易被忽视或误诊。

3. 眶部及泪腺　典型的 IgG4 相关性眼病表现为泪腺无痛性肿大，可伴突眼，双侧病变常见，视力通常不受损，严重时可能出现视物模糊、重影。也可能累及眶周肌肉和球后，延伸至翼腭窝并累及三叉神经。

4. 胆道　胆道受累的主要表现为肝功能异常和梗阻性黄疸，IgG4 相关性硬化性胆管炎常同时伴有自身免疫性胰腺炎，若未经治疗可能进展为终末期肝病。影像学表现为胆囊壁增厚及弥漫性或节段性胆管狭窄。

5. 胸腔器官　肺部、胸膜和纵隔受累可引起炎性假瘤、中央气道疾病、局灶或弥漫性间质性肺炎或胸膜炎，临床常表现为咳嗽、咯血、呼吸困难。影像学表现为实性结节性病变、磨玻璃样改变、肺间质病变、支气管血管束增粗、小叶间隔增厚、纵隔淋巴结增大或胸膜结节性增厚。

6. 血管　血管受累的主要表现为血管壁及血管周围浸润，主要累及大血管，如主动脉、肺动脉、髂动脉和髂静脉，偶尔可累及颈动脉分支和冠状动脉等中动脉。主要表现为主动脉瘤/主动脉炎、缩窄性心包炎、冠状动脉周围炎性假瘤，偶尔可见夹层和穿孔。CT 表现为血管壁增厚及增强扫描后管壁均匀强化。

7. 腹膜后组织　腹膜后组织受累可引起腹膜后纤维化、腹主动脉炎或腹主动脉周围炎，主要症状为腹部或腰部疼痛、下肢水肿、下尿路症状、发热（常 < 38 ℃）和体重减轻。慢性炎症和纤维化可能累及周围结构，如输尿管，导致肾盂积水和急性肾衰竭。典型的影像学表现为腹膜后肿块样病变，可包绕邻近结构如腹主动脉、髂动脉、下腔静脉、输尿管及腰大肌等。

8. 泌尿系统　肾受累的最常见表现为 IgG4 相关性肾小管间质性肾炎，可出现不同程度的蛋白尿和肾功能不全。部分患者可出现肾小球病变，以膜性肾病最为常见。前列腺受累可表现为前列腺增大及相关症状。影像学表现为肾弥漫性增大及低密度影、肾盂占位及肾盂或输尿管管壁增厚等。

9. 甲状腺　IgG4 相关性硬化性甲状腺炎常累及单个甲状腺叶或整个甲状腺，表现为甲状腺弥漫性肿大变硬或局部肿块。临床症状主要为局部肿胀疼痛、吞咽困难、声嘶、呼吸困难及甲状腺功能减退。部分木样（Riedel's）甲状腺炎和桥本甲状腺炎可能与 IgG4-RD 相关。

10. 淋巴结　IgG4-RD 常累及受累器官周围淋巴结而引起淋巴结病，常见的受累部位为颈部、锁骨上、颌下、腋窝、肺门、纵隔、主动脉旁、腹膜后及腹股沟淋巴结。受累淋巴结直径为 1 ～ 3 cm，呈无痛性肿大。

11．其他　除主要器官外，其他器官或组织 IgG4-RD 也可受累，包括皮肤（头面部红斑丘疹）、鼻和鼻窦（鼻塞和嗅觉减退）、周围神经和颅内结构（硬脑膜炎和垂体炎）等。

四、辅助检查

1．实验室检查　IgG4-RD 的典型改变为血清 IgG4 水平升高（> 135 mg/dl），约 2/3 的患者有血清 IgG4 水平升高的表现。虽然 IgG4 水平与 IgG4-RD 的疾病活动度有相关性，但 IgG4 水平升高并不是本病特异的生物学指标，且部分患者的 IgG4 水平并不升高。病情得到控制后，患者血清 IgG4 水平可下降，但可能不能降至完全正常。血清 IgG4 水平下降后再次升高通常提示疾病有复发的可能。

除 IgG4 水平升高外，其他 IgG 亚型水平也可能升高，并造成高丙种球蛋白血症。部分患者可同时出现血清 IgE 和嗜酸性粒细胞水平升高，在疾病活动期，ESR、CRP 等炎症指标也可升高。约 30% 患者可有类风湿因子阳性或补体下降，ANA 可出现低滴度阳性，但抗 ENA 抗体、抗 dsDNA 抗体等特异性自身抗体通常为阴性。此外，胰腺和胆道受累者可出现肝酶、胆管酶和胆红素升高，间质性肾炎或肾盂积水患者可出现血肌酐水平升高。

二维码14-1　血清IgG4升高的疾病

2．组织病理学检查　IgG4-RD 的典型病理学改变为：①受累组织中有大量淋巴细胞和浆细胞浸润，IgG4$^+$ 浆细胞 > 10 个 /HPF，IgG4$^+$/IgG$^+$ 浆细胞比例 > 40%（图 14-3、图 14-4）。②纤维组织增生，特征性表现为席纹状或轮辐条状纤维化。③闭塞性静脉炎。部分患者可出现嗜酸性粒细胞浸润和管腔未闭的静脉炎。病变区域除小淋巴细胞（以 T 淋巴细胞为主）和浆细胞浸润外，亦可存在嗜酸性粒细胞和巨噬细胞，偶尔可以观察到生发中心。席纹状纤维化呈由中心向四周辐射的车轮辐条状，主要由成纤维细胞或肌成纤维细胞组成，在穿刺活检样本中可能观察不到。静脉通道可能被密集的淋巴浆细胞浸润而出现闭塞性静脉炎，而与中静脉伴行的动脉常不受累。

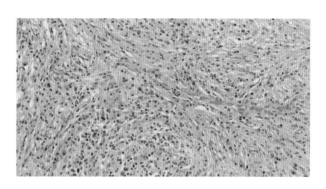

图 14-3　苏木精 – 伊红染色（HE 染色，× 40）

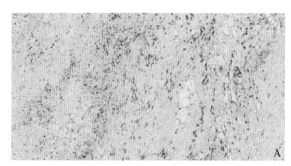
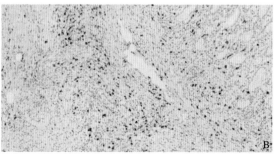

图 14-4　免疫组化染色
A．IgG 染色；B．IgG4 染色（×40）

3．影像学检查　超声主要用于胰腺、泪腺、涎腺等器官受累时的筛查。CT 或 MRI 横断面成像对 IgG4-RD 的诊断起着重要作用。IgG4-RD 引起的器官损伤在 CT 中常表现为器官肿大或占位，MRI 表现为 T2 加权像的低信号。对于 CT 及 MRI 敏感性较低的部位，如主动脉、大血管、淋巴结，PET 可以作为一项有效的检查手段。

五、诊断

IgG4-RD 的诊断需要结合临床病史，以及血清学、影像学和组织病理学特征。目前常用的诊断标准有日本 2020 年制订的更新版 IgG4-RD 综合诊断标准（表 14-1）和美国风湿病学会 / 欧洲抗风湿病联盟（ACR/EULAR）2019 年制订的 IgG4-RD 国际分类标准（表 14-2）。2020 年更新版 IgG4-RD 综合诊断标准由 3 部分组成：①临床及影像学特征；②血清学诊断；③病理学诊断。同时满足 3 条标准为确定诊断，满足①和③为可能诊断，满足①和②为可疑诊断。2019 年 ACR/EULAR 制订的 IgG4-RD 国际分类标准包括：①纳入标准；②排除标准；③包含标准。符合初始纳入标准，同时不符合任何一项排除标准，累积权重分数 ≥ 20 可分类诊断。

表 14-1　2020 年更新版 IgG4-RD 综合诊断标准

1．临床及影像学特征

　　一个或多个器官显示特征性的弥漫性 / 局限性肿大、肿块形成或结节样表现

　　单一器官受累时，不包括单纯淋巴结肿大

2．血清学诊断

　　血清 IgG4 水平升高（> 135 mg/dl）

3．病理学诊断（下列 3 条标准中符合 2 条）

　　(1) 大量淋巴细胞和浆细胞浸润，伴纤维化

　　(2) 组织中浸润的 IgG4+ 浆细胞与 IgG+ 浆细胞的比值 > 40%，且每高倍镜视野下 IgG4+ 浆细胞 > 10 个

　　(3) 有典型的组织纤维化，尤其是席纹状纤维化，或者有闭塞性静脉炎

诊断

　　确定诊断：1+2+3

　　可能诊断：1+3

　　可疑诊断：1+2

备注：

(1) 结合器官特异性诊断标准：如果根据本标准不能确诊，也可结合脏器特异性诊断标准（IgG4 相关性自身免疫性胰腺炎、IgG4 相关性泪腺、涎腺炎、IgG4 相关性肾疾病、IgG4 相关性硬化性胆管炎、IgG4 相关性眼病、IgG4 相关性呼吸道疾病、IgG4 相关性大动脉周围炎 / 动脉周围炎 / 腹膜后纤维化等的诊断标准）进行诊断。

(2) 排除诊断：IgG4-RD 必须与累及脏器的肿瘤（如癌症、淋巴瘤）相鉴别，与类似疾病，如干燥综合征、原发性硬化性胆管炎、多中心卡斯尔曼病（Castleman 病）、继发性腹膜后纤维化、韦格纳肉芽肿病、结节病、变应性肉芽肿性多血管炎等相鉴别。高热、C 反应蛋白 / 中性粒细胞明显升高的患者，应排除感染、炎症相关的疾病。

(3) 病理学诊断：与针吸活检或内窥镜活检获得的组织样本相比，IgG+ 浆细胞计数通常在手术切除器官，尤其是剔除的组织中更丰富。因此，对针吸活检或内窥镜活检标本可降低对 IgG+ 浆细胞计数的要求。席纹状纤维化是指梭形细胞、炎症细胞和细胶原纤维排列整齐，呈席纹状或漩涡状；闭塞性静脉炎是指纤维静脉闭塞伴炎性细胞浸润。两者都有助于 IgG4-RD 的诊断。病理学诊断中符合（1）+（3）而无（2），仅适用于 IgG4 和（或）IgG 染色不佳者。

(4) 激素治疗反应：不提倡激素试验性治疗。如果患者对激素治疗反应不好，建议重新考虑诊断。

表 14-2　2019 年 ACR/EULAR IgG 4-RD 国际分类标准

步骤	内容	
纳入标准	包含以下典型器官的临床或影像学特征 [a]，例如，胰腺、涎腺、胆管、眼眶、肾、肺、主动脉、腹膜后、硬脑脊膜或甲状腺 [木样甲状腺炎（Riedel's 甲状腺炎）]，或有以上器官不明原因的炎症伴淋巴浆细胞浸润的病理证据	是或否（如果不符合纳入标准，则该患者不能进一步考虑为符合 IgG 4-RD 的分类标准）
排除标准	领域及项目（对是否符合排除标准的项目，应根据患者的临床情况进行个体化评估）	是或否（如果符合排除标准，则该患者不能进一步被考虑为符合 IgG4-RD 的分类标准）
	临床	
	发热	
	对激素治疗无客观反应	
	血清学	
	不明原因的白细胞减少症和血小板减少症	
	外周血嗜酸性粒细胞增多	
	ANCA 阳性（特异性针对蛋白酶 3 或髓过氧化物酶）	
	抗 SSA 抗体或抗 SSB 抗体阳性	
	抗 dsDNA 抗体、抗核糖体 P 蛋白抗体或抗 Sm 抗体阳性	
	其他疾病特异性自身抗体	
	冷球蛋白血症	
	影像学	
	有怀疑恶性肿瘤或感染的影像学检查，尚未充分证实	
	影像学进展迅速	
	长骨病变符合埃德海姆 - 切斯特病（Erdheim-Chester 病）	
	脾大	
	病理学	
	细胞浸润提示恶性肿瘤，尚未充分评估	
	符合炎性肌纤维母细胞瘤的标记	
	突出的中性粒细胞炎症	
	坏死性血管炎	
	显著的坏死改变	
	原发性肉芽肿性炎症	
	巨噬细胞 / 组织细胞病的病理特征	
	已知的以下诊断	
	多中心型卡斯尔曼病（Castleman 病）	
	克罗恩病或溃疡性结肠炎（如果只存在胰胆病）	
	桥本甲状腺炎（如果只有甲状腺受累）	

步骤	内容

如果病例符合纳入标准，同时不符合任何一项排除标准，则进行"包含标准"步骤

包含标准	领域及项目	权重 注意：每项领域中只计入最高权重分数
	病理学方面	
	无信息病理	+0
	密集淋巴浆细胞浸润	+4
	密集淋巴浆细胞浸润和闭塞性静脉炎	+6
	密集淋巴浆细胞浸润和席纹状纤维化伴或不伴闭塞性静脉炎	+13
	免疫组化染色	
	（淋巴结，胃肠道黏膜表面和皮肤的病理检查不计入免疫组化染色组合分配权重）	0分：IgG4$^+$/IgG$^+$ 比例在 0% ~ 40% 或不确定[b]，且 IgG4$^+$ 细胞数 / 高倍 F 为 0 ~ 9 7分：① IgG4$^+$/IgG$^+$ 比例 ≥ 41%，且 IgG4$^+$ ≥细胞数 / 高倍为 0 ~ 9 或不确定[b]；② IgG4$^+$/IgG$^+$ 比例为 0% ~ 40% 或不确定[b]，且 IgG4$^+$ 细胞数 / 高倍 ≥ 10 或不确定[b] 14分：① IgG4$^+$/IgG$^+$ 比例为 41% ~ 70%，且 IgG4$^+$ 细胞数 / 高倍 ≥ 10；② IgG4$^+$/IgG$^+$ 比例 ≥ 71% 或不确定[b]，且 IgG4$^+$ 细胞数 / 高倍为 10 ~ 50 16分：IgG4$^+$/IgG$^+$ 比例 ≥ 71%，且 IgG4$^+$ 细胞数 / 高倍 ≥ 51
	血清 IgG4 水平	
	正常或未检查	+0
	< 2 倍参考值上限	+4
	2 ~ 5 倍参考值上限	+6
	≥ 5 倍参考值上限	+11
	双侧泪腺、腮腺、舌下腺和颌下腺	
	无任何一组腺体受累	+0
	一组腺体受累	+6
	两组或更多腺体受累	+14
	胸部	
	未检查或下列项目均未出现	+0
	支气管血管周围和隔膜增厚	+4
	胸椎旁带状软组织	+10
	胰腺及胆管系统	
	未检查或下列项目均未出现	+0
	弥漫性胰腺增大（无分叶）	+8

续表

步骤	内容	
	弥漫性胰腺增大和包膜样低强化带	+11
	胰腺（上述任一种）和胆管受累	+19
	肾	
	未检查或下列项目均未出现	+0
	低补体血症	+6
	肾盂增厚 / 软组织	+8
	双侧肾皮质低密度区	+10
	腹膜后	
	未检查或下列项目均未出现	+0
	腹主动脉壁弥漫性增厚	+4
	肾动脉以下的主动脉或髂血管周围或前外侧软组织	+8
总分	符合初始纳入标准，同时不符合任何一项排除标准，累积权重分数 ≥ 20 可作诊断	

备注：

a. 指受累器官肿大或肿瘤样肿块，但以下器官受累常为非肿块病变：①胆管，更倾向发生狭窄；②主动脉，典型的特征是管壁增厚或动脉瘤扩张；③肺部，常见支气管血管束增厚。

b. 指在某些特殊情况下，无法清楚地量化染色阳性细胞的浸润情况，但仍可确定细胞数至少 10 个 / 高倍。由于多种原因，通常与免疫染色的质量有关，无法精确计算 IgG4$^+$ 浆细胞的数量，但仍可以自信地将结果分组到适当的免疫染色类别中。

六、鉴别诊断

鉴于 IgG4-RD 多器官受累的特点，本病须与慢性炎症、实体肿瘤、感染及其他自身免疫疾病，如干燥综合征、多中心卡斯尔曼病（Castleman 病）、罗萨伊 - 多尔夫曼病（Rosai-Dorfman 病，罗道病）、炎性肌纤维母细胞瘤、息肉性肉芽肿、巨细胞动脉炎或系统性血管炎等相鉴别。组织病理学检查对于疾病的鉴别诊断有重要作用，当以下病理表现存在时通常不支持 IgG4-RD，包括大量组织细胞浸润、大量中性粒细胞浸润、恶性浸润、巨细胞浸润、有明显坏死、原发性肉芽肿性炎和坏死性血管炎等。

七、治疗

IgG4-RD 的治疗目标是控制病灶炎症，恢复器官功能，维持疾病缓解。早期治疗可预防炎症和纤维化导致的不可逆的脏器损伤。有症状、处于活动进展期的患者均需要进行治疗，部分无症状但可能导致受累器官出现严重的、不可逆转的后遗症（如胆道、肾、主动脉、纵隔、腹膜后和肠系膜等受损）的患者也需要及时进行治疗。少数无症状淋巴结病或轻度下颌下腺肿大患者的病情进展缓慢，可进行观察、随访。

目前，IgG4-RD 的治疗药物包括糖皮质激素、传统免疫抑制剂和生物制剂。

1. 糖皮质激素　大多数 IgG4-RD 患者对糖皮质激素敏感。糖皮质激素是所有活动期、未经治疗、没有禁忌证的 IgG4-RD 患者诱导缓解的一线药物。醋酸泼尼松的常用起始治疗剂量为 0.6 ~ 1.0 mg/kg/d。2 ~ 4 周后根据临床反应调整剂量，每 1 ~ 2 周减少 5 mg。使用醋酸泼尼松 2 ~ 3 个月后可维持小剂量治疗（2.5 ~ 5.0 mg/d）。经糖皮质激素治疗后临床症状可迅速改善，但激素减量过程中可能出现病情反复。糖皮质激素治疗的不良反应包括感染、消化道溃疡、血糖升高、血压升高、骨质疏松等。

2. 传统免疫抑制剂　硫唑嘌呤、吗替麦考酚酯（霉酚酸酯）和甲氨蝶呤等药可作为免疫抑制剂用于 IgG4-RD 患者的治疗。对于单用糖皮质激素治疗不能充分控制疾病、糖皮质激素减量过程中病情反复或糖皮质激素治疗过程中出现明显副作用的患者，可使用糖皮质激素联合免疫抑制剂以提高疗效，减少复发。然而，免疫抑制剂的治疗缺少前瞻性对照研究，在治疗过程中需要对病情和治疗效果进行严格评估，监测不良反应。

3. 生物制剂 利妥昔单抗（抗 CD20 单克隆抗体）主要通过清除 B 淋巴细胞达到治疗作用，多用于治疗复发性或难治性 IgG4-RD。利妥昔单抗的治疗效果较为显著，除临床症状缓解外，血清 IgG4 水平也有显著下降。目前常用的利妥昔单抗的治疗剂量为 375 mg/m^2，每周一次，静脉注射 4 周或 1000 毫克 / 次，共 2 次，隔 2 周 1 次。目前也有研究报道，英夫利昔单抗和硼替佐米治疗 IgG4-RD 有效，但还需要更多的证据。

受累器官的纤维化程度是治疗反应性的重要决定因素。未经治疗的 IgG4-RD 患者受累器官的淋巴细胞和浆细胞浸润性炎症可能发展为广泛的器官纤维化。已明确纤维化的患者对糖皮质激素和利妥昔单抗的反应较差。

二维码14-2 IgG4-RD
的治疗反应指数（IgG4-
RD RI）

知识链接

2001 年，《新英格兰医学杂志》报道，1 型自身免疫性胰腺炎与血清 IgG4 水平升高有关，且 1 型自身免疫性胰腺炎患者的胰腺及胰腺外器官均存在以 IgG4 阳性浆细胞浸润为主的纤维炎性病变，并由此提出 IgG4-RD 的概念。2003 年，在《胃肠病学杂志》上，本病首次被公认为一种独立的全身性疾病，可以累及全身多个器官系统，包括大涎腺（下颌下腺、腮腺、舌下腺）、眶周组织、泪腺、胰腺和胆道系统、肺、肾、主动脉、腹膜后、前列腺、皮肤、脑膜及甲状腺等。但直至 2010 年，本病才被正式命名为 IgG4-RD。

整合思考题

（1 ~ 3 题共用题干）

女性，67 岁，发现颌下肿物 4 月，胰腺占位 2 月。辅助检查：糖化血红蛋白 7.3%。免疫检查：IgG 13.3 g/L，补体 C3 0.937 g/L，补体 C4 0.232 g/L。血清 IgG4 376.0 mg/dl。抗核抗体、抗 ENA 抗体均呈阴性。颌下腺超声：双侧颌下腺有弥漫性病变，呈结节样改变，双侧腮腺周围扁平状淋巴结显示。腹部 MRI：胰腺头部及钩突部形态饱满，T2WI 信号增高，胰腺体尾部显示尚可，DWI 胰腺头部及钩突部信号增高，增强扫描较均匀强化，胰管未见明显增宽。免疫组化染色结果：免疫组化染色 IgG4$^+$浆细胞 > 10 个 /HP，IgG4$^+$/IgG$^+$ 浆细胞 > 40%。

1. 结合上述症状、体征、辅助检查结果，考虑患者最可能的诊断为

    A. 糖尿病   B. 胰腺癌   C. IgG4-RD

    D. 干燥综合征   E. 下颌下腺肿瘤

2. 该患者的首选治疗药物为

　　A. 利妥昔单抗（美罗华）　　　B. 硫唑嘌呤　　　　　　　C. 手术切除

　　D. 醋酸泼尼松　　　　　　　　E. 甲氨蝶呤

3. 以下疾病中可能与本病有关的是

　　A. 肌纤维母细胞瘤病　　　　　B. 干燥综合征　　　　　　C. 2型自身免疫性胰腺炎

　　D. 结节病　　　　　　　　　　E. 桥本甲状腺炎

答案：1. C；2. D；3. E

本题考查：（1）IgG4-RD 的临床特点及诊断标准。

　　　　　（2）IgG4-RD 的治疗原则及方案。

　　　　　（3）IgG4-RD 的鉴别诊断及 IgG4-RD 与桥本甲状腺炎的关系。

参考文献

[1] Stone，J.H.，Y. Zen，V. Deshpande. *IgG4-related disease.* N Engl J Med，2012，366（6）：539-551.

[2] Wallace，Z.S.，Naden RP，Chari S，et al. The 2019 American College of Rheumatology/European League Against Rheumatism classification criteria for IgG4-related disease. Ann Rheum Dis，2020，79（1）：77-87.

[3] Maritati，F.，F. Peyronel，A. Vaglio. IgG4-related disease：a clinical perspective. Rheumatology（Oxford），2020，59（Suppl3）：iii123-iii131.

[4] Kamisava T，Zen Y，Pillai S，et al.IgG4-related disease. Lancet，2015，385（9976）：1460-1471.

[5] Umehara，H.，Okazaki K，Kawa S，et al. The 2020 revised comprehensive diagnostic（RCD）criteria for IgG4-RD. Mod Rheumatol，2021，31（3）：1-14.

（刘燕鹰）

第十五章
抗磷脂综合征

学习目标

- **基本目标**
  1. 理解抗磷脂综合征的临床特点，并与其他遗传性易栓症相鉴别。
  2. 概括抗磷脂综合征的特异性实验室指标。
  3. 初步学会运用抗磷脂综合征的分类标准。

- **发展目标**
  1. 理解抗磷脂综合征的发病机制。
  2. 拓展非标准抗磷脂抗体。

抗磷脂综合征（antiphospholipid syndrome，APS）是以反复血栓和（或）病态妊娠为主要临床表现，同时具有高滴度抗磷脂抗体的系统性自身免疫病。抗磷脂抗体（又为 aPL）主要包括狼疮抗凝物（LA）、抗 β2- 糖蛋白 1（anti-β2GP1）抗体和抗心磷脂抗体。继发于系统性红斑狼疮等自身免疫病的 APS 称为继发性 APS，APS 也可单独存在，称为原发性 APS。部分患者在 1 周内会出现 ≥ 3 个器官、系统和（或）组织的广泛血栓形成，引起多脏器的衰竭，称为灾难性抗磷脂综合征（catatrophic APS，CAPS）。

APS 的年发病率约为 5/100 000，而患病率为 40 ~ 50/100 000。在健康献血者中，APA 的阳性率为 10%，LA 的阳性率为 1%。然而，仅有不足 1% 的人持续阳性。在无自身免疫病的患者中，病态妊娠患者 APA 的阳性率为 6%，静脉血栓患者中 APA 的阳性率为 10%，心肌梗死患者中 APA 的阳性率为 11%，小于 50 岁的脑卒中患者中 APA 的阳性率为 17%。

一、发病机制

（一）遗传易感性

人类白细胞抗原 II 类基因与 APS 的发病相关。一系列的基因及位点与 APS 的发病相关，但目前研究的一致性不高。这主要是由于检测方法、研究类型及人群选择的不同。不同研究和人群中证实 *DR* 和 *DQ* 等位基因与 APS 相关。*DMA*01：02* 与英国人 APS 相关。

β2- 糖蛋白 1 在 247 位氨基酸序列的基因多态性（缬氨酸突变为亮氨酸）是非 HLA 区最主要的遗传位点。虽然不同人群结果不一致，但 Meta 分析显示，β2-GP1 Val/Leu247 多态性与 APS、血栓及抗 β2GP1 抗体相关。在功能性研究中，这个基因位点与原发性 APS 患者抗 β2-GP1 抗体产生及抗 β2-GP1 抗体的活性显著相关。*STAT4* 的基因多态性与 APS 相关。编码干扰素调节因子 5 的基因 *IRF5* 与原发性 APS 相关。

血小板糖蛋白（glycoprotein，GP）基因，特别是 *GPIa*、*GPIIIa* 和 *GPIb*，与血栓的发生风

险增加有关。低密度脂蛋白受体（low density lipoprotein receptor，LDLR）和前蛋白转化酶枯草溶菌素 9（proprotein convertase subtilisin/kexin type 9，PCSK9）与 APA 阳性患者的血栓发生风险增加有关。

妊娠 APS 的全基因组关联分析研究显示，甲状腺刺激素受体（thyroid-stimulating hormone receptor，TSHR）基因（OR=6.18，P=7.85×10^{-8}）和 C1D 核受体协同抑制因子基因（OR=6.20，P=4.84×10^{-8}）与妊娠 APS 相关。

（二）二次打击学说

虽然抗磷脂抗体持续存在，但是 APS 通常在某些因素的影响下发生。这些因素包括环境因素（如感染）、炎性因素（如合并结缔组织病）或其他非免疫性因素（如口服避孕药、手术、制动等）。

内皮细胞、单核细胞、中性粒细胞、血小板及补体系统在抗磷脂综合征的发病中发挥了重要的作用。β2GP1 是一种可以结合到磷脂表面的血浆蛋白，抗 β2GP1 抗体与 β2GP1 结合后，可以导致后者解聚，与多种细胞表面结合，导致多种细胞黏附分子的表达，如 E 选择素的表达。同时，两者的结合还可以抑制组织因子途径抑制物的活性，降低激活的蛋白 C 活性，并激活补体。

补体系统的激活在 APS 的发病中起到了重要的作用。补体蛋白 C4a、C3a 和 C5a 可以诱导胎盘产生炎症。补体蛋白可以增加血管通透性、激活补体和中性粒细胞，诱导单核细胞产生致炎性细胞因子。原发性 APS 患者补体 C3、C4 及 CH50 水平显著低于健康对照及非 SLE 的结缔组织病患者。APS 患者补体经典途径哺乳动物雷帕霉素靶蛋白（mammalian target of rapamycin complex，mTOR）信号通路在 APS 的发病中也发挥了重要的作用。从 APS 患者体内纯化的 IgG 抗体在体外可以通过磷脂酰肌醇 3 激酶（PI3K）- 丝氨酸 / 苏氨酸蛋白激酶 B（AKT）通路刺激 mTOR 复合物 1 和 2。在一项对接受肾移植的 APA 肾病患者的研究中发现，接受 mTOR 抑制剂西罗莫司（雷帕霉素）治疗的患者与未接受治疗的患者相比，无疾病的复发并且血管增殖降低。在 CAPS 患者的穿刺标本中，可以观察到 mTOR 复合物在血管的沉积。在原发性及继发性 APS 肾病的相关研究中，APS 肾病患者血管病变较血栓性病变更常见，激活 mTOR 复合物可以刺激内皮细胞增殖，导致慢性血管病变的形成。

近年来，抗中性粒细胞胞外诱捕网 NETs 在 APS 的发病中发挥了重要的作用。APS 患者血清及纯化的 APA 可以刺激 NETs 的产生，并且 NETs 主要由抗 β2-GP1 IgG 诱导产生。APA 诱导的 APS 血栓动物模型不仅血栓更大，并且 NETs 水平更高。清除中性粒细胞后，小鼠将不发生血栓。APA 诱导的 NETs 会降低滋养细胞的侵袭和迁移能力。

二、临床表现

血栓和（或）病态妊娠为 APS 的主要临床表现。此外，APS 还可以出现神经系统、血液系统、皮肤、肾等多系统表现，称为非标准临床表现（表 15-1）。

表 15-1　以器官系统为基础的 APS 临床表现

标准	非标准
神经系统	**神经系统**
➤ 颅内静脉血栓	➤ 急性脑病
➤ 卒中	➤ 认知功能障碍（无脑血栓表现）
➤ 多发梗死性痴呆	➤ 偏头痛
➤ 短暂性脑缺血发作	➤ 小脑性共济失调
	➤ 舞蹈症
	➤ 癫痫和癫痫发作
	➤ 吉兰 - 巴雷综合征
	➤ 偏身投掷运动
	➤ 多发硬化样病变
	➤ 感觉神经性耳聋
	➤ 横贯性脊髓炎

标准	非标准
眼科	
➢ 一过性黑矇	
➢ 视神经病变	
➢ 视网膜动脉/静脉血栓	
耳鼻喉	
➢ 鼻中隔缺血/穿孔	
内分泌	
➢ 肾上腺梗死	
心脏	**心脏**
➢ 心肌梗死	➢ 心绞痛
➢ 心脏内栓子	➢ 瓣膜病变
	➢ 瓣膜功能失调
	➢ 心肌病
产科	**产科**
➢ 有≥1次不能解释的≥10周的死胎	➢ 晚期先兆子痫
➢ 有≥1次34周之前的早产	➢ 晚期早产
有严重的子痫前期	➢ 胎盘早剥
有子痫	➢ 有3次非连续流产
有严重的胎盘功能不全	➢ 有2次不能解释的流产
➢ 有≥3次小于10周的不能解释的自发流产	➢ 有≥2次不能解释的体外受精失败
肺	**肺**
➢ 肺栓塞	➢ 弥漫性肺泡出血
➢ 肺动脉血栓	➢ 纤维化肺泡炎
	➢ 肺动脉高压
肾	**肾**
➢ 肾动脉/静脉血栓	➢ 肾小球肾炎
	膜性
	增殖型
	➢ 血栓性微血管病
皮肤	**皮肤**
➢ 肢端坏疽	➢ 网状青斑
	➢ 葡萄状青斑
	➢ 假性血管炎
	➢ 皮肤溃疡和坏死
血管	**血管**
➢ 动脉/静脉血栓	➢ 有加速的动脉粥样硬化
	➢ 动脉狭窄
	血液系统
	➢ 伊文思（Evans）综合征
	➢ 溶血性贫血
	➢ 血小板减少

续表

标准	非标准
	骨骼肌肉
	➢ 关节痛
	➢ 关节炎
	➢ 无菌性骨坏死
	➢ 骨髓坏死
	➢ 非创伤性骨折
胃肠道	
➢ 巴德 - 基亚里综合征（布加综合征）	
➢ 食管缺血	
➢ 肝静脉血栓	
➢ 肠系膜缺血	
➢ 胰腺梗死	
➢ 脾梗死	

1. 血栓　APS 可以出现任何部位的血栓，其临床表现主要取决于受累血管的种类、部位和大小，患者可同时出现动脉及静脉血栓或多部位血栓。下肢深静脉血栓是 APS 最常见的血栓类型，约占 39%。脑卒中是最常见的静脉血栓的类型，约占 20%。虽然动脉血栓的发生率较静脉血栓低，但动脉血栓的危害更重。

2. 病态妊娠　约 35% 的患者表现为小于 10 周的反复流产，约 17% 的患者表现为大于 10 周的流产。其他的临床表现包括不孕、先兆子痫、子痫、胎盘早剥、早产、羊水减少等。20% ~ 30% 的患者经过预防剂量的肝素和小剂量阿司匹林治疗仍然不能正常生育。不良妊娠结局的预测因素包括：合并 SLE 或其他自身免疫病、高危抗磷脂抗体阳性，以及 CMV 病毒 IgM 假阳性、低补体血症、多普勒显示子宫动脉异常血流。

3. 血液系统表现　APS 的血液系统主要变现为溶血性贫血和（或）血小板减少。血小板减少是 APS 常见的临床表现，发生率在 20% ~ 53%。溶血性贫血的发生率为 6% ~ 10%。在诊断 APS 相关血小板减少时，应除外其他原因引起的血小板减少。

4. 心血管表现　约有 52% 的患者表现为心脏受累，包括瓣膜病变、动脉粥样硬化、心肌梗死、肺动脉高压等。典型的心脏瓣膜病变包括瓣膜增厚 > 3 mm，瓣叶近端或中部的局部增厚；主动脉瓣血管面和（或）二尖瓣心房面的不规则结节；心肌梗死的发生率约为 5.5%，常无潜在的动脉粥样硬化，冠状动脉小动脉或微血管损伤导致动脉粥样硬化加速。

5. 肾表现　APA 相关的血栓性微血管病可以表现为缓慢、隐匿起病的血尿、蛋白尿（从轻度到肾病水平）和肾衰竭，也可以表现为急性起病的急性肾衰竭和高血压。APA 相关的肾病须经过肾穿刺活检证实，特别是在 SLE 相关的肾表现中。病理可以表现为纤维素样血栓或组织性血栓伴局灶性再通。炎症在 APS 肾病中相对比较少见，这是与免疫复合物沉积引起的肾疾病的鉴别点。

6. 神经系统表现　APS 的中枢神经系统表现包括脑卒中、短暂性脑缺血发作和颅内静脉血栓，其中，脑卒中是最常见和严重的神经系统表现。其他的神经系统表现包括认知功能障碍、癫痫、舞蹈症、头痛、偏头痛、双相障碍、横贯性脊髓炎、痴呆、多发硬化样病变、精神病、认知功能障碍、多发性抽动症、帕金森病、肌张力障碍、暂时性遗忘、强迫症与白质脑病。

7. 皮肤表现　APS 的皮肤表现包括网状青斑、肢端坏疽、皮肤溃疡、浅表皮肤坏死、假性血管炎、坏疽性脓皮病样皮肤病变，有 16% ~ 25% 的患者可以出现皮肤网状青斑。网状青斑是一个预后相关的标志物，通常见于伴有动脉和微血管病变的严重的病例。

8.**肺表现**　肺栓塞和肺梗死是APS肺最常见的临床表现，约占14%。其他的表现包括肺动脉高压、急性呼吸窘迫综合征和肺泡内出血。

9.**灾难性抗磷脂综合征**　近年来，CAPS患者的生存率有了显著的提高，但目前CAPS的死亡率仍高达37%。CAPS的临床表现包括肾功能不全伴高血压、血小板减少、肺受累、心脏受累、皮肤受累（网状青斑、皮肤坏死或紫癜）、中枢神经系统表现（包括梗死、脑病、癫痫和静脉闭塞）。CAPS的潜在诱因包括感染、创伤、手术和停用抗凝药。合并SLE是CAPS预后不良的因素之一。

10.**血清阴性抗磷脂综合征**（seronegative APS，SNAPS）　是指具有APS典型临床表现而抗磷脂抗体持续阴性。SNAPS同样可以出现多器官衰竭，或危及生命的CAPS。

三、实验室及影像学检查

（一）实验室检查

1.**抗磷脂抗体**　抗磷脂抗体在APS的诊断、临床风险分层及预后判断中有着重要的作用。

（1）狼疮抗凝物：狼疮抗凝物的检测包括筛选试验、混合试验及确证试验3步。接受华法林、肝素治疗，以及直接口服抗凝药的患者可能会出现LA假阳性，这部分病人在LA结果的解读上应注意药物引起的假阳性结果。

（2）抗心磷脂抗体和抗β2-糖蛋白1抗体：抗心磷脂抗体和抗β2-糖蛋白1分为IgA、IgG、IgM三个亚型，IgG及IgM型是重要诊断标准内的APA，检测的金标准为ELISA法。中滴度到高滴度（40GPL或MPL，或者>99%百分位数）的抗心磷脂抗体或IgG、IgM型β2-糖蛋白1（>99%百分位数）与临床事件的相关性高于低滴度阳性患者。IgG型与临床事件的相关性高于IgM型。

2.**非标准抗磷脂抗体**　包括抗磷脂酰乙醇胺抗体、抗磷脂酰丝氨酸/凝血酶原（aPs/PT）抗体、抗凝血酶原（aPT）抗体、抗波形蛋白/心磷脂复合物、抗β2-糖蛋白1结构域Ⅰ（抗-D1）抗体、抗膜联蛋白A5抗体、抗IgA型ACA抗体、抗IgA型β2-GP1抗体、抗磷脂酸抗体、抗磷脂酰丝氨酸及抗磷脂酰肌醇等带负电荷磷脂的抗体。其中抗PS/PT抗体及抗-D1抗体是最具有临床应用前景的两个抗体。

全面抗磷脂综合征评分（global APS score，GAPSS）是一个基于抗磷脂抗体的评估APS临床事件发生风险的评分系统。在该评分标准中，除高血压（1分）和高脂血症（3分）为临床指标外，抗磷脂抗体是重要的实验室指标。IgG/IgM型抗β2-糖蛋白1抗体为4分，IgG/IgM型ACA为5分，LA为4分，IgG/IgM型抗PS/PT抗体为3分。GAPSS评分≥10分对血栓及病态妊娠具有很好的预测作用。

（二）影像学检查

血管超声、血管造影可以确诊动脉或静脉血栓。头颅MRI可以显示血管闭塞或梗死灶，头颅MRA或磁共振静脉成像（magnetic resonance venography，MRV）可以协助进行颅内动脉或静脉血栓的诊断。超声心动或心脏MRI可以协助进行心脏瓣膜赘生物的诊断。

四、分类标准

目前，APS的诊断主要依据2006年修订的Sapporo标准（表15-2）。诊断APS必须具备下列至少1项临床标准和1项实验室标准。

表 15-2　抗磷脂综合征的分类标准

1．临床标准

（1）血管栓塞：任何器官或组织发生 1 次以上的动脉、静脉或小血管血栓，血栓必须有客观的影像学或组织学证实。组织学还必须证实血管壁附有血栓，但没有显著的炎症反应

（2）病态妊娠

a．发生 1 次以上的在 10 周或 10 周以上不可解释的形态学正常的死胎，正常形态学的依据必须有超声或直接检查证实

b．在妊娠 34 周之前因严重的子痫或先兆子痫或严重的胎盘功能不全而发生 1 次以上的形态学正常的新生儿早产

c．在妊娠 10 周以前发生 3 次以上的不可解释的自发性流产，必须排除母亲解剖、激素异常，以及双亲染色体异常

2．实验室标准

（1）血浆中出现 LA，至少发现 2 次，每次间隔至少 12 周

（2）用标准 ELISA 法在血清中检测到中滴度 / 高滴度的 IgG/IgM 型 ACA（IgG 型 ACA > 40 GPL；IgM 型 ACA > 40 MPL；或滴度 > 99% 百分位数）；至少检测到 2 次，间隔 12 周

（3）至少用标准 ELISA 法在血清中检测到 IgG/IgM 型抗 β2 糖蛋白 1 抗体 2 次，间隔 12 周（滴度 > 99% 百分位数）

备注：a．APS 的诊断应避免临床表现和 APA 阳性之间的间隔 < 12 周或 > 5 年。b．当共存遗传性或获得性引起血栓的因素时也能诊断 APS，但应注明（A）存在 /（B）不存在其他引起血栓的因素。危险因素包括年龄（男性 > 55 岁，女性 > 65 岁）、存在已知的心血管危险因素（如高血压、糖尿病、低密度脂蛋白升高、高密度脂蛋白降低、胆固醇降低、吸烟、有心血管病早发的家族史、体质量指数 > 30 kg/m²，有微量白蛋白尿、肾小球滤过率 < 60 ml/min）、有遗传性血栓倾向、口服避孕药、肾病、恶性肿瘤、卧床和外科手术。因此，符合 APS 分类标准的患者应该按照血栓发生的原因分层。c．过去发生的血栓可以认为是 1 项临床标准，但血栓必须是经过确切的诊断方法证实的，而且没有其他导致血栓的病因。d．浅表静脉血栓不包括在临床标准中。e．通常可普遍接受的胎盘功能不全包括以下 4 方面：①有异常或不稳定的胎儿监护试验，如非应激试验阴性提示有胎儿低氧血症；②异常的多普勒流量速度波形分析提示胎儿低氧血症，如脐动脉舒张末期无血流状态；③羊水过少，如羊水指数 < 5 cm；④出生体质量在同胎龄儿平均体质量的第 10 个百分位数以下。f．强烈推荐研究者对 APS 患者进行分型。Ⅰ 为 1 项以上（任意组合）实验室指标阳性；Ⅱa 为仅 LA 阳性；Ⅱb 为仅 ACA 阳性；Ⅱc 为仅抗 β2-GP1 抗体阳性。

五、鉴别诊断

1．血栓性 APS 应与遗传性易栓症相鉴别，包括遗传性蛋白 S、蛋白 C、抗凝血酶Ⅲ缺乏，以及凝血因子 V Leiden（A506G）、凝血酶原（G20210A）和亚甲基四氢叶酸还原酶（MTHFR）突变。还应与容易引起血栓的其他情况，如患肾病综合征、贝赫切特综合征（白塞病）、高同型半胱氨酸血症，以及口服避孕药等相鉴别。

2．对于妊娠的 APS 患者，还应与母体的解剖结构异常、内分泌异常、感染、染色体异常等引起的复发性流产相鉴别。

3．以血小板减少为主要表现的 APS 应与弥散性血管内凝血、特发性血小板减少性紫癜、血栓性血小板减少性紫癜及肝素诱导的血小板减少相鉴别。

六、治疗

1．阿司匹林　阿司匹林是否应该作为 APA 持续阳性患者血栓初级预防的药物仍然存在争论。对于 APA 持续阳性同时合并心血管疾病的危险因素、高危抗磷脂抗体谱或 SLE 的患者可以从小剂量阿司匹林的治疗中获益。仅有一项随机对照试验发现，小剂量阿司匹林（81 mg/d）并不能预防无症状 APA 持续阳性患者发生血栓。当存在动脉血栓同时合并其他心血管疾病的危险因素时，小剂量阿司匹林可以用作血栓的预防治疗及 APS 患者妊娠并发症的预防。对于进行治疗剂量的抗凝治疗仍反复出现血栓的患者，可考虑加用小剂量阿司匹林预防血栓的发生。

2．维生素 K 拮抗剂　维生素 K 拮抗剂（如华法林）是血栓性 APS 的主要治疗药物。华法林中等强度的抗凝治疗（INR 在 2.0 ～ 3.0）可以降低 80% ～ 90% 的血栓发生风险。在 APS 中，高强度的抗凝治疗（INR 在 3.0 ～ 4.0）并不优于中等强度的抗凝治疗，但出血的风险增加。因此，血栓性 APS 应用维生素 K 拮抗剂起始治疗的强度应为中等强度。因此，2019 年 EULAR 指南强调，若经中等强度抗凝治疗后患者仍反复发生血栓，可调整为高强度抗凝治疗或联合小剂量阿司匹林治疗。

3．他汀类药物　被广泛地应用于心血管疾病的预防。氟伐他汀治疗 APS 小鼠可以减少血栓的大小，降低炎症分子（细胞内黏附分子），并且减少白细胞黏附到内皮细胞。氟伐他汀治疗 1 个月后可以显著降低血栓性 APS 患者单核细胞组织因子的表达。一项前瞻性研究证实，APA 阳性患者口服氟伐他汀治疗 3 个月可以显著降低循环致炎性细胞因子。因此，他汀类药物可以逆转 APA 导致的靶细胞损伤。对于合并其他心血管危险因素的 APA 阳性患者可以选择他汀类药物进行治疗。

4．直接口服抗凝剂（DOACs）　在 3 个抗磷脂抗体均为阳性的 APS 患者中开展的一项随机对照研究中发现，利伐沙班治疗组血栓事件、出血及血管性死亡的发生率显著高于华法林治疗组。因此，目前不推荐将直接口服抗凝剂用于 3 个抗磷脂抗体均为阳性的 APS 患者。在另一项比较利伐沙班及华法林治疗在血栓预防效果的非劣效研究中证实，利伐沙班治疗组动脉血栓的发生率轻度增高。因此，在动脉血栓的患者中，也不推荐应用利伐沙班进行治疗。

5．肝素及低分子肝素　肝素是 CAPS 的一线联合治疗药物之一。可以预防妊娠 APS 患者在妊娠期出现血栓及病态妊娠的并发症。

6．羟氯喹　HCQ 具有潜在的抗凝作用，观察性研究证实，在 SLE 患者中，HCQ 的使用可以预防血栓的发生。因此，对于 APA 阳性患者推荐以低剂量阿司匹林联合 HCQ 进行治疗。

7．利妥昔单抗　B 淋巴细胞在 APS 的发病中发挥了重要的作用。一些个案研究显示，利妥昔单抗在严重血小板减少、溶血性贫血、皮肤溃疡或坏死、APA 肾病和 CAPS 的治疗中有效。在一项评估利妥昔单抗治疗的开放性 II 期临床试验中，利妥昔单抗对 APS 非标准的临床表现（如血小板减少、皮肤溃疡和肾病）有效。

8．依库利单抗　是全人源化单克隆抗体，它可以和 C5 结合并且阻止 C5 转化为 C5a 和 C5b。多项病例系列研究证实，依库利单抗对难治性 APS 及 CAPS 患者有效。

9．去纤苷　具有抗血栓、抗缺血和抗炎活性。它可以结合血管内皮细胞，调节血小板活性，促进纤维蛋白溶解，降低凝血酶的产生和活性，降低循环中纤溶酶原激活物抑制物 1（PAI-1）的水平。它同样可以作为腺苷受体激动剂，对腺苷受体 A1 和 A2 有亲和性。因此，去纤苷在难治性 CAPS 中有效。

10．辅酶 Q10　一项小样本量的随机对照试验证实，辅酶 Q10 可以提高内皮细胞功能，降低单核细胞表达易栓介质，并且无严重不良反应的发生。因此，辅酶 Q10 可能是目前治疗的有效方案。

七、预后

APS 的预后与患者受累的脏器有很大的关系，其中，CAPS、心肌缺血、肺动脉高压、神经病变、肾病变及肢端坏疽患者的预后较差。欧洲抗磷脂综合征队列研究提示，APS 患者的 10 年生存率为 93%。患者死亡的主要原因为血栓（36.5%）及感染（26.9%）。

参考文献

[1] Petri M. Epidemiology of the antiphospholipid antibody syndrome. J Autoimmun，2000，15（2）：145-151.

[2] Garcia D，Erkan D. Diagnosis and Management of the Antiphospholipid Syndrome. N Engl J Med，2018，378（21）：2010-2021.

[3] Meng H，Yalavarthi S，Kanthi Y，et al. In Vivo Role of Neutrophil Extracellular Traps in Antiphospholipid Antibody-Mediated Venous Thrombosis. Arthritis Rheumatol，2017，69（3）：655-667.

[4] Hidalgo LG. Inhibition of the mTORC pathway in the antiphospholipid syndrome. N Engl J Med，2014，371（16）：1554.

[5] 栗占国译. 凯利风湿病学. 10版. 北京：北京大学医学出版社，2020.

（李　春）

中英文专业词汇索引